U0378623

管道安全临床护理学

眭文洁　王玉宇　主编

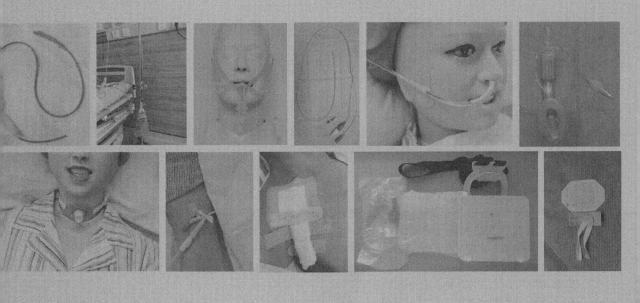

清华大学出版社
北京

内 容 简 介

本书共分 4 章,包括临床常见管道分类及规范化护理策略、各类管道护理、管道常见不良事件案例分享、导管护理质量评价标准及非计划拔管风险评估表,并汇总最新相关指南与专家共识。全书将管道护理知识系统、全面呈现,图文并茂,有利于理解和掌握,具有很强的实用性。本书为广大临床护理工作者提供护理实践参考。

图书在版编目(CIP)数据

管道安全临床护理学 / 眭文洁,王玉宇主编. — 北京:清华大学出版社,2021.7
ISBN 978-7-302-58264-9

Ⅰ.①管… Ⅱ.①眭… ②王… Ⅲ.①导管治疗—护理学 Ⅳ.①R473

中国版本图书馆CIP数据核字(2021)第105745号

责任编辑:李　君
封面设计:何凤霞
责任校对:李建庄
责任印制:刘海龙

出版发行:清华大学出版社
　　　网　　　址:http://www.tup.com.cn,http://www.wqbook.com
　　　地　　　址:北京清华大学学研大厦A座　　　邮　　编:100084
　　　社 总 机:010-62770175　　　邮　　购:010-62786544
　　　投稿与读者服务:010-62776969,c-service@tup.tsinghua.edu.cn
　　　质量反馈:010-62772015,zhiliang@tup.tsinghua.edu.cn
印 装 者:三河市东方印刷有限公司
经　　销:全国新华书店
开　　本:185mm×260mm　　印 张:12.5　　插 页:8　　字　数:365千字
版　　次:2021年9月第1版　　　　　　　　　印　次:2021年9月第1次印刷
定　　价:98.00元

产品编号:084471-01

编委会名单

主　审　　王海芳　苏州大学附属第一医院

主　编　　眭文洁　苏州大学附属第一医院
　　　　　王玉宇　苏州大学附属第一医院

副主编　　陆晓燕　苏州大学附属第一医院
　　　　　钮美娥　苏州大学附属第一医院
　　　　　程念开　苏州市立医院本部
　　　　　沈　闵　苏州大学附属儿童医院
　　　　　王　英　苏州大学附属第二医院

编　者（按姓氏拼音排序）
　　　　　曹　芬　苏州大学附属第一医院
　　　　　陈莉莉　太仓市第一人民医院
　　　　　程念开　苏州市立医院本部
　　　　　崔飞飞　苏州大学附属第一医院
　　　　　丁　蔚　苏州大学附属第一医院
　　　　　樊沙静　苏州大学附属第一医院
　　　　　樊小朋　昆山市第一人民医院
　　　　　胡雁秋　苏州大学附属第一医院
　　　　　梁培荣　苏州大学附属儿童医院
　　　　　陆　艳　苏州大学附属第一医院
　　　　　陆敏霞　苏州大学附属第一医院
　　　　　陆晓燕　苏州大学附属第一医院
　　　　　罗　静　苏州大学附属第一医院
　　　　　钮美娥　苏州大学附属第一医院
　　　　　钱　多　苏州大学附属第一医院
　　　　　沈　瑜　吴江区第一人民医院
　　　　　沈　闵　苏州大学附属儿童医院
　　　　　施小青　苏州大学附属第一医院
　　　　　苏翠红　苏州大学附属第一医院
　　　　　眭文洁　苏州大学附属第一医院

唐兆芳　苏州大学附属第一医院

陶春霞　苏州大学附属第一医院

王　洁　苏州大学附属第一医院

王　英　苏州大学附属第二医院

王玉宇　苏州大学附属第一医院

吴惠芳　苏州大学附属儿童医院

吴丽芬　苏州大学附属第一医院

夏彩芬　张家港市第一人民医院

徐海君　常熟市第一人民医院

徐雅灵　苏州大学附属第一医院

杨益群　苏州大学附属第一医院

殷琼花　苏州大学附属第一医院

俞　嫔　苏州大学附属第一医院

张　莉　苏州大学附属儿童医院

张海英　苏州大学附属第一医院

张滢滢　苏州大学附属第一医院

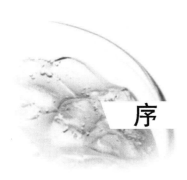

序

　　伴随着优质护理服务活动在全国范围内的不断推进与深化，我们对护理的内涵及质量要求有了更深的理解。在所有护理活动中，患者的安全应该始终放在首位。现代医疗技术的不断发展，使患者得到了更为有效救治，也使留置管道成为保证治疗及监测的重要手段。但在临床管道护理中却存在诸多安全问题，例如非计划性拔管、导管相关感染等，一旦发生，将对患者造成不同程度的伤害。

　　2019年中国医院协会患者十大安全目标之一就是"提升管路安全"，临床护理人员及护理管理者已经清楚地意识到管路安全的重要性，并将其作为衡量护理质量的关键指标。苏州市护理质量控制中心组织苏州市各大医院的护理骨干，着手编写了《管道安全临床护理学》一书，其中不仅有管道护理的系统知识，配以直观的照片，帮助护士正确掌握管道固定的方法，还有管道护理不良事件案例，帮助大家从临床案例中得到启发，为今后的工作提供指引与借鉴。

　　该书有效整合了管道护理各要素，坚持理论与实践相结合，贴近患者、贴近护士，突出培养护士的实践能力和分析问题、解决问题能力，让临床护士能有效、便捷地学习各类管道的护理要点、并发症预防及质量控制方法等，使管道护理更规范、更精准、更科学，从而进一步提升工作质量和工作效率。希望本书能成为临床护士的"好帮手"，获得读者的好评。

王海芳

2021 年 5 月

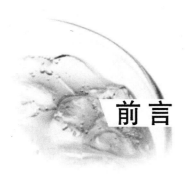

前言

　　临床上患者被置入各类管道，对于抢救生命和维持健康有重要意义。面对不同种类、作用、规格的管道在临床广泛应用，管道的护理质量问题也不断地出现。护士作为管道护理的直接执行者和观察者，在整个过程中始终处于第一线；尤其在危重患者多，管道复杂、种类众多的情况下，如何有效地指导护理人员按照相关的规范开展护理实践，提高临床护士对管道的安全管理，是笔者不断探索和改进的主题。本书由多位长期从事临床护理、护理管理、护理教学、护理科研工作的专家、教师共同编著，旨在通过本书，为临床护理人员提供管道安全护理的重要参考。

　　本书共4章，第1章针对临床常见管道，制定管道规范化护理策略，内容主要涉及使用合适的方法有效固定，管道的观察及护理，非计划拔管的风险评估，合理镇痛、镇静、约束，有效控制ICU谵妄，且为了更好地指导护士快速识别管道风险，将管道按重要程度及拔管后的危害程度分为3类，即高危管道、中危管道、低危管道；第2章主要介绍各类管道护理，从管道概念、适应证、护理要点、固定方法、注意事项及健康教育等方面进行阐述，文字配合图片进行描述，让护士易于掌握各类管道的护理要点及注意事项；第3章是管道常见不良事件案例分享，收集临床典型管道相关不良事件如非计划性拔管、导管相关性感染等进行剖析，找出发生不良事件的原因及改进措施，给临床护理人员更直观的了解以及指导，更具实用性、情境性、专业性；第4章主要收录了导管护理质量评价标准、非计划性拔管风险评估表、最新相关指南与专家共识等文献。本书内容系统、全面、图文并茂，有利于广大护士理解和掌握。

　　来自苏州大学附属第一医院、苏州市三级综合医院临床经验丰富的护理人员近50人参与了本书的撰写，所有编著者为本书倾注了大量的时间和精力，在此深表谢意。

　　尽管本书采用统一格式编写，但由于时间紧，且受编写水平所限，书中难免有不足或疏漏之处，敬请广大读者斧正！

眭文洁　王玉宇

2021年4月

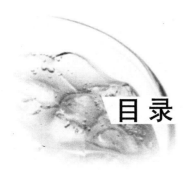

目 录

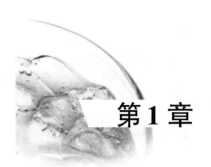

第1章

概　述

随着医学技术的进步，越来越多的管道技术被发明并应用于临床，各类管道在满足患者治疗的同时，也给临床护理工作带来一定的安全隐患。为了进一步规范临床管道护理，本章主要围绕置管期间管道效能维护、非计划性拔管防范以及管道安全护理策略三个方面进行阐述，以保障管道护理的安全性和有效性。

第1节　管道的分类

由于各种新型材料及先进工艺被应用于管道制造，因此管道有了更多的种类和用途。将管道进行分类，可帮助医护人员更好地掌握管道的用途和适应证。管道可以按不同的方法进行分类，如用途、时间以及风险等。

按用途可以将管道分为供给性管道、排出性管道、监测性管道和综合性管道。供给性管道主要将氧气、液体、药物、食物等输入人体内，排出性管道主要将体内气体、液体、血液等引流出体外，监测性管道是对相关的指标进行监测，综合性管道是包含多种功能的管道。

按管道留置的时间长短可以分为临时性管道和长期性管道。

按管道的风险等级进行分类，分为高危导管、中危导管、低危导管。

根据管道风险分类使医护人员在护理及处理突发事件时更容易分辨轻重缓急，也有利于平时对各类管道的管理。

1. 高危导管　滑脱后可危及生命，创伤大。主要有气管插管、气管切开导管、T管、脑室引流管、胸腔引流管、动脉测压管、心包引流管、漂浮导管、深静脉置管等。

2. 中危导管　滑脱后不会立即危及生命，但后果较严重，须立即处理且创伤较大。高危导管主要包括鼻肠管、三腔二囊管、腹腔引流管、盆腔引流管等。

3. 低危导管　滑脱后仅需立即处理，创伤小。主要包括普通尿管、普通胃管等。

第2节　管道的一般护理

管道作为特殊的导管器械，直接进入人体内部，从而发挥其诊断、治疗及判断预后的作用。管道置入人体内位置或深或浅，插入方式或可视或盲插，均相当于一个异物进入体内，从置入到拔除管道之前，均存在着一定的风险。因此，保证管道效能与安全，减少并发症的发生至关重要。

一、明确置管风险

（1）置管前均应评估管道留置的必要性、并发症、风险获益等。

（2）采用B超等影像设备辅助置管，提高置管的成功率，减少穿刺次数，将伤害降至最低程度。

（3）明确判断管道在位的方法，对于管道应采用影像学等方法去验证管道的位置。

（4）置管后，使用相应管道标识。如留置胃管用紫色标签、导尿管用黄色标签、气管插管用蓝色标签、深静脉置管及周围静脉置管用红色标签、各种引流管用绿色标签等。

（5）管道标识字迹清楚，准确记录置管日期、时间及刻度。无刻度的管道，准确测量并记录外露长度。管道标识可帮助护士快速、清晰地分清各路管道，有利于提高护理效率，避免差错发生。

二、有效固定管道

1. 材料的选择

（1）胶带是目前临床上固定管道最常用的材料，宜选用医用级低致敏粘胶弹性胶带，其黏性温和、稳定，可以降低医用粘胶相关性皮肤损伤（medical adhesive related skin injury，MARSI）的发生率。

（2）采用弹性宽胶带，增加胶带粘贴面积，减少局部牵拉力。宽胶带（2 cm）固定与细胶带（1 cm）固定相比，非计划性拔管发生风险明显下降。

（3）对于静脉置管，根据患者的皮肤、穿刺点情况、出汗量可选择不同特性的敷贴。

（4）观察管道周围皮肤黏膜有无 MARSI 的发生，建议在胶带固定导管前使用液体敷料或水胶体敷料预防 MARSI 的发生，提高患者舒适度。

2. 固定方法的选择

（1）采用导管固定装置或胶带高举平台进行管道的固定。

（2）非计划性拔管风险评估高危的患者，除弹性宽胶带固定外，可使用其他方式如棉质系带、透明敷贴加强固定，关注患者舒适度。

（3）胶带过敏、皮肤完整性受损的患者，可使用导管固定器或系带固定。

三、管道的观察与护理

（1）每日评估管道留置的必要性，尽早拔除。

（2）每班交接时或进行护理操作前，评估管道的深度、位置、固定情况及效果。管道位置若有移位、刻度发生明显改变时应及时调整，必要时汇报医生。

（3）管道标识字迹清晰，准确记录导管的名称、置管时间、日期及刻度。重要管道做好标识与标牌。

（4）评估固定管道胶带的黏性以及是否有污染，保持固定胶带始终处于干燥状态，一旦潮湿、失去黏性或者污染后造成胶带松动，应及时更换，增加固定有效性。

（5）使用棉质系带、导管固定器固定管道时，评估松紧度、污染程度、黏合性。若松脱、松紧超过两指，污染后需及时调整或者更换。

（6）保持管道的通畅、引流有效。引流管长度适中，避免受压、扭曲、堵塞，利于患者活动。

（7）定时观察管道引流液的颜色、性质及量的变化，异常时对症处理。

（8）保持管道周边皮肤清洁，增加患者的舒适度。

（9）监测患者体温，采取预防感染的相关措施。

（10）根据说明书要求在有效期内更换管道。

第3节　非计划性拔管的管理

非计划性拔管（unplanned extubation，UEX）又称意外拔管，是指导管意外脱落或未经医护人员同意，患者将导管拔除，也包括医护人员操作不当所致的拔管，即非医护人员计划范畴内的拔管。管道置入体内之后，均会造成患者不同程度的不适、疼痛等，影响患者的活动。非计划性拔管是管道护理安全最主要的问题之一。研究表明，国内外非计划性拔管的发生率为0.2%～14.6%，发生非计划性拔管后需重新置管患者的病死率达25%。因此，预防非计划性拔管的发生，确保患者置管安全，是临床护理工作的重点。非计划性拔管的预防主要把控两个方面：一方面加强非计划性拔管的风险评估，识别高危患者、高危管道；另一方面应采取有效的预防措施，避免不良事件的发生。

一、正确评估

非计划性拔管风险评估表帮助护士准确识别 UEX 高风险患者，并制定相应的安全防范措施，减少其发生。根据患者的不同病情，选择合适的风险评估工具，如《住院患者非计划性拔管风险评估表》（表 1-1）和《危重症患者非计划性拔管风险评估表》（表 1-2）。表 1-1 适用于留置管道至少 1 根，不包含留置针、吸氧管，且年龄≥14 岁的普通病房患者。表 1-2 适用于所有留置管道住院的危重症患者。对于格拉斯哥昏迷评分（GCS）评分≤4 分、全身肌力≤2 级、Richmond 镇静 - 躁动评分（RASS）≤－4 分或镇静 - 躁动评分（SAS）＝1 分的患者可以不用评估。

表 1-1　住院患者非计划性拔管风险评估表

评估项目	评估内容	分值
1. 年龄 / 岁	14～64	1
	≥65	2
2. 意识状态	中、深昏迷	1
	清醒、浅昏迷	2
	嗜睡	3
	意识模糊（谵妄或烦躁）	4
3. 理解程度	理解	1
	部分理解	2
	不理解	3
4. 情绪状态	稳定	1
	有时稳定	2
	不稳定	3
5. 合作状态	合作	1
	有时合作	2
	不合作	3
6. 耐受程度	能耐受管道	1
	疼痛或不适但能基本耐受管道	2
	疼痛或不适导致不能耐受管道	3
7. 管道数量	留置 1 根管道	1
	留置 2 根管道	2
	留置≥3 根管道	3
8. 管道类型	普通尿管、普通胃管	1
	经外周静脉穿刺中心静脉置管（PICC）、股静脉穿刺管、锁骨下静脉穿刺管、颈内静脉穿刺管、鼻肠管、腹部 / 伤口引流管、膀胱及肾造瘘管、肾周引流管等	2

续表

评估项目	评估内容	分值
8. 管道类型	气管切开导管、胸腔闭式引流、心包引流管、三腔二囊管、T管、动脉穿刺管、腰大池引流管、脑室引流管及其他头部引流管、经手术置入吻合口以下的胃管、前列腺及尿道术后的导尿管等	3
	经口/鼻气管插管	4

注：

1. 适用于除留置针与氧气管外的留置管道评估。

2. "管道类型"中选最高分值的管道，如患者同时留置有导尿管、气管插管、胃管，选4分（气管插管），无须累加。

3. 评分≥15分的患者存在拔管高风险。

4. 评估时机及频次：入院、转入、术后1～3天带管及初次置管的患者，如果患者年龄≥65岁，或存在意识障碍、理解障碍、情绪不稳等情况时需进行评估。高风险患者每天评估，病情变化（患者情绪、合作程度、管道类型和数量变化等）随时评估。

表1-2　危重症患者非计划性拔管风险评估表

评估项目	风险指标	分值	
1. 情绪、精神、意识和约束	情绪稳定或平静或RASS评分≤－3分/SAS评分＝2分	0	
	烦躁或紧张或焦虑 愤怒（易激惹）或悲哀（拒绝治疗）或恐惧痴呆 精神疾患（狂躁、抑郁等） 谵妄、意识模糊，GCS昏迷评分9～14分 RASS评分≥2分/SAS评分≥5分	无约束6	有效约束3
	嗜睡状态，昏睡状态或RASS评分－2～1分/SAS评分4～－3分	无约束2	有效约束0
2. 舒适度（疼痛）	严重不适（CPOT＞7分/NRS＞7分）	4	
	频感不适（CPOT 5～7分/NRS 4～6分）	3	
	偶感不适（CPOT 2～4分/NRS 2～3分）	2	
	无不适（CPOT 0～1分/NRS 0～1分）	0	
3. 固定方式	胶带固定/敷贴固定/系带固定/其他	3	
	敷贴＋胶带固定/系带＋胶带固定/其他	2	
	缝线固定/水囊固定/固定器固定/其他	2	
4. 健康宣教（清醒患者）	不理解不配合	3	
	部分理解和配合	2	
	完全理解并配合	0	
		总分	

注：

1. 评估对象：监护室留置管道患者，对于GCS≤4分、肌力≤2级、RASS≤－4分或SAS＝1分患者可以不评估。

2. 评估频次：每班评估，病情变化随时评估。

3. RASS评分：Richmond躁动-镇静评分；SAS评分：镇静-躁动评分；GCS评分：格拉斯哥昏迷评分；CPOT评分：重症监护疼痛观察量表；NRS：数字评分表。

风险等级及护理措施：

（1）总分＜6分：低风险或无风险。给予常规护理。

（2）总分≥6分：高危患者。在常规护理措施的基础上，床头悬挂警示标牌，做好床边交接记录，每小时巡视1次。

（3）总分≥8分以上：护士长/护理组长审核评分并督查措施落实情况。

（4）单项最高分：针对单项最高分采取相应措施，实行有效保护性约束，确认约束有效性，并注意观察约束部位皮肤情况，或遵医嘱给予镇静药物；妥善固定；遵医嘱缓解患者疼痛和不适；加强对患者和家属的宣教并记录；与医生沟通。

二、合理使用镇痛镇静

1）选择合适镇痛评估工具。对于能自主表达的患者应用数字评分表（numeric rating scale，NRS），对于不能表达但有躯体运动功能、行为可以观察的患者应用重症监护疼痛观察量表（critical-care pain observation tool，CPOT）（表 1-3）或行为疼痛量表（behavioral pain scale，BPS）（表 1-4）。

2）根据患者器官功能状态个体化选择镇静深度，实施目标指导的镇静策略，运用 Richmond 躁动 - 镇静评分（Richmond agitation-sedation scale，RASS）（表 1-5）或镇静 - 躁动评分（sedation-agitation scale，SAS）（表 1-6）评估成年 ICU 患者镇静质量与深度。

3）去除镇痛镇静评估过程中的干扰因素。为确保得到准确的镇痛镇静评分值，实施评估前，护士为患者安排好合适的体位；妥善固定各种管道，防止牵拉所致的不适和疼痛等；尽量减少患者的视觉刺激和噪声；尽可能减少不必要的干扰（有计划地实施采血、体检等）。

4）加强医生、护士、呼吸治疗师、药师等多学科间协调管理配合，确立镇痛镇静目标。

（1）医生充分考虑患者的呼吸功能、血流动力学状态及病理生理学状态，为患者制定个体化的镇痛镇静目标，开具镇痛镇静医嘱。实施镇痛后，对镇痛效果进行密切评估，并根据评估结果进一步调整治疗方案。

（2）护士动态评估镇痛镇静深度，根据镇痛镇静的目标，遵医嘱调整镇痛镇静药物。NRS 评分目标值为＜4 分，BPS 评分或 CPOT 评分目标值分别为 BPS＜5 分和 CPOT＜3 分。实施镇静后，宜连续评估镇静深度，调整治疗以趋近目标。浅镇静时，镇静深度的目标值为 RASS －2～1 分，SAS 3～4 分；较深镇静时，镇静深度的目标值为 RASS －4～－3 分，SAS 2 分；当合并应用神经 - 肌肉阻滞剂时，镇静深度的目标值应为 RASS －5 分，SAS 1 分。

（3）观察镇痛镇静药物的不良作用，如呼吸抑制、低血压、抑制胃肠蠕动、影响意识判断以及过度镇静延长机械通气时间等异常变化。

（4）加强护士镇痛镇静相关知识的培训，提高护士对评估的依从性和正确性。如评估工具的选择、常用镇痛镇静药物、规范镇痛镇静给药方式、剂量、时机等。

表 1-3　重症监护疼痛观察量表（CPOT）

指标	描述	分值
面部表情	未见面部肌肉紧张	0
	表现为皱眉，面部肌肉紧张	1
	出现以上所有表情并双眼紧闭	2
身体运动	安静，无运动（不一定表示无疼痛）	0
	缓慢小心地移动，轻抚痛处，通过移动身体引起别人的注意	1
	拉扯气管插管，试图坐起，在床上翻来覆去，不配合指示，袭击工作人员，试图翻越床栏	2
四肢肌肉紧张度	被动运动时无阻力	0
	被动运动时有阻力	1
	被动运动时阻力非常大，无法完成动作	2
人机同步（有插管）或发声（无插管）	通气顺畅，无呼吸机预警	0
	呛咳，呼吸机报警触发，疼痛时自主呼吸暂停	1
	人机不同步，呼吸机频繁报警	2
	说话时语调平稳或不出声	0
	叹息、呻吟	1
	哭喊、抽泣	2

表 1-4　行为疼痛量表（BPS）

指标	描述	分值
面部表情	放松	1
	部分紧张	2
	完全紧张	3
	扭曲	4
上肢运动	无运动	1
	部分弯曲	2
	手指、上肢完全弯曲	3
	完全回缩	4
人机同步（有插管）或发声（无插管）	耐受呼吸机／无疼痛发生	1
	呛咳，大部分时间耐受呼吸机／间断呻吟	2
	对抗呼吸机／呻吟较多	3
	不能控制通气／咆哮	4

表 1-5　Richmond 镇静 - 躁动评分（RASS）

分值	镇静程度	行为
+4	有攻击性	有暴力行为
+3	非常躁动	试着拔除呼吸管、鼻胃管或静脉滴注管
+2	躁动焦虑	身体激烈移动、无法配合呼吸机
+1	不安焦虑	焦虑紧张，但身体只有轻微移动
0	清醒平静	清醒、自然状态
−1	昏昏欲睡	没有完全清醒，但可维持清醒超过 10 秒
−2	轻度镇静	无法维持清醒超过 10 秒
−3	中度镇静	对声音有反应
−4	重度镇静	对身体刺激没有反应
−5	昏迷	对声音和身体刺激都无反应

表 1-6　镇静 - 躁动评分（SAS）

分值	镇静程度	行为
7	危险躁动	试图拔管、攻击行为
6	非常躁动	需要约束、咬气管插管
5	躁动	焦虑或躁动，言语可劝阻
4	安静合作	易唤醒，服从指令
3	镇静	嗜睡，可唤醒，易入睡
2	非常镇静	对躯体刺激有反应，不能交流
1	不能唤醒	对恶性刺激都无反应或轻微

三、有效控制 ICU 谵妄

1）对于 RASS≥−2 分且具有谵妄相关危险因素的 ICU 患者应常规进行谵妄评估。建议使用ICU患者意识模糊评估法（confusion assessment method for the ICU，CAM-ICU）（表1-7）或重症监护谵妄筛查表（intensive care delirium screening checklist，ICDSC）（表1-8）作为ICU患者的谵妄评估工具。

2）识别患者谵妄的相关危险因素。如高龄、急诊手术、肾功能不全、心脑血管病史、慢性阻塞性肺疾病病史、高血糖及糖尿病病史、谵妄病史、心功能分级≥Ⅲ级、苯二氮䓬类等镇静药物应用、阿片类药物应用、机械通气及束缚等。

3）实施ABCDEF集束化干预措施，早期防治疼痛、躁动与谵妄。

（1）A（awakening）：遵医嘱每日镇静中断唤醒。床位护士随时巡视患者，对于躁动患者加强床边监护，妥善固定各种管道，预防非计划性拔管。一旦停药后生命体征出现血压升高、脉搏加快明显等及时向汇报医生干预或重新镇静。

（2）B（breathing）：呼吸同步。配合医生进行自主呼吸试验，观察患者的自主呼吸功能。

（3）C（coordination）：合理使用镇痛镇静药物，使患者处于平静、舒适、合作的状态。遵医嘱使用合适的镇痛镇静及谵妄治疗的药物，评估镇静深度和躁动程度，调整药物剂量，达到合理的镇静水平，实现预期镇静目标。

（4）D（delirium）：谵妄的监测和处理。使用信效度高的评估工具进行早期识别（表1-8）。

（5）E（earlymobility）：早期运动和锻炼。根据患者的意识、病情、肌力分级进行运动锻炼。给予半卧位，翻身拍背，胸部理疗，开展早期活动及呼吸功能训练。

（6）F（family）：鼓励家属探视，提供亲情支持。

4）认知干预

（1）每班进行时间、地点和人物的定向问答，促进患者对周围环境的感知。

（2）病房内放置时钟，加强患者的时间观念。

（3）视听觉刺激，满足患者佩戴助听器和眼镜的需要，指导患者读报、看书、听音乐或广播，有条件的提供电视等。

5）环境管理与睡眠护理

（1）降低ICU的噪声，撤除不必要的监测和管道，减少身体约束。

（2）避免日间睡眠过多，夜间降低光线水平促进良好的睡眠并建立睡眠-觉醒周期，尽量集中进行护理操作与治疗。

（3）询问患者有无不适，及时采取镇痛镇静措施。

表1-7　ICU患者意识模糊评估法（CAM-ICU）

基本特征	评价指标	阳性标准
1. 意识状态急性改变或波动	1）与基础水平相比患者的精神状态是否有突然变化？ 2）在刚过去的24小时内，患者的意识状态是否有以下其中一种评分波动？ （1）RASS评分 （2）GCS评分 （3）既往谵妄评估分	任一问题回答"是"
2. 注意力障碍	数字法检查注意力 　先指导语——跟患者说："我要给您读10个数字，任何时候当您听到数字'8'，就握一下我的手。"然后用正常的语调朗读后续数字，每个间隔3秒。 　6859838847，当读到数字"8"患者没有握手或读到其他数字时患者做出握手动作均计为错误	错误数≥3个
3. 意识水平变化	如果RASS的实际得分不是清醒且平静（0分）为阳性	完全清醒以外的任何意识状态（即RASS≠0）

续表

基本特征	评价指标	阳性标准
4. 思维混乱	是非题：当患者回答错误时记录错误的个数	

A 组问题：
（1）石头会漂在水面上吗？
（2）海里有鱼吗？
（3）1 斤比 2 斤重吗？
（4）你能用锤子砸钉子吗？

B 组问题：
（1）树叶会漂在水面上吗？
（2）海里有大象吗？
（3）2 斤比 1 斤重吗？
（4）你能用锤子砍木头吗？

错误数 ≥ 2 个

（5）指令：
跟患者说："伸出这几个手指"（检查者在患者面前伸出 2 个手指）
然后说："现在用另一只手伸出同样多的手指"（这次检查者不做示范）
* 如果患者只有一只手能动，第二个指令改为要求患者"再增加一个手指"

诊断	基本特征 1 和基本特征 2 阳性的基础上，如果有特征 3 或特征 4＝ CAM-ICU 阳性

注：ICU 为重症医学科。

表 1-8　重症监护谵妄筛查表（ICDSC）

项目及评判标准

1. 意识变化水平（如果为 A 或者 B，该期间暂时终止评价）
　A．无反应，评分：0 分
　B．对于加强的和重复的刺激有反应，评分：0 分
　C．对于轻度或中度刺激有反应，评分：1 分
　D．正常清醒，评分：0 分
　E．对正常刺激产生夸大的反应，评分：1 分
2. 注意力不集中（评分：0 或 1 分）
3. 定向力障碍（评分：0 或 1 分）
4. 幻觉 - 幻想性精神病状态（评分：0 或 1 分）
5. 精神运动型激越或阻滞（评分：0 或 1 分）
6. 不恰当的言语和情绪（评分：0 或 1 分）
7. 睡眠 - 觉醒周期失调（评分：0 或 1 分）
8. 症状波动（评分：0 或 1 分）

总分 0～8 分

注：每一项根据其存在与否评 1 分或者 0 分，然后计算总分。总分（I）＞4 分提示存在谵妄。

四、选择合适约束

1）严格掌握身体约束适应证，当非身体约束措施无效的情况下才可以使用。

（1）使用"谵妄评估量表""非计划性拔管风险评估表""跌倒危险评估量表"等评估患者意外伤害风险及非计划性拔管风险。

（2）分析患者风险发生原因及解决方法，首选采用非身体约束的各种措施，评估措施的有效性。无效的情况下，采取身体约束。

（3）约束适应人群包括：严重认知障碍或身体功能障碍者；极度兴奋、躁动，伴有躯体疾患，用药一时难以控制其躁动者；对于输液、肌内注射或其他治疗不合作者；使用的仪器和设备被干扰会威胁患者的生命；其他特殊情况，如老年患者，药物不良反应引起患者步态不稳、防跌倒等确需暂时保护者等。

2）做好约束前准备

（1）按病情、遵医嘱使用保护性约束，维护患者尊严、保护隐私、尊重文化背景和个人权利，

向患者及家属解释，签署知情同意书。

（2）根据不同的患者或约束目的选择相应的约束装置，并正确应用。

3）约束的执行

（1）使用约束带时保持被约束肢体处于功能位，防止被约束肢体下垂导致水肿。

（2）约束带系活结，松紧度以患者活动时肢体不易脱出、不影响血液循环为宜，容纳1指为宜。

（3）执行约束时避免遮挡患者腕带信息。

（4）约束带不可系于护栏上，将约束带打结后系于床栏以下的床体部位。

（5）记录约束原因、时间、相应的护理措施等。

4）约束的观察

（1）动态评估约束有效性，患者手至管道的距离、约束带在位情况及松紧度。

（2）每2小时给患者翻身叩背，放松约束2～5分钟，活动肢体，观察约束部位皮肤有无损伤，末梢循环情况，如皮肤颜色、温度、动脉搏动、毛细血管充盈时间、水肿及肢体活动情况，并对约束部位进行按摩，促进血液循环。

（3）放松约束过程中做好防护，严密观察，以防患者拔管或自伤行为。

5）约束的解除

（1）身体约束后，优化镇静策略，尽早脱离机械通气。对于清醒患者做好有效的护患沟通和知识宣教，鼓励患者参与护理计划，早期配合康复运动，运用环境疗法和其他分散注意力的方法尽早解除约束。

（2）动态评估患者使用和解除保护性约束的指征。每8小时评估约束的必要性，每天开具约束临时医嘱，尽早解除患者约束。

（3）记录约束解除时间。

（4）约束解除后，需评估患者再次约束的必要性，保障患者的安全。

五、健康教育

患者对自身置管有知情同意的权利，对患者和家属进行健康宣教是医护人员的义务。应采用多途径、多方式对患者及家属进行宣教，宣教内容具体、通俗，选择时机合适，考虑个性化差异，患者及家属能完全理解和配合。

临床对置管患者健康宣教应明确重点，告知患者留置管道名称、目的、并发症、脱管会引起的不良后果、重新置管的风险、具体配合方法、注意事项等。在宣教形式上采用口头和书面方式，可以让患者或家属复述。宣教时机上，排除患者精神紧张、精力不集中时，待患者疼痛、疲倦、虚弱改善后告知。

第4节　管道安全集束化护理策略

为保证管道效能及安全，越来越多的护理人员开始寻求管道护理的有效方法。集束化护理指集合一系列有循证基础的治疗及护理措施，来处理某种难治的临床疾患。策略，也指计策、谋略，一般指可以实现目标的方案集合、根据形势发展而制定的行动方针。管道安全集束化护理策略，是护理人员在管道护理过程中，对出现的问题进行循证、总结、归纳，在管道护理的方式、方法上进行科学改进的方法总和。本节主要对气管插管、导尿管和胃肠管三种管道护理的策略进行总结，以期达到管道护理的同质化，体现了以患者安全为目标的护理思想。

一、非计划性拔管（UEX）风险评估

推荐1：根据置管患者病情选择合适的风险评估工具进行评估（UEX风险评估工具同本章第2节表1-1、表1-2）。

二、正确、有效固定管道

（一）气管插管固定策略

（1）在插管前剪两条长15 cm，宽2~3 cm的弹性宽胶带，插管成功后先取1条胶布粘贴于一侧面颊上，沿鼻唇沟从导管上方向下缠绕两圈粘到对侧面颊，取另一条胶布从另一侧面颊沿鼻唇沟从导管下方向上缠绕两圈粘到对侧面颊，使导管处于中立位。或使用Y形、H形胶布固定气管插管。保持胶布始终处于干燥状态。

（2）对于躁动的患者可使用牙垫和系带进行二重或三重固定。使用系带固定插管，绕过枕后系紧，松紧可以容纳1指左右，推移插管不滑动为宜。对于无齿、缺齿、昏迷不能咬管的患者以及清醒配合的患者，可以去除牙垫。

（3）对胶布过敏、面部皮肤完整性受损患者可使用气管插管固定器，避免粘贴胶布对患者面部皮肤造成压迫损伤或过敏。

（4）插管深度。一般女性为21~23 cm，男性为22~24 cm。气管内导管尖端位于气管隆突上2~4 cm为最佳。气管插管无移位评定标准：气管插管距门齿的距离无变化或上下移位<0.5 cm，X线胸片法及实施纤维支气管镜确认气管插管合适深度是最精确的方法。

（5）任何护理操作医疗行为前，评估气管插管深度、固定情况及效果。

（6）定时监测导管位置和刻度并严格交接班及记录。

（7）置管后，使用相应管道标识标记导管。标识清晰，准确记录置管日期、时间及刻度。字迹模糊或者标识不清晰要及时更换。

（8）保持气管插管患者口腔清洁，每6~8小时一次口腔护理。口腔护理前评估患者的口腔卫生状况（口臭、口腔清洁度等），口腔护理后评价效果。

（9）对于口腔分泌物多的患者及时吸出气道、口腔分泌物，保持清洁。有条件者行声门下分泌物引流。

（10）口腔护理时，建议用手或者支撑物固定气管插管，以免移动或脱管。

（11）应用气囊测压表每6~8小时1次定时监测气囊压，保持在25~30 cmH$_2$O（1 cmH$_2$O＝0.098 kPa），以防止细菌及病原体漏入下呼吸道。

（二）导尿管固定策略

（1）留置尿管后气囊内根据产品说明书注入一定量的无菌水。

（2）采用导管固定装置或胶布高举平台进行二次固定。

（3）尿管的松紧度根据患者体位进行调节，确保导尿管不受牵拉、不打折、不接触到肛门。

（4）导管标识齐全清晰。记录管道名称、置管日期及注水量。建议每班观察标识在位情况，字迹模糊或标识不清晰及时更换。

（三）胃肠管道固定策略

（1）胃管置管长度建议为测量鼻尖—耳垂—剑突的距离。存在有误吸、反流的患者，推荐延长鼻胃管置入长度，保证胃管末端到达胃幽门后。

（2）固定方式。鼻部可采用"人"字形"工"字形"T"形固定，在脸颊或耳垂用高举平台进行二次固定管道。

（3）非计划性拔管风险评估高的患者，建议使用透明贴膜在脸颊部加强固定或用棉线在鼻

胃管处打结，再绕头1周固定或绕耳在下颌加强固定，受压部位加强皮肤保护，关注患者舒适度。

（4）对胶布过敏的患者，建议采用棉质系带双套结固定胃管。

（5）弹性宽胶带若潮湿须及时更换。建议更换前使用酒精清洁鼻部皮肤，去除残胶及分泌的油脂。

（6）标记外露胃管长度，每次喂养前观察有无长度改变，发生明显改变时，立即床旁检测胃管位置。

（7）检查胃管位置的时机，建议持续鼻饲患者，每4小时评估1次胃管的位置；分次鼻饲，每次喂养前评估胃管位置。

（8）确认胃管位置的方法，建议采用X线检查法。盲插的任何型号胃管在首次喂养或首次给药前均要进行X线检查，确保胃管位置正确。不能抽出胃内容物或者pH试纸判断鼻胃管位置失败时，X线检查是首选的重要检测手段；胃管内抽出物pH值及其外观特点、听诊气过水声等。肉眼观察胃管内抽出物的外观特点并测量pH值，可以帮助准确判断胃管是否在胃内。检测胃管内抽出物pH值可以作为临床一线的检查手段，未服用胃酸抑制剂患者可将pH值≤4作为判断胃管在胃内的标准，服用胃酸抑制剂患者可将pH值≤6作为标准。不宜单独采取听诊气过水声、石蕊试纸检测酸碱度或者肉眼观察胃内抽出物等方法；对于机械通气的成人患者，推荐利用二氧化碳分析仪或比色式二氧化碳测定二氧化碳浓度，以判断胃管是否误入气管内；对于非机械通气患者，可采用弹簧压力测量仪判断胃管是否误入气道；超声波检查可以判断有金属重力头胃管的位置。

三、合理使用镇痛、镇静和约束

（一）管道安全镇痛、镇静策略

1）采用重症监护患者疼痛评估表（CPOT）进行疼痛评估，采用RASS进行镇静评估。

2）为确保得到准确的镇痛镇静评分值，实施评估前，护士为患者安置好合适的体位，妥善固定各种管道、防止牵拉所致的不适和疼痛，尽量减少患者的视觉刺激和噪声，尽可能减少不必要的干扰（尽量有计划地实施采血、体检等）。

3）加强医护合作，确立镇痛镇静的目标，动态评估其深度；根据镇痛镇静的目标，动态调整镇痛镇静药物，并观察镇痛镇静药物的不良反应。

4）建议对护士进行镇痛镇静相关知识的培训，提高护士对评估操作的依从性。

5）通过医生、护士、呼吸治疗师、药剂师等多学科间协调管理的镇痛镇静集束化策略，包括：

（1）每日镇静中断唤醒。

（2）配合医生进行患者自主呼吸试验。

（3）镇痛和镇静药物的应用。

（4）早期识别谵妄并处理。

（5）根据患者的意识、病情、肌力分级进行早期运动锻炼。

（二）管道安全身体约束策略

（1）对插管患者进行非计划性拔管（UEX）风险评估，严格掌握身体约束适应证。建议采用GCS评分、肌力评分、RASS评分或SAS评分评估患者拔管风险，GCS评分≤4分、肌力≤2级、RASS评分≤−4分或SAS=1患者可不予约束。

（2）长期留置气管插管或躁动的患者，建议遵医嘱及时合理地使用有效的镇静剂。

（3）通过多元化的干预减少身体约束率。建议优化镇痛镇静策略，尽早脱离机械通气，早期开始运动康复，鼓励患者参与护理计划，将管道等设备移到患者的直接视野之外，采用环境疗法和其他分散注意力的方法，对于清醒患者做好有效的护患沟通和知识宣教。

（4）约束前做好充分准备。维护患者尊严、保护隐私、尊重文化背景和个人权利，向患者及家属解释，签署知情同意书，并选择相应的约束装置正确应用。

（5）规范约束流程。建议被约束肢体处于功能位；约束松紧度以患者活动时肢体不易脱出、不影响血液循环为宜，容纳1指为宜；不可将识别腕带、静脉留置针等包入约束带内；约束带打结后系于床栏以下的床体固定部位；护理记录约束原因、时间、观察结果、相应的护理措施。

（6）约束观察与管理。建议动态评估约束有效性；每2小时给患者翻身叩背，放松约束2～5分钟，活动肢体，观察约束部位皮肤及肢体活动情况，并对约束部位进行按摩，促进血液循环；放松约束过程中做好防护，以防患者拔管等自伤行为。

（7）约束解除后管理。建议动态评估患者使用和解除约束的指征，评估患者再次约束的必要性，对患者进行知识宣教，护理记录约束解除时间。

四、ICU 谵妄集束化护理策略

（1）遵医嘱对于机械通气的成人ICU患者实行每日唤醒和较浅目标镇静水平。

（2）使用CAM-ICU和ICDSC谵妄监测工具进行ICU患者谵妄评估。

（3）每8小时评估1次，对时间、地点和人物做定向问答，并配合医生识别和消除潜在的危险因素。

（4）建议指导患者读报、看书、听音乐或广播，有条件的提供电视等，鼓励家属探视。

（5）落实半卧位、翻身叩背、胸部体疗，建议开展早期活动及呼吸功能训练。

（6）环境管理与睡眠护理，建议降低ICU的噪声；避免日间睡眠过多；尽量集中进行护理操作与治疗；及时处理疼痛及未入睡者。

五、管道的有效观察

（一）气管插管观察策略

（1）气管插管固定方式方法正确，评估固定的有效性。建议每天每班检查刻度并记录导管固定的情况，确保系带清洁、松紧适宜、气管插管固定胶布黏性良好。在固定前听诊双肺呼吸音是否对称，调整好气管插管合适位置方可固定。

（2）在对危重患者实施口腔护理计划及评价前使用标准化方法对口腔进行系统的临床评估，包括评估经口气管插管患者的口腔状况及患者的需求，涵盖出血、红肿、破损或溃疡、唾液、口臭、外部因素及残渣七个方面的口腔临床指征；评估气管插管深度；操作后，评估经口气管插管患者口腔护理效果。

（3）遵循经口气管插管患者口腔护理基本操作规范。包括操作前声门下吸引、移除气管导管固定设备、操作中双人实施固定并更换气管插管或牙垫在口唇的位置、操作后双人确认插管深度后固定气管插管。

（4）观察气管插管固定部位皮肤情况，包括观察皮肤黏膜、两侧脸颊皮肤、牙垫头端部分上腭、经鼻插管患者鼻黏膜、棉系带加强固定时脸颊及颈后的皮肤。

（5）观察气囊压力的变化，保持在25～30 cmH$_2$O。对置管时间超过1个月的患者，建议增加监测频率，每2～3小时监测气囊压力。气囊压力变化时分析原因，选择患者安静状态下进行调整。

（6）观察患者气管插管期间舒适度的反应。建议合理湿化，按需吸痰，标准化的镇痛镇静，规范化撤机，加强监护。

（二）胃肠管道观察策略

（1）胃肠管道固定方式方法正确，评估固定的有效性，明确管道功能，重要管道做好标识标牌。

（2）注意观察胃肠管是否在位及通畅情况，建议管饲前后宜用温水脉冲式冲洗，胃肠管外露部位妥善放置。

（3）观察管道有效期时间，建议根据说明书在有效期内更换。

（4）每班观察固定处皮肤及鼻腔黏膜情况，有无并发症出现。

（5）了解并增加患者的舒适度。建议保持口腔内清洁，满足患者需求。观察患者咽部有无不适症状，肠内营养有无不耐受。

（三）导尿管观察策略

（1）导尿管固定方式方法正确，评估固定的有效性，保证引流通畅。建议固定胶布有潮湿、无黏性及污染后及时更换，检查有无牵拉及滑脱，固定距离利于患者活动。

（2）注意观察尿管气囊有无破裂致尿管滑脱。

（3）导管标识清晰，有置管日期及注水量的记录。

（4）观察有无逆行感染的征象，包括尿液颜色、性质及量的变化，尿道口清洁及会阴部皮肤清洁情况。

（5）掌握导尿管留置指征，建议每日评估尿管留置的必要性。

（6）观察导尿管、集尿袋的有效期。长期留置导尿管建议定期更换，普通导尿管7～10天更换，特殊类型导尿管按说明书更换。

（7）长期留置导尿管建议常规留取尿常规，观察各项指标。

（8）关注患者的舒适度。建议选择型号合适、直径小的导尿管，减少尿管对尿道黏膜造成的刺激和压力，同时可减少插管及拔管过程中对尿道造成的机械性损伤。

参 考 文 献

［1］ 王欣，贺婷，李云，等. 非计划性拔管风险评估工具的研究［J］. 护理学报，2016，23（5）：1-5.

［2］ 张晓静，张会芝，周玉洁，等. 住院患者非计划性拔管风险评估体系的建立［J］. 中华护理杂志，2015，50（11）：1331-1334.

［3］ 刘海燕. 经口气管插管固定方法的应用进展［J］. 临床护理杂志，2015（2）：52-55.

［4］ BOULAIN T. Unplanned extubations in the adult intensive care unit: a prospective multicenter study. Association des Réanimateurs du Centre-Ouest ［J］. Am J Respir Crit Care Med, 1998, 157 (4 Pt 1): 1131-1137.

［5］ 许开云，许金花，张玲. 改良蝶形胶布固定法对经口气管插管固定的效果评价［J］. 解放军护理杂志，2012，29（11）：74-76.

［6］ 朱志云，赖立英. 躁动患者经口气管插管改良固定方法的效果观察［J］. 护理与康复，2009，8（5）：381-382.

［7］ 徐素琴，夏雯琳，洪丽萍，等. 三重固定法在经口气管插管固定中的应用［J］. 护理学杂志，2012，27（21）：45-46.

［8］ 沈犁. 气管插管患者非计划性拔管的研究进展［J］. 中华护理杂志，2006，41（1）：68-71.

［9］ 胡映波，褚海娟，储钱珍，等. 去除牙垫减少经口气管插管清醒患者故意拔管的效果观察［J］. 护理学报，2009，16（2）：1-3.

［10］ 宋志英，刘玉玲. 老年无齿患者经口气管插管两种固定方法比较［J］. 护理学杂志，2010，25（8）：11-12.

［11］ 徐启明. 临床麻醉学［M］. 2版. 北京：人民卫生出版社，2005：37.

［12］ 2005 American Heart Association Guidelines for Cardiopulmonary Resuscitation and Emergency Cardiovascular Care [J]. Circulation, 2005, 112 (24 Suppl): IV1-203.

［13］ 蔡雪青，王洁．老年病人经口气管插管固定方法的探讨［J］．护士进修杂志，2011，26（22）：2075-2076．

［14］ 杨磊，李春燕，姜超美，等．不同方法确认成人经口气管插管合适深度的临床对比研究［J］．中华护理杂志，2009，44（12）：1137-1138．

［15］ 曾铁英，温淼森，赵梅珍．经口气管插管病人口腔护理集束化策略的形成及其应用［J］．护理研究，2017，31（25）：3114-3118．

［16］ 常丽丽，于鲁欣．气管导管气囊压力影响因素的研究进展［J］．护士进修杂志，2016，31（22）：2042-2045．

［17］ 蔡文兰．导尿管走向对女性留置导尿管患者尿路感染的影响［J］．齐鲁护理杂志，2014，20（6）：120-121．

［18］ 刘晓妍，王莺．女患者术后短期留置气囊导尿管两种固定方法的效果研究［J］．中国实用护理杂志，2012，28（23）：49-50．

［19］ 卢婕楠，沈鸣雁，卢芳燕．留置导尿管高举平台法固定对减少外科重症患者尿路感染的临床研究［J］．护理与康复，2016，15（5）：451-453．

［20］ 李琳，刘佳佳，宋海霞，等．不同胃管固定方法对腹部手术患者术后非计划性拔管的影响［J］．中华现代护理杂志，2016，22（32）：4724-4727．

［21］ 马玉勋，陈燕华．改良留置胃管固定方法［J］．当代护士（专科版），2013（10）：189-189．

［22］ 卿利敏，谌永毅，汤新辉，等．持续质量改进在降低食管癌患者鼻胃管非计划性拔管率中的应用［J］．护士进修杂志，2014（12）：1082-1084．

［23］ 胡延秋，程云，王银云，等．成人经鼻胃管喂养临床实践指南的构建［J］．中华护理杂志，2016，51（2）：133-141．

［24］ 倪逸倩，张伟英，姜春叶．品管圈活动降低留置胃管患者的鼻部皮肤受损率［J］．解放军护理杂志，2016，33（1）：52-54，57．

［25］ 梁新蕊，张玲娟，郝建玲．柏拉图分析法在护理服务满意度评价中的应用［J］．解放军护理杂志，2013，30（2）：60-62．

［26］ 万红．集束化护理预防胃肠减压期间胃管滑脱的研究［J］．齐齐哈尔医学院学报，2015，36（1）：137-138．

［27］ 俞文娟，姚炜，徐敬华．PDCA管理在普外科经鼻留置胃管、营养管患者非计划性拔管中的应用［J］．国际护理学杂志，2017，36（13）：1867-1870．

［28］ BARR J, FRASER G L, PUNTILLO K, et al. Clinical practice guidelines for the management of pain, agitation, and delirium in adult patients in the intensive care unit [J]. Crit Care Med, 2013, 41 (1): 263-306.

［29］ 许惠芬．镇痛镇静评分在ICU机械通气患者的应用现状分析与实施［J］．世界最新医学信息文摘（连续型电子期刊），2015（26）：79-80．

［30］ PANDHARIPANDE P, BANERJEE A, MCGRANE S, et al. Liberation and animation for ventilated ICU patients: the ABCDE bundle for the back-end of critical care [J]. Crit Care, 2010, 14 (3): 157.

［31］ 虞立，姜金霞．护士主导的危重症患者镇痛镇静管理的研究进展［J］．中华现代护理杂志，2017，23（6）：881-884．

［32］ 闫肃，戴体俊，李茂琴．重症监护病房患者镇痛镇静的研究进展［J］．中华临床医师杂志（电子版），2014，8（18）：3350-3353．

［33］ 冯洁惠，高春华，徐建宁．集束干预策略应用于机械通气镇痛镇静患者的效果评价［J］．中华护理杂志，2012，47（7）：599-602．

［34］ 庄晓艳，许勤，朱姝芹，等．身体约束失效风险评估与管理对策的研究［J］．中华护理杂志，2014，

49（7）：816-820.

［35］ CHANG LY, WANG KW, CHAO Y F. Influence of physical restraint on unplanned extubation of adult intensive care patients: a case-control study [J]. Am J Crit Care, 2008, 17 (5): 408-415; quiz 416.

［36］ 王晓弥，沈富女. 杭州市 ICU 气管插管病人非计划性拔管的原因分析及对策［J］. 中华护理杂志，2001，36（6）：433-434.

［37］ 钱淑清. ICU 病人非计划性拔管的原因分析与护理防范［J］. 护理研究，2005，19（6）：480-481.

［38］ 李小寒，尚少梅. 基础护理学［M］. 5 版. 北京：人民卫生出版社，2012.

［39］ 卢道珍. 人性化保护性约束在 ICU 护理中的应用［J］. 中外医疗，2013，32（3）：156-157.

［40］ 谌永毅，卿利敏，刘翔宇，等. JCI 评审标准下住院患者保护性约束管理的实施［J］. 护理学杂志，2015，30（13）：8-12.

［41］ 中华医学会老年医学分会. 老年患者术后谵妄防治中国专家共识［J］. 中华老年医学杂志，2016，35（12）：1257-1262.

［42］ 张伟英，邱文娟，顾君君，等. 谵妄护理干预方案在冠状动脉旁路移植术后患者中的应用［J］. 中华护理杂志，2015，50（8）：917-921.

［43］ 朱读伟，严谨. 国外老年谵妄护理管理现状［J］. 中国护理管理，2017，17（6）：796-799.

［44］ 温森森，赵梅珍，曾铁英. 经口气管插管患者口腔护理评估量表的研制［J］. 护理学杂志，2015，30（11）：5-8.

［45］ 温森森，曾铁英，赵梅珍. 经口气管插管患者口腔护理的评估及操作现状调查［J］. 中华护理杂志，2016，51（7）：858-863.

［46］ 孟雷雷，马梅，王丽丽. 液体敷料预防 ICU 气管插管患者面部医用粘胶相关性皮肤损伤效果观察［J］. 齐鲁护理杂志，2017，23（18）：109-110.

［47］ 刘莉莉，彭明琦，陈清秀，等. 水胶体敷料在气管插管患儿面部皮肤保护中的应用［J］. 实用临床医药杂志，2015（20）：175-176.

［48］ 毛丽洁，郑秀云，赵思思，等. ICU 气管插管患者非计划性拔管的临床特征分析及对策［J］. 护理学报，2011，18（1）：49-51.

［49］ 吴彦烁，宿桂霞，尹彦玲，等. 4 种临床因素对人工气道气囊压力的影响［J］. 中华护理杂志，2017，52（8）：934-937.

［50］ 吕宁. ICU 管道护理风险灰色关联分析及对策研究［J］. 中国实用护理杂志，2017，33（11）：851-853.

［51］ 刘希红，杭玎，严婷. 安全管理在胸外科手术患者管道护理中的应用［J］. 齐鲁护理杂志，2010，16（8）：105-107.

［52］ 许旸晖，徐秀群，吴洪磊，等. 管道护理专业组在医院管道风险管理中的实践及效果评价［J］. 护士进修杂志，2019，34（7）：620-622.

［53］ 王娟，刘红霞，胡华琼，等. 管道标识在临床管道安全护理管理中的应用［J］. 护理实践与研究，2013，10（15）：28.

［54］ 桑琳霞，高增敏. 管道识别应用对神经外科患者管道安全护理干预的效果观察［J］. 河北医科大学学报，2016，37（10）：1181-1183，1187.

［55］ 蔡晓美，杜芳芳，严丽. 护理标识在管道护理中的应用体会［J］. 护理实践与研究，2010，7（17）：71-73.

［56］ 谢萍，张灿，殷萍，等. 老年患者管道风险预控管理理论框架构建的质性研究［J］. 护士进修杂志，2018，33（14）：1329-1333.

［57］ 谢萍，殷萍，张灿，等. 老年住院患者管道风险预控体系的构建及应用［J］. 护理学杂志，2017，

32（19）：45-47.

［58］邢庆兰，张萍. 临床管道安全护理方法研究进展［J］. 护理实践与研究，2017，14（2）：22-24.

［59］施小青，眭文洁，王海芳，等. 苏州市医疗机构患者管道护理质量现状调查［J］. 中国护理管理，2019，19（2）：235-239.

［60］刘彬，程宗燕，李福宣，等. 推行品管圈活动对提高术后管道标识规范率的作用［J］. 护理实践与研究，2015（3）：123-124.

［61］丁滢，宋艳，夏春香，等. 医疗失效模式及效应分析在普外科术后管道护理床旁交接中的应用［J］. 护理学报，2018，25（2）：21-23.

［62］罗芳. 应用管道标识对 ICU 患者进行管道安全护理干预［J］. 护理实践与研究，2010，7（14）：72-73.

［63］任道琼，黄冰，杨晓燕. 住院患者留置管道标识的改进［J］. 护理学杂志，2010，25（23）：62.

［64］李冰，武淑萍，程艳爽，等. 综合性三级甲等医院留置管道分布及管理现状调查与分析［J］. 齐鲁护理杂志，2018，24（9）：35-37.

［65］中华医学会. 临床诊疗指南［M］. 北京：人民卫生出版社，2009：129-160.

［66］WS/T 509，重症监护病房医院感染预防与控制规范［S］北京：中华人民共和国国家卫生和计划生育委员会，2016.

［67］中华人民共和国卫生部，中国人民解放军总后勤部卫生部. 临床护理实践指南 2011 版［M］. 北京：人民军医出版社，2011.

［68］中华医学会麻醉学分会. 2014 版中国麻醉学指南与专家共识［C］. 北京：人民卫生出版社，2014：181-186.

［69］韩艳，魏丽丽. ICU 患者非计划性拔管危险因素及防范措施研究进展［J］. 中华护理杂志，2015，50（5）：598-602.

［70］BARR J, FRASER G L, PUNTILLO K, et al. Clinical practice guidelines for the management of pain, agitation, and delirium in adult patients in the intensive care unit [J]. Crit Care Med, 2013, 41 (1): 263-306.

［71］LACH HW, LEACH KM, BUTCHER H K. Evidence-Based Practice Guideline: Changing the Practice of Physical Restraint Use in Acute Care [J]. J Gerontol Nurs, 2016, 42 (2): 17-26.

［72］MACCIOLI G A, DORMAN T, BROWN B R, et al. Clinical practice guidelines for the maintenance of patient physical safety in the intensive care unit: use of restraining therapies—American College of Critical Care Medicine Task Force 2001—2002 [J]. Crit Care Med, 2003, 31 (11): 2665-2676.

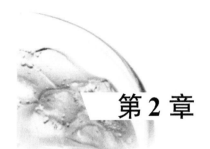

第2章

各类管道护理

第1节　急危重症管道护理

一、口咽通气管

（一）概念

口咽通气管置入术指将口咽通气管插入到口咽部，使其维持气道通畅的技术。口咽通气管是一种由硬橡胶或硬塑料制成的 J 形、中空的人工气道，其弯曲度与舌及软腭相似。

（二）适应证

（1）有自主呼吸的昏迷患者。

（2）舌后坠致呼吸道梗阻、气道分泌物多需吸引、抽搐时防舌咬伤。

（3）同时有气管插管时，取代牙垫作用。

（三）护理

1. 解释

（1）操作目的是将口咽通气管插入到口咽部，保持气道通畅。对家属讲解置入口咽通气管的必要性和重要性。

（2）告知家属脱管的危害、脱管后处理等，取得家属的理解和配合，必要时进行约束。

2. 护理要点

1）选择合适的口咽通气管，长度为口角至耳垂或下颌角的距离。选择的原则是宁长勿短、宁大勿小，因为口咽通气管太短不能经过舌根而达不到开放气道的目的。

2）置管步骤。昏迷患者放平床头，协助患者取平卧位，头后仰，使口、咽、喉三轴线尽量重叠。清除口腔及咽部分泌物，保持呼吸道通畅。置管方法分为两种：

（1）反向插入法：把口咽通气管的咽弯曲部分向腭部插入口腔，当其内口接近口咽后壁时，即将其旋转180°，顺势向下推送，弯曲部分下面压住舌根，上面抵住口咽后壁。

（2）横向插入法：将口咽通气管咽弯曲凹面部分朝向一侧的脸颊内部插入，然后在插入过程中朝着咽后壁旋转90°向下翻转口咽通气管，使口咽通气管弯曲部分凹面向下压住舌根进入。合适的口咽通气管位置应使其末端位于患者的上咽部，将舌根与口咽后壁分开，使下咽部到声门的气道通畅。

3）检测置管后人工气道是否通畅以手掌放于口咽通气管外口，感觉有无气流，或以少许棉絮放于外口，观察有无随患者呼吸的运动。还应观察胸壁运动幅度和听诊双肺呼吸音。检查口腔，以防止舌或唇夹置于牙和口咽通气管之间。

4）严密监测患者的意识、精神状态、血压、心率、呼吸、血氧饱和度等。

5）口咽通气管妥善固定，变换患者体位、转运患者等措施前后都要及时检查口咽通气管的固定情况，观察口咽通气管道是否移位或脱出，及时调整通气管道位置或重新置入，避免影响通气效果。

6）加强气道湿化和翻身叩背，及时清除气道分泌物，保持气道通畅。

7）加强医护人员手卫生，在进行与气道相关的操作时，应严格遵守无菌技术操作规程。

8）使用有消毒作用的口腔含漱液，每日口腔护理（冲洗）2次。

9）定期评估患者对人工气道的耐受程度，给予适当的镇痛和镇静治疗。患者不合作或意识障碍、停止镇静时加强风险评估，给予有效身体约束，防止意外拔管。

10）每天评估置管的必要性，尽早拔管，密切观察病情变化，随时记录，并备好各种抢救物品和器械，必要时配合医生行气管内插管术。

3. 固定方法

（1）口咽通气管固定需牢固、舒适、美观，管道无滑脱、移位，便于吸痰及口腔护理。

（2）口咽通气管置入后，先取1条胶带粘贴于一侧面颊上，沿鼻唇沟从导管上方向下缠绕几圈后粘到对侧面颊，取另一条胶带从另一侧面颊沿鼻唇沟从导管下方向上缠绕几圈后粘到对侧面颊，使导管处于中立位。

4. 更换时间

（1）每日更换口咽通气管，对于污染的口咽通气管及时更换。

（2）湿化液体应使用灭菌纯化水，及时添加，加强气道湿化。

5. 注意事项

（1）插管操作应正确、动作轻柔，避免损伤牙齿及嘴唇，防止因操作不当使导管前端将舌体推至咽部而加重气道阻塞。

（2）及时清理呼吸道分泌物，保持管道通畅，防止误吸或窒息。

（3）加强呼吸道湿化。

（4）固定前检查口咽通气管位置，固定胶带与导管间不留空隙，固定牢固，上下牵拉无移动。更换胶带时注意固定导管，避免滑脱或移位。

（5）每班检查固定效果，有潮湿、污染、松脱要及时更换。

（6）注意观察有无局部器械相关性皮肤损伤。

6. 健康教育

（1）向家属讲解置管的重要性，告知置管后可能的不适及处理方法。

（2）说明翻身、叩背、吸痰的目的。

（3）约束前充分沟通解释，并签署知情同意书。

二、喉罩

（一）概念

喉罩（laryngeal mask airway，LMA）置入术指将喉罩经口插入，使其勺状套囊口覆盖于喉的入口，可以行短时机械通气的技术。喉罩是介于面罩和气管插管之间的一种维持呼吸道通畅的新型装置，多由硅胶或塑料制成（彩图2-1）。

（二）适应证

（1）短时的外科手术。

（2）评估困难气道难以气管内插管。

（3）颈椎活动度差等原因引起气道异常，不宜用喉镜和气管内插管。

（4）紧急情况下人工气道的建立和维持。

（三）护理

1. 解释

（1）操作目的是建立气体通道，为气道的通畅、机械通气提供条件。对清醒患者和家属讲解插管的必要性和重要性。

（2）告知患者脱管的危害、卧床活动的注意事项、脱管后处理等，达到患者的理解和配合，减少不必要的约束。

2．护理要点

（1）根据年龄和体型选择合适的喉罩（表2-1），行漏气检查。

表 2-1　喉罩型号选择对照表

患者年龄/体形	LMA型号	套囊容量/mL	患者年龄/体形	LMA型号	套囊容量/mL
新生儿/婴儿<5 kg	1.0	4	儿童31 kg及体形较小的成人	3.0	20
婴儿5～10 kg	1.5	7	一般成人	4.0	30
婴儿/儿童11～20 kg	2.0	10	体形肥胖成人	5.0	40
儿童21～30 kg	2.5	14	>100 kg	6.0	50

（2）会厌位于喉罩的勺状凹陷内，罩内的通气口正对声门为喉罩的最佳位置。通过连接简易呼吸器行正压通气进行初步判断，如胸廓起伏良好，听诊咽喉部无明显的漏气，多提示喉罩位置良好。

（3）严密监测患者的意识、精神状态、生命体征、呼吸模式等，必要时行呼气末二氧化碳监测。观察双肺呼吸音，有无痰鸣音，定期气道分泌物培养。

（4）预防误吸：除非有禁忌证，常规给予患者半卧位，床头抬高30°～45°。

（5）使用喉罩时应根据实际情况对喉罩套囊进行合理充气，在保障密闭性的同时，尽可能选择小套囊容积。

（6）加强医护人员手卫生，在进行与气道相关的操作时，应严格遵守无菌技术操作规程。

（7）加强气道湿化，按需进行气道内吸引，及时清除气道分泌物，保持气道通畅，必要时胸部物理治疗。

（8）使用有消毒作用的口腔含漱液，每6小时一次口腔护理（冲洗）。对于口腔分泌物多的患者及时吸引，保持清洁。

（9）每日评估患者的配合程度，通过评估，对具有潜在拔管风险的患者进行有效适当的束缚和镇痛镇静，对能够充分配合的患者解除约束。

（10）每天评估机械通气及喉罩置入的必要性，尽早脱机或拔除喉罩；鼓励并协助机械通气患者早期活动，尽早开展康复训练。

3．固定方法

（1）喉罩固定需牢固、舒适、美观，导管无滑脱、移位，便于吸痰及口腔护理。置管后使用相应管道标识，记录置管日期、时间。

（2）置入喉罩后，先取1条胶带粘贴于一侧面颊上，沿鼻唇沟从导管上方向下缠绕两圈粘到对侧面颊，取另一条胶带从另一侧面颊沿鼻唇沟从导管下方向上缠绕两圈粘到对侧面颊，使导管处于中立位（彩图2-2，彩图2-3）。

4．更换时间

（1）喉罩不做常规更换，根据病情需要。预计患者需要较长时间的人工气道和呼吸支持，尽早行气管插管或气管切开。

（2）其余同经口气管插管。

5．注意事项

（1）使用喉罩前禁食。

（2）喉罩不能防止胃内容物误吸，使用过程中应及时清除气道内分泌物。

（3）喉罩不适用于长期机械通气者。

（4）固定前检查喉罩位置，固定胶带与导管间不留空隙，固定牢固，上下牵拉无移动。更换胶带时注意固定导管，避免滑脱或移位。

（5）管道标识字迹模糊或者不清晰及时更换。

（6）注意观察有无局部器械相关性皮肤损伤。

（7）注意观察喉罩使用后患者呼吸改善情况，听诊双肺呼吸音。

（8）拔出喉罩前尽量避免咽喉部刺激。

6. 健康教育

（1）向患者及家属讲解置管的重要性，告知置管后可能的不适及处理方法。

（2）说明翻身、叩背、吸痰的目的，指导清醒患者有效咳嗽、排痰。

（3）约束前向患者及家属充分沟通解释，并签署知情同意书。

三、经口气管插管

（一）概念

经口气管插管是经口腔将气管导管置入气管内，这一技术能为呼吸治疗、呼吸道吸引、心肺复苏和气管内麻醉等提供最佳条件。

（二）适应证

（1）上呼吸道梗阻。

（2）气道保护性机制受损。

（3）气道分泌物潴留。

（4）实施机械通气。

（三）护理

1. 解释

（1）操作目的是建立气体通道，为气道的通畅、有效引流及机械通气提供条件。对清醒患者和家属，进行插管必要性和重要性等知识的讲解。

（2）告知患者脱管的危害、卧床活动的注意事项、脱管后处理等，达到患者的理解和配合，减少不必要的约束。

2. 护理要点

（1）严密监测患者生命体征、意识与精神状态，呼吸模式，血氧饱和度等，有条件时行二氧化碳波形监测。观察双肺呼吸音，有无痰鸣音，定期气道分泌物培养。

（2）预防误吸：除非有禁忌证，常规给予患者半卧位，床头抬高30°～45°。

（3）给预期机械通气时间超过48小时或72小时的患者，使用带有声门下分泌物吸引的气管导管，定期清除气囊上的滞留物。

（4）导管要妥善固定，记录气管导管的深度，每个班次或者出现呼吸窘迫时都要核查，并严格交接班、记录。变换患者体位、物理治疗、转运患者、早期活动等措施前后都要及时检查导管固定。

（5）每6～8小时及必要时使用气囊测压表监测气囊压，气囊压应维持在25～30 cmH$_2$O。每次测量时充气压力宜高于理想值2 cmH$_2$O。

（6）加强医护人员手卫生，在进行与气道相关的操作时，应严格遵守无菌技术操作规程。

（7）加强气道湿化和翻身叩背，按需进行气道内吸引，及时清除气道分泌物，保持气道通畅，必要时胸部物理治疗。

（8）使用有消毒作用的口腔含漱液，可采用氯己定（洗必泰）进行口腔护理，每6小时1

次（冲洗）。对于口腔分泌物多的患者及时吸引，保持清洁。

（9）准备非语言沟通用具，及时了解患者需求。定期评估患者对人工气道的耐受程度，给予适当的镇痛和镇静治疗。患者不合作或意识障碍、停止镇静时加强风险评估，必要时给予有效身体约束，防止意外拔管。

（10）每天评估有创机械通气及气管插管的必要性，尽早脱机或拔管；鼓励并协助机械通气患者早期活动，尽早开展康复训练。

3. 固定方法　气管导管固定需牢固、舒适、美观，导管无滑脱、移位，便于吸痰及口腔护理。保持气管插管合适的深度，一般女性患者插入深度为距离门齿 20～22 cm，男性为 22～24 cm。气管内导管远端位于气管隆突上 2～4 cm 为最佳，X 线胸片可以判断气管插管深度。置管后使用相应管道标识，记录置管日期、时间及刻度。

针对不同的患者可选用适宜的固定方式，确保固定安全有效。

（1）Y 形固定：使用牙垫和 Y 形导管固定胶带（2～3 cm 宽度弹性胶带两条，对气管导管进行妥善固定。置入牙垫后，将 Y 形胶带开口向内，未撕开部分置于一侧侧脸颊，撕开部分根部贴紧导管放下，上端贴在上嘴唇、下端沿导管刻度上缘缠绕于气管导管上，同法固定对侧（彩图 2-4～彩图 2-6）。

（2）X 形固定：使用牙垫和导管固定胶带二条固定气管导管。置入牙垫后，先取 1 条胶带粘贴于一侧面颊上，沿鼻唇沟从导管上方向下缠绕两圈粘到对侧面颊，取另一条胶带从另一侧面颊沿鼻唇沟从导管下方向上缠绕两圈粘到对侧面颊，使导管处于中立位（彩图 2-7～彩图 2-9）。

（3）H 形固定：适用于无牙或深度镇静患者，尤其是长期插管嘴角破损的患者。胶带一条，从两端中间剪开，中间保留 2～3 cm 不剪开，上端无张力粘贴于患者唇部上方及面颊，撕开部分两端分别缠绕气管导管。如有需要，另取一条胶带，同法反方向固定（胶带下端固定在下巴）（彩图 2-10～彩图 2-12）。

（4）胶带＋系带固定：对于躁动的患者可使用牙垫和胶带以及系带进行加强固定。使用系带固定插管，松紧可以容纳 1 指左右，推移插管不滑动为宜。

（5）使用专用气管插管固定器，对气管导管进行固定。

4. 更换时间

（1）经口气管插管一般不做常规更换。预计患者需要较长时间（可能＞2 周）的人工气道和呼吸支持，宜尽早行气管切开。

（2）湿化罐、雾化器液体应使用灭菌纯化水，每 24 小时倾倒更换。

（3）呼吸机外部管道及配件应一人一用一消毒或灭菌，无需定期更换呼吸机管道，长期使用机械通气的患者，一般推荐每周更换 1 次呼吸机管路，但在有肉眼可见的污渍或有故障时应及时更换。

（4）一次性吸痰管一用一换，密闭式吸痰管无需每日更换，每次使用后应及时冲洗，当出现污染或破损时及时更换。

5. 注意事项

（1）固定胶带与导管间不留空隙，固定牢固，上下牵拉无移动。

（2）气管插管无移位评定标准：气管插管距门齿的距离无变化或上下移位＜0.5 cm。

（3）固定前检查气管导管位置，更换胶带时注意固定导管，避免滑脱或移位。

（4）每班检查固定效果，有潮湿、污染、松脱及时更换。

（5）管道标识字迹模糊或者不清晰及时更换。

（6）注意观察有无局部器械相关性皮肤损伤。

（7）关注气道湿化效果，进行主动或被动气道湿化，防止痰痂形成，气道阻塞。

（8）行气管插管机械通气时，如出现呼气末二氧化碳波形消失或变化、胸壁运动消失或变化、气道压升高、潮气量降低、吸痰管无法通过气管插管、导管气囊压力充足但能发声、气囊明显变瘪需定期充气、插管深度记录与实际不符、皮下气肿等情况应视为气管插管紧急事件，需马上处理。

6. 健康教育

（1）向患者/家属讲解置管的重要性，告知插管后可能的不适及处理方法。

（2）说明翻身、叩背、吸痰的目的，指导患者有效咳嗽排痰。

（3）指导患者应用非语言交流方法。

（4）约束时做好告知和沟通解释。

（5）告诉患者不适时按呼叫球，切勿吐管或自行拔管。

四、经鼻气管插管

（一）概念

经鼻气管插管是经鼻腔将气管导管置入气管内，比经口插管患者易于耐受，便于固定和口腔护理，导管保留时间较长。但经鼻插管对鼻腔创伤较大，易出血，且增加鼻窦炎的发生；同时采用的导管内径多偏小，不利于气道管理。

（二）适应证

（1）上呼吸道梗阻。

（2）气道保护性机制受损。

（3）气道分泌物潴留。

（4）实施机械通气。

（5）不宜经口气管插管者。

（三）护理

1. 解释

（1）操作目的是建立气体通道，为气道的通畅、有效引流及机械通气提供条件。对清醒患者和家属，进行插管必要性和重要性等知识的讲解。

（2）告知患者脱管的危害、卧床活动的注意事项、脱管后处理等，达到患者的理解和配合，减少不必要的约束。

2. 护理要点

（1）严密监测患者生命体征、意识与精神状态，呼吸模式，血氧饱和度等，有条件时行二氧化碳波形监测。观察双肺呼吸音，有无痰鸣音，定期气道分泌物培养。

（2）预防误吸：除有禁忌证外，常规给予患者半卧位，床头抬高30°～45°。

（3）给预期机械通气时间超过48小时或72小时的患者，使用带有声门下分泌物吸引的气管导管，定期清除气囊上滞留物。

（4）导管要妥善固定，每班检查气管导管的深度，并严格交接班、记录。翻身、叩背等操作前后都要及时检查导管固定，避免导管的牵拉，出现呼吸异常时检查有无导管脱出。

（5）预防鼻翼压力性损伤，抬高气管插管尾端减少局部压力，定时改变患者头部位置，尽量保持鼻孔周围皮肤干燥。

（6）每6～8小时及必要时使用气囊测压表监测气囊压，气囊压应维持在25～30 cmH$_2$O。

（7）加强医护人员手卫生，在进行与气道相关的操作时，应严格遵守无菌技术操作规程。

（8）加强气道湿化和翻身叩背，按需进行气道内吸引，及时清除气道分泌物，保持气道通畅，必要时行胸部物理治疗。

（9）使用有消毒作用的口腔含漱液，可采用氯己定（洗必泰）进行口腔护理。

（10）预防鼻窦炎，注意观察鼻部分泌物情况，使用生理盐水进行鼻腔护理（冲洗），每日至少2次。

（11）准备非语言沟通用具，及时了解患者需求。定期评估患者对人工气道的耐受程度，遵医嘱给予适当的镇痛和镇静治疗。患者不合作或意识障碍、停止镇静时加强风险评估，必要时给予有效身体约束，防止意外拔管。

（12）每天评估有创机械通气及气管插管的必要性，尽早脱机或拔管；鼓励并协助机械通气患者早期活动，尽早开展康复训练。

3. **固定方法** 气管导管固定需牢固、舒适、美观，导管无滑脱、移位。保持气管插管合适的深度，成人导管进入气道的合适深度为导管尖端距鼻孔约（27±2）cm，气管内导管远端位于气管隆突上2～4 cm为最佳，X线胸片可以判断气管插管深度。置管后使用相应管道标识，记录置管日期、时间及刻度。

针对不同的患者可选用适宜的固定方式，确保固定安全有效。

（1）倒T形固定法。根据患者鼻部大小选择合适宽度和长度的胶带两条，一端朝上贴在鼻翼上，另一端沿导管刻度上缘缠绕气管导管两圈后贴在患者一侧面颊部。同法再粘贴一条固定到对侧面颊，使导管处于中立位（彩图2-13～彩图2-15）。

（2）三叉胶带固定法。根据患者鼻面部大小选择合适宽度和长度的胶带两条，胶带一端剪两横行的口子，未剪开端贴于一侧面颊，剪开端上面及下面一道分别粘贴于鼻翼和上唇至对侧面颊上，中间一道胶带沿导管刻度上缘缠绕气管导管两圈后固定到对侧。同法固定对侧（彩图2-16～彩图2-18）。

4. **更换时间**

（1）经鼻气管插管不做常规更换，根据病情需要，必要时改为经口气管插管或气管切开。

（2）其余同经口气管插管。

5. **注意事项**

（1）气管插管无移位评定标准：气管插管距鼻孔的距离无变化或上下移位＜0.5 cm。

（2）其余同经口气管插管。

6. **健康教育** 同经口气管插管。

五、气管切开导管

（一）概念

气管切开指通过气管切开的方式在气管上造口并置入的带气囊或不带气囊的气管导管，是常见人工气道法之一。

（二）适应证

（1）需要通畅气道，清除气道分泌物。

（2）长期机械通气。

（3）上呼吸道阻塞。

（4）减少无效腔，易于撤机。

（5）闭合性颈外伤与甲状软骨或环状软骨骨折。

（三）护理

1. **解释**

（1）气管切开的操作目的是保持呼吸道通畅、维持有效通气和充分的气体交换，同时也是临床上连接呼吸机实行机械通气的常用手段。

（2）告知患者脱管的危害、卧床活动的注意事项、脱管后处理等，达到患者的理解和配合，减少不必要的约束。

2. 护理要点

（1）观察气管切开后有无并发症：伤口出血、皮下气肿（多发于颈部，主要症状为皮下捻发音）、气胸、脱管、气管食管瘘、皮肤感染、肉芽肿、气管损伤等，有异常及时通知医生。

（2）妥善固定套管，用系带固定好气管套管，松紧以仅容1指为宜，并打死结。每班评估固定情况，检查套管是否在气管内，系带松紧是否合适，套管有无脱出。保证呼吸管路对气管切开伤口局部无压迫，变换体位时注意导管位置，防止脱出。

（3）观察患者呼吸、血氧饱和度，气管内吸引是否通畅。

（4）观察气道湿化与通畅情况，做好气道湿化，及时吸痰。

（5）观察气道分泌物的量、颜色、性状及有无异味。

（6）防止伤口感染，做好气管切开置管处局部换药，每日2～3次，保持敷料清洁干燥，如有污染及时更换。

（7）一次性套管每6～8小时监测气囊压，保持压力25～30 cmH$_2$O，不需常规放气。

（8）金属气管切开套管，内套管每6小时清洗1次消毒更换。

（9）根据口腔pH值，选用合适的口腔护理液，每日口腔护理2～4次。

（10）建立与人工气道患者之间的非语言交流。

（11）观察置管下方及颈部系带固定下方有无压力性损伤的发生，系带可内穿于压脉带等橡胶软管，或加用泡沫敷料等减轻皮肤受压（彩图2-19，彩图2-20）。

3. 固定方法

（1）用系带固定好气管套管，松紧以仅容1指为宜，并打死结（彩图2-21）。

（2）气垫放置于套管与切口之间（彩图2-22、彩图2-23）。

（3）用专用固定带（彩图2-24）固定，松紧以仅容1指为宜。

4. 更换时间

（1）一次性气管套管2～4周更换1次。

（2）术后1周内不宜更换外管，以免因气管前软组织尚未形成窦道，使插管困难而造成意外。

（3）气垫保持清洁，纱布敷料每8小时更换或有污染及时更换；泡沫敷料每天更换1次或有污染及时更换。

5. 注意事项

1）意识不清、烦躁的患者必要时予以保护性约束，避免非计划性拔管危及生命。

2）床边应备有氧气、吸引器、气管切开器械、吸痰盘及同一型号的气管切开套管。气管切开1周内备气管插管用物。

3）加强室内空气消毒和清洁，保持适宜温湿度（温度18～22℃，湿度60%～70%）。

4）适时吸痰，以下情况为适时吸痰指征之一。

（1）气管造瘘口可见痰液或闻及痰鸣音。

（2）氧饱和度下降至95%以下。

（3）双肺听诊出现大量的湿啰音，怀疑是气道分泌物增加所致。

（4）怀疑胃内容物反流误吸或上气道分泌物误吸。

（5）咳嗽排痰无力。

（6）需要获取痰液标本。

（7）带气囊的气管套管放气时。

（8）其他经临床专业判断认为需行气道吸引。

5）吸痰时注意无菌操作，吸痰前后加大氧流量。重复吸痰时，在两次吸痰间应监测血压、心率、呼吸变化及 SpO_2。选择粗细合适的吸痰管（不超过套管内径 1/2），适当吸引压力（成人 80～120 mmHg，1 mmHg＝0.133 KPa），每次吸痰时间控制在 15 秒内，连续吸引应小于 3 次。

6）保持气道湿化，痰液黏稠者给予雾化吸入。每 2 小时给患者翻身叩背 1 次，翻身时注意气管套管的固定，防止脱出。

7）监测痰细菌培养加药敏试验。

8）无半卧位禁忌者床头抬高 30°～45°。

9）保持固定带清洁，如有污染及时更换。更换时应两人配合，防止意外脱管。

10）拔管后 24 小时内严密观察患者呼吸情况，必要时重新置入气切套管，床边备气管切开器械及套管。

11）优先选择使用带有声门下分泌物吸引的气管导管，定期清除气囊上滞留物。

6. 健康教育

（1）向患者 / 家属讲解气管切开的必要性，告知气管切开后可能的不适及处理方法。

（2）说明翻身、叩背、吸痰的重要性，指导患者有效咳嗽排痰。

（3）指导患者应用非语言交流方法。

（4）约束时做好告知和沟通解释。

（5）告诉患者不适时按呼叫球，切勿自行拔管。

六、中心静脉导管（非隧道式中心静脉导管）

（一）概念

中心静脉导管（central venous catheter，CVC）指经颈内、锁骨下或股静脉插入上腔静脉或下腔静脉，尖端位于上腔静脉或下腔静脉的导管。

（二）适应证

（1）患者病情不稳定需要进行血流动力学监测、大量输液、输血、输血制品、输注多种药物或需进行持续肠外营养。

（2）外周静脉通路不佳。

（3）短期治疗，治疗周期＜30 天。

（4）反复抽取静脉血、放血或换血。

（5）插入肺动脉导管及经静脉放置起搏器。

（6）急诊血透。

（三）护理

1. 解释

（1）告知患者置管的目的及必要性：如进行血流动力学监测、快速输液、血液净化治疗等。

（2）告知患者置管部位、操作过程及置管时配合要求，如体位摆放，无菌区域避免污染，置管时的不适等。

（3）置管后护理要点及注意事项。

2. 护理要点

（1）严格无菌操作，保持穿刺点处无菌、干燥。

（2）确定位置：置管后应接受胸片检查确定导管尖端位置，上腔置管的最佳尖端位置为上腔静脉与右心房的上壁交界连接点，下腔置管尖端应位于膈膜水平以上的下腔静脉内。

（3）确保固定良好：每班评估导管在位及固定情况，观察导管在体外的刻度以确定其在体内置入的深度，确保管道在位、固定良好无脱出。

（4）及时观察：输液中及输液后，检查穿刺处有无渗血、渗液，局部有无发红、血肿、疼痛等现象，询问有无不适，发现异常应及时处理。

（5）保持通畅：每次输液均需抽回血证实导管在位通畅，如遇阻力或者抽吸无回血，应确认导管通畅性，不可强行冲管。给药前、后均应用生理盐水冲管；输液完毕生理盐水冲管后，用稀释肝素液（浓度 0～10 U/mL）或生理盐水正压封管，蓝色小夹子夹闭。

（6）更换装置：每天更换输液装置，包括连接管及三通接头。输血及血制品或输注肠外营养液，应每 24 小时更换 1 次。至少每周 1 次更换无针输液接头；任何原因下的无针输液接头被移除、发现无针输液接头中有残留血液或者其他残留物，确定受到污染的时候均需及时更换；经血管通路装置抽取血液培养样本之前应取下无针输液接头，采血完毕更换新的无针输液接头；每次连接输液装置前彻底消毒无针输液接头，用乙醇棉片用力擦拭 15 秒以上。

（7）每班评估敷料固定情况，按规定更换敷料。

（8）拔管后按压穿刺点局部直至不出血，保持穿刺点 24 小时密闭。

3．固定方法

（1）透明敷贴中心对准穿刺点，无张力覆盖穿刺部位；透明敷贴应将所有外露导管覆盖（一张不够可用两张）；在透明敷贴的标签纸上标注更换敷贴时间、置入深度或外露刻度、更换者姓名，并将标签贴于敷贴边缘（彩图 2-25、彩图 2-26）。

（2）如使用专用中心静脉换药包，遵照说明。

4．更换时间

（1）无需定期更换深静脉导管。

（2）每日评估，如无留置导管必要性，尽早拔管。

（3）紧急置管，若非严格无菌操作，导管留置不宜超过 48 小时，如需继续使用深静脉置管，应拔除后在严格无菌操作下重置。

（4）每班评估穿刺处有无渗血、渗液，局部有无发红、脓性分泌物等，发现异常应及时拔除。

（5）如患者出现发热，已排除其他原因，应充分考虑导管相关性血流感染，及时拔除导管并留取导管尖端培养。

（6）敷贴更换时间：置管后 24 小时需更换敷贴；对于成年患者，每周至少更换 1 次透明敷贴，纱布敷料则需 2 天更换 1 次；若透明敷贴下垫无菌小纱垫者，视同于纱布辅料，至少每48 小时更换 1 次；每班评估敷贴，敷贴潮湿、松动或受到污染时应及时更换。

5．注意事项

（1）保持导管通畅，确保连接紧密。确保所有的附加装置和输液装置具有相容性，以防渗漏、脱管或者错误连接的风险。

（2）股静脉置管者需监测插管部位的远端位置的循环状态，触诊和比较两下肢足背动脉搏动以做评估；监测双下肢粗细变化，及时发现下肢深静脉血栓形成；置管侧肢体避免活动过度，防止出血。

（3）防止空气栓塞：注入冲洗液时防止空气进入，及时更换冲洗系统内液体，防止输液滴空。

（4）每日观察重力滴速，发现滴速减慢时应及时查明原因并及时处理。怀疑管道有堵塞时，应进一步确认导管通畅性，严禁用力推注冲洗液，防止将血栓推入静脉内。

（5）皮肤消毒宜选用 2% 葡萄糖氯己定乙醇溶液、有效碘浓度不低于 0.5% 的碘伏和 75%乙醇溶液。以穿刺点为中心、由内向外消毒皮肤 3 遍，包括外露导管和导管连接部位，直径＞12 cm，待消毒液自然干燥。

（6）严格执行无菌操作；监测体温，观察穿刺处情况，有无发红、脓性分泌物等；观察全身情况，有无发热、寒战等感染征象，如有异常及时汇报。

（7）冲封管应选用 10 mL 及以上注射器或专用冲洗装置，脉冲式冲管，正压封管，封管液最少量为导管及附加装置容积的 2 倍。

（8）每次封管后，导管尾端可加用无菌输液接头保护套以减少污染。

（9）当 2 种或更多药物同时输注时，检查药物是否相容；如果不确定相容性，应咨询药剂师。如果药物 / 溶液相互接触，应检查他们是否会发生高风险的沉淀。存在配伍禁忌的药物在输注间期用 0.9% 的氯化钠溶液充分冲管，或使用多腔导管分开输注降低风险。

6. 健康教育

（1）向患者 / 家属讲解置管及保留导管的重要性，为保证治疗和监测的正常进行，以及避免患者无意识自拔管，必要时可能需要进行保护性约束，希望患者及家属理解并配合。

（2）告知患者翻身等活动时，注意保护导管，避免牵拉导致脱出。

（3）告诉患者有任何不适时及时告知医护人员，切勿自行拔管。

（4）嘱患者及家属如出现导管意外脱出或拔出等紧急情况，不要慌张，及时按压穿刺部位减少出血，待医护人员消毒后无菌敷料覆盖。

七、有创动脉导管

（一）概念

有创动脉导管指经桡动脉、肱动脉、足背动脉或股动脉等直接插入动脉血管内的导管。导管末端连接压力传感器、连续冲洗系统及监护仪，进行动脉内血压监测。

（二）适应证

（1）血流动力学不稳定或潜在危险的患者。

（2）危重患者，复杂手术的术中和术后监护。

（3）患者需要大剂量血管活性药物。

（4）频繁抽取动脉血标本。

（三）护理

1. 解释

1）操作目的

（1）进行连续直接动脉血压监测，及时、准确反映患者血压动态变化。

（2）通过动脉置管处采集标本，避免频繁动脉穿刺带来的疼痛或血管壁损伤。

2）有创动脉置管后，置管肢体出现发冷、疼痛、麻木及时告知。

3）置管后不可自行调整，翻身时避免牵拉。

4）有创动脉拔管后压迫止血 5 分钟以上，并用弹力绷带加压包扎，30 分钟后观察无出血，解除加压包扎，指导患者自我观察出血症状。

2. 护理要点

（1）各连接管道必须连接牢固，严防出血和空气栓塞。妥善固定动脉导管，防止意外脱管，必要时应用约束带适当约束置管所在肢体。

（2）换能器放置于心脏或者右心房水平（第 4 肋间和腋中线的交点），不要随意增减导管的长短，保持测压管道通畅，保证数值读取正确。

（3）保持加压袋内 300 mmHg 的压力，使压力传感器内的生理盐水以 3～5 mL 的速度持续冲洗导管。

（4）准确记录并观察动脉血压波形和数值，注意与无创血压对比，发现异常及时报告医生配合处理。

3．固定方法

（1）桡动脉置管后，将导管从大拇指绕一下再固定，防止直上直下导致导管脱出。

（2）穿刺点置于透明敷贴中心，标签纸上标注更换敷贴时间、更换者签名并贴于敷贴边缘。

（3）测压管路妥善放置，胶带固定（彩图 2-27、彩图 2-28）。

4．更换时间

（1）动脉导管置管时间一般为 48～72 小时，不宜超过 1 周。

（2）置管后 24 小时更换敷料；对于成年患者，透明敷贴每周更换 1 次，纱布则 2 天更换 1 次；若透明敷贴下放置纱布敷料，每 2 天更换 1 次；敷料一旦潮湿、松动或受到污染时应及时更换。

（3）每 96 小时更换传感器及系统的其他组成部分（包括给药装置、持续冲洗装置及用于有创血流动力学压力监测的冲管液）。

5．注意事项

1）常规每班校对零点。患者体位改变时，应重新调试零点。对监测数据、波形有疑义时随时校对零点。

2）经测压管抽取动脉血时，导管接头处应用乙醇棉片用力摩擦，时间不少于 15 秒，不得污染。

3）测压管内抽取动脉血后，应立即使用生理盐水快速冲洗，不能留有血液，防止感染。

4）在校对零点、取血等操作过程中严防气体进入动脉。

5）注意并发症的观察

（1）远端肢体缺血：密切观察手术侧远端手指的颜色与温度，当发现缺血征象如肤色发白、发凉、有疼痛感等，及时汇报医生并处理。

（2）局部血肿：穿刺处出现血肿，应立即拔除导管，压迫止血 5 分钟以上，必要时局部加压包扎 30 分钟。

（3）预防感染：严格遵守无菌操作，做好导管日常维护及预防导管相关血流感染的措施。

6．健康教育

（1）向患者/家属讲解置管及保留导管的重要性，告知患者翻身等活动时，注意保护导管，避免牵拉导致脱出。

（2）清醒患者拔管后，指导患者自我观察出血和肢体感觉状况。

八、PiCCO 导管

（一）概念

脉搏指示持续心排血量监测（PiCCO）技术是通过置入一根 PiCCO 导管及一根置入上腔静脉的中心静脉导管，利用经肺热稀释法和脉搏轮廓分析法，连续监测心排血量（CO）等血流动力学指标并反映机体容量状态的技术，指导临床容量管理。PiCCO 导管是带温度感知器的特制动脉导管，尾端一侧连接压力传感器、连续冲洗系统及监护仪，进行血流动力学监测和容量监测，另一侧连接温度测量电缆，监测血液温度。PiCCO 导管置入部位最常选择股动脉。

（二）适应证

（1）任何原因引起血流动力学不稳定，或存在可能引起这些改变的危险因素，需要监测心功能和循环容量的患者。

（2）各种原因引起的血管外肺水增加，如各种原因的休克、急性呼吸窘迫综合征、心力衰竭、水中毒、严重感染、重症胰腺炎、严重烧伤等。

（3）高风险手术患者围手术期监护。

（三）护理

1. 解释

（1）告知患者置管的目的及必要性：对重症患者进行重要血流动力学参数监测。

（2）告知患者置管部位、操作过程及置管时配合体位摆放、无菌区域避免污染、置管时疼痛应对等。

（3）出现置管侧下肢肿胀、发冷、疼痛、麻木及时告知护士。

（4）置管后不可自行调整，翻身活动时避免牵拉。

2. 护理要点

1）严格遵守无菌操作原则，妥善固定中心静脉及动脉导管，交接班时，明确交接中心静脉及动脉置管的深度。

2）敷料更换时间：置管后24小时需更换敷料；每周至少更换1次透明敷贴，纱布敷料则需2天更换1次；若透明敷贴下垫无菌小纱垫者，视同于纱布辅料，至少每48小时更换1次；每班评估敷料，敷料潮湿、松动或受到污染时应及时更换。

3）观察穿刺点出现红肿、脓性分泌物时，及时留取培养标本，必要时拔除导管。

4）监测护理

（1）确保接口连接紧密，避免发生导管脱落和漏血情况。

（2）加压袋维持300 mmHg的压力，保持导管内一定的压力水平，持续用生理盐水接压力传感器冲洗管路，避免血液回流堵塞。

（3）压力传感器与心脏在同一水平，每隔8小时进行1次压力传感器归零，每次体位改变重新调整零点。

（4）测量之前暂停中心静脉输液30秒以上，不进行翻身或吸痰等操作，避免患者躁动，出现躁动在安静30分钟后再进行测量。

（5）冰盐水温度2～8℃，注射时避免握紧注射器，以免导致液体温度升高。

（6）在4秒之内匀速注入10～15 mL冰盐水，手部避免和传感器接触，连续测量3次，取3次测量的均值。

5）并发症的观察

（1）每班测量留置股动脉导管侧肢体足背动脉搏动、观察血液供应情况和皮肤温度，同时测量大腿周径，观察患者是否出现肢体肿胀，及时发现下肢缺血的情况。

（2）穿刺处出现血肿，应立即拔除导管，压迫止血5分钟以上，必要时局部加压包扎30分钟。

6）预防感染

（1）穿刺部位用无菌敷料覆盖，敷料潮湿、污染及时更换敷料。

（2）保持测压系统密闭。

（3）接触导管前洗手。

（4）中心静脉导管输注营养液和血制品后及时用生理盐水冲洗。

（5）尽量避免由中心静脉管内抽血。

7）拔管后护理

（1）必要时遵医嘱留取培养标本送检。

（2）拔管后按压穿刺点至不出血，静脉穿刺点按压5分钟，动脉穿刺点按压15分钟以上，有出血倾向者、导管留置时间长或存在其他出血可能者加长按压时间。

（3）停止按压后，局部覆盖无菌纱布敷料，继续观察局部止血效果。

3. 固定方法 置管与皮肤缝合固定，穿刺处透明敷贴覆盖固定，穿刺点置于透明敷贴中心，标签上标注置管时间、置入长度。

4. 更换时间　导管更换时间无明确规定。对于严重烧伤患者，动脉导管与中心静脉导管可留置3～7天，动脉导管留置时间一般不超过10天（具体参见说明书），如出现导管相关性感染征象，应及时拔除导管并留取血培养。

5. 注意事项

（1）每次测量者应固定一人，以减少操作的误差。

（2）提前准备2～8℃的生理盐水。

（3）妥善固定上腔静脉及股动脉插管，避免脱出。

（4）患者取平卧位，术侧肢体保持伸直、制动，定时给予按摩，促进血液循环。

6. 健康教育　对于清醒患者应多与患者交流，引导其配合治疗。

九、漂浮导管

（一）概念

漂浮导管又称Swan-Ganz肺动脉导管，是由静脉插入经上腔静脉或下腔静脉，通过右心房、右心室、肺动脉主干和左或右肺动脉分支，直至肺小动脉的热稀释肺动脉导管。通过它可以对危重症患者进行各种血流动力学监测。Swan-Ganz导管有多种型号，标准Swan-Ganz导管共有4个端口，全长110 cm，每10 cm有一刻度。第1个端口为气囊阀门，与气囊相通，气囊距导管尖端1 mm，气囊阀门连接一个注射器，用以充胀或放瘪气囊，以空气或二氧化碳充满气囊。第2个端口为远端腔端口，在导管尖端，可以在肺动脉主干及肺小动脉测得肺动脉压（pulmonary arterial pressure，PAP）及肺小动脉楔压（pulmonary arterial wedge pressure，PAWP），又称肺毛细血管楔压（pulmonary capillary wedge pressure，PCWP），也可以采集混合静脉血标本评估氧利用。第3个端口是近端腔端口，在距导管尖端30 cm处，可做右心房压力监测，也是测量心排血量时注射液体的端口。第4个端口是热敏电阻测温连接端口，在距导管尖端4 cm处有一热敏电阻探头，可测量血液温度，通过热稀释法进行心排血量的测定。

（二）适应证

（1）用于右心压力的测量。

（2）热稀释法进行心排血量计算，用于诊断心功能。

（3）通过导管抽取混合静脉血标本以评估血氧饱和度和氧供需平衡。

（4）连续右心腔静脉血液样本抽取测定血氧饱和度，了解左向右分流。

（5）肺动脉造影。

（6）临时经静脉心室或房室起搏。

（三）护理

1. 解释

（1）向患者及家属解释置入漂浮导管的目的及必要性，消除患者的恐惧心理，得到患者及家属的理解和合作。

（2）告知患者及家属置管部位、操作过程及置管过程中的并发症、置管后的护理要点及注意事项。

2. 护理要点

1）妥善固定管道：导管固定可采用局部缝合加透明敷贴固定，准确记录导管位于穿刺点的刻度。一般在监测PAP和PAWP时，右颈内静脉到导管顶端部位的距离为40～50 cm，因此搬动患者时注意保护好导管，防止脱出。每天用X线摄片检查导管位置以检测是否向外围移位。

2）保证监测数据的准确性

（1）保证压力的传递：正确连接导管与压力传感器，压力传感器应置于腋中线第4肋间，每班或体位改变时需对传感器零点校正，排除因各种影响而引起的误差。

（2）保持管道通畅：可使用稀释肝素液加压持续冲管，严密监测压力袋的压力，确保压力在 300 mmHg。每小时检查测压管路是否打折，预防导管堵塞。

（3）正确识别各压力波形曲线：导管经右心房、右心室、肺动脉及肺小动脉各处所测得的压力和波形各有特征，掌握正常波形的特点，通过压力波形特征和压力大小，可以判断导管顶端所在的位置。如出现肺动脉波形的衰减或消失，可能导管的位置发生了变化。

（4）监测时间与频率的要求：肺动脉楔压测量不宜过频，其间隔不应少于 1 小时，气囊充气应缓慢，严格按照导管说明所建议的充气量充气，充气后的气囊在肺动脉内保持的时间应控制在 15 秒内，测量完毕后立即放气。

3）严密监测生命体征：导管留置过程中要注意观察血压、心率、心律、血氧饱和度的变化，及时准确地记录生命体征。

3. 固定方法

（1）透明敷贴中心对准穿刺点，覆盖穿刺部位，在透明敷贴的标签纸上标注更换敷贴的时间、置入深度、姓名，并将标签纸贴于敷贴边缘。

（2）妥善放置好外露的漂浮导管管路，可使用无菌巾进行包裹，同时胶带固定好压力传感器。

4. 更换时间

（1）敷料更换时间：观察穿刺部位有无红肿及分泌物，透明敷贴应在置管后 24 小时更换，无菌透明敷贴每 7 天更换 1 次，无菌纱布敷料则每 2 天更换 1 次，如穿刺部位发生渗液、渗血应及时更换。

（2）导管留置时间：在病情平稳的情况下应尽早拔管，避免超过 7 天。密切观察穿刺部位有无感染征象及日常漂浮导管使用情况，如有异常及时拔除。

5. 注意事项

（1）防止穿刺部位血肿：置管前应充分评估患者的凝血功能，操作过程中注意手法要轻柔，密切观察穿刺部位情况，如有血肿局部采用沙袋加压止血。

（2）防止心律失常：导管留置期间最常见的并发症，多见于室性期前收缩、一过性室性心动过速。因此，置管过程中密切观察心电图波形的变化，床边备好除颤仪及急救药品，发现心电图异常及时汇报医生处理。

（3）防止气囊破裂：置管前检查气囊的完整性，充气时应缓慢，避免频繁充气测量。以获得满意楔压的最小气量对气囊充气，禁止使用超过推荐容积的气量进行充气。如果向气囊内注气阻力感消失，放松时注射器内芯也不回弹，提示气囊可能破裂。需立即停止充气，汇报医生尽早拔管。始终保持注射器与气囊腔连接，避免错误输入液体。

（4）防止感染：护理过程中严格执行无菌原则，漂浮导管外露部分用无菌巾包裹，定期更换，每 24 小时更换稀释肝素液。

（5）防止肺栓塞、肺动脉破裂和肺出血：临床表现为突发呼吸困难、咳嗽、咯血，严重时出现休克，应严密观察患者生命体征，注意导管的插入深度，避免快速、高压充气。

（6）防止导管打结：置管过程中严密观察压力波形，导管送入 15 cm 以上仍无压力变化，需考虑打圈或缠绕，应缓慢撤回再送管，插管过程中应避免插入过深。

（7）拔管过程中严密监测生命体征，动作要轻柔，防止瓣膜损伤、心律失常等并发症的发生，拔管后局部加压止血。

6. 健康教育　留置导管期间向患者讲解有关注意事项，如翻身时动作缓慢，避免导管脱落。

在监测期间如有胸闷、心慌等不舒适症状时，及时告知医护人员。

十、主动脉球囊反搏导管

（一）概念

主动脉球囊反搏（IABP）导管是一根带气囊的导管，由股动脉置入至降主动脉内，外接球囊反搏泵，在心脏舒张期，将球囊充气，增加心脏供血；在心脏收缩期，将球囊放气，减少左心室的负荷，以到达辅助心脏的作用。主动脉气囊反搏是目前心血管疾病临床应用比较广泛而有效的心导管治疗方法。

（二）适应证

（1）急性心肌梗死伴心源性休克。

（2）急性心肌梗死伴机械并发症，如急性二尖瓣反流、室间隔穿孔、乳头肌功能不全。

（3）难治性不稳定型心绞痛。

（4）难以控制的心律失常。

（5）顽固性左心衰竭伴心源性休克。

（6）血流动力学不稳定的高危经皮冠状动脉介入治疗（PCI）患者。

（7）冠状动脉旁路移植术和术后支持治疗。

（8）心脏外科术后低心排综合征。

（9）心脏移植的支持治疗。

（三）护理

1. 解释

（1）操作目的：告知患者此操作目的是为增加冠状动脉灌注，改善心肌缺血，减轻心脏负担。

（2）告知患者置管过程及配合要点，肢体摆放位置，避免污染无菌区域等。

（3）告知患者置管后应绝对卧床，平卧位或半卧位，床头抬高不应超过30°，穿刺侧肢体伸直，避免弯曲或弯曲不超过30°。每2小时更换体位，活动时避免导管扭曲、受压，预防皮肤压力性损伤。

2. 护理要点

（1）保持正确的体位。宜平卧或半卧位，床头抬高不应超过30°，翻身幅度不宜过大，穿刺侧下肢与躯体成一直线，避免屈曲受压。

（2）妥善固定导管，保持通畅。标记导管外露长度，每班检查置入深度及导管位置。球囊导管用绷带妥善固定，防止导管打折、移位和脱落。观察导管连接处有无松动、血液反流现象。

（3）观察反搏波形。发现异常波形如充气过早或过晚、放气过早或过晚时，及时汇报医生。

（4）每班观察穿刺处有无渗血、渗液、血肿及发红等现象，敷料污染时及时更换。

（5）每小时监测足背动脉搏动情况，观察并记录皮肤的温度、颜色及感知觉。

（6）严密监测并记录患者意识、血压、心律、心率、呼吸等变化，出现异常及时处理，配合抢救。

（7）冲洗液为肝素稀释液，浓度10 U/mL，保持加压袋内300 mmHg的压力，以3～5 mL的速度持续冲洗导管。每30分钟至1小时冲洗管腔1次，每次持续冲洗大于15秒（为2～5 mL），避免血栓形成。

（8）按医嘱使用抗凝药物并监测抗凝效果及凝血功能。

（9）做好皮肤护理。管道接触皮肤处使用减压贴或纱布，减少局部受压导致器械相关性压力性损伤；每2小时变换体位，更换体位时有专人保护导管。

（10）注意肢体保暖，评估足背动脉搏动、温度、颜色、肌张力、毛细血管回流、感/触觉等情况判断双下肢循环，24 小时内每小时评估，24 小时后每 4 小时评估 1 次，如有异常及时汇报医生。

（11）协助患者早期进行双下肢功能锻炼，对无禁忌患者可使用下肢体疗仪或肢体被动活动，4～6 小时 1 次。

3. 固定方法

（1）需缝合固定股动脉穿刺点及氦气管的 Y 形位置处。穿刺点给予无菌敷料覆盖，弹力绷带固定，避免敷贴粘贴在导管的塑料外套处（彩图 2-29、彩图 2-30）。

（2）压力连接管及氦气连接管共同用绷带固定于患者腿部上方，管道下方垫以纱布避免局部皮肤受压（彩图 2-31）。

（3）保持压力感受器与心脏同一水平。

（4）管道标识贴于近穿刺点敷料边缘管道处，标注更换敷料时间、更换者签名。

（5）置管后 24 小时更换敷料。纱布敷料每 48 小时更换 1 次。敷料一旦潮湿、松动或污染应及时更换。

4. 更换时间

（1）置管期间通常不需更换导管。当出现球囊破裂、严重出血、肢体远端缺血等并发症时应及时拔除导管，如病情仍需要使用主动脉球囊反搏辅助，则在对侧重新置入。

（2）病情达到撤除主动脉球囊反搏指征时应及时拔除导管。

5. 注意事项

1）妥善固定，保持管道通畅。IABP 置管后每日需经胸部 X 线检查确定导管位置。

2）主动脉球囊反搏为心电触发模式时须保持胸前区的心电电极片固定良好。

3）每班关注氦气消耗情况。

4）对管道及反搏压力等情况严格做好交接班工作。

5）做好抗凝治疗，监测抗凝效果，使用肝素抗凝时活化凝血时间在 150～180 秒，或活化部分凝血活酶 50～70 秒。

6）停止反搏时间不能超过 30 分钟，避免血栓形成。

7）注意并发症的观察

（1）出血：局部出血可表现为股动脉穿刺处渗血或周围血肿形成，重者可出现腹腔内出血或因穿破大动脉发生大出血，甚至危及生命。穿刺部位渗血时可更换伤口敷料并加压包扎，持续渗血则需要考虑撤除主动脉球囊反搏，局部压迫后加压包扎；如损伤大血管应立即外科止血。

（2）感染：无菌操作不严或导管留置时间过长可造成局部感染，表现为股动脉穿刺处红肿热痛，分泌物增多或呈脓性，全身反应如发热、白细胞升高等。应严格无菌操作，加强局部穿刺点的观察，及时更换敷料，必要时使用抗生素。

（3）下肢缺血：应选择合适口径的球囊导管，停用球囊反搏时间不宜超过 30 分钟，并有效抗凝，严密观察下肢血供情况。如患者出现肢体远端皮肤发白、皮温变凉、疼痛、足背动脉搏动消失等缺血症状时，应立即拔出导管。

（4）气囊破裂：置管不顺利或球囊壁被动脉粥样硬化斑块刺破，可发生顽固性低反搏压及氦气管腔内出现血液。一旦确认球囊破裂，应立即停止反搏并拔除导管。

6. 健康教育

（1）向患者及家属解释主动脉球囊反搏管道的重要性。

（2）告知患者肢体正确摆放，活动时注意不要屈曲置管侧肢体，控制好活动度，避免导管移位或脱出。

（3）指导患者进行下肢功能锻炼，预防深静脉血栓形成。

十一、体外膜肺氧合导管

（一）定义

体外膜肺氧合（ECMO）又称体外生命支持系统，指将患者的静脉血引流至体外，经人工肺（氧合器）氧合后再输回患者动脉或静脉的中短期心肺辅助治疗，使心肺得到充分休息，为心肺功能的恢复赢得时间。ECMO 导管包括静脉引血管插管及静脉或动脉回血管插管，如实施静脉 - 静脉 ECMO（VV-ECMO），静脉引血端插管多为股静脉置入，静脉回血管端插管一般置入颈内静脉；如实施静脉 - 动脉 ECMO（VA-ECMO），静脉引血管插管同 VV-ECMO，动脉回血端插管为股动脉或颈动脉。

（二）适应证

1. 成人循环支持　暴发性心肌炎、冠状动脉粥样硬化性心脏病、重症瓣膜病、重度感染性休克、中毒、心搏骤停、急性心肌梗死。

2. 成人呼吸支持　成人呼吸窘迫综合征、重型流感、大面积肺栓塞、哮喘和哮喘持续状态。

3. 小儿呼吸及循环支持　胎粪吸入综合征、肺透明膜病、先天性膈疝、先天性心脏病、心肌炎、心肌病、肺动脉高压。

4. 器官移植　心脏移植、肺移植、肝移植。

（三）护理

1. 解释

（1）告知患者及家属置管的目的及必要性：改善缺氧，为心肺恢复赢得时间等。

（2）告知患者或家属置管部位、操作过程及置管过程中的并发症等。

（3）置管后护理要点及注意事项。

2. 护理要点

1）每班测量导管外露长度，检查穿刺部位导管的位置和固定情况，穿刺侧肢体制动，防止发生脱管。

2）管道连接处必须加固，可选择宽胶带或者扎带，床边常备密顿钳两把，一旦连接处脱落，立即夹闭近心端管路，严防因连接处脱落而致的出血和空气栓塞。

3）管路禁止连接输液装置进行输液、采血等操作。

4）治疗过程中如出现管路抖动，多提示引血不畅，血流量下降，此时需积极查找原因，调整导管位置或补充血容量。

5）如患者出现躁动，可使用约束带对患者双上肢及置管侧下肢实施保护性约束，必要时遵医嘱使用镇痛镇静剂。

6）做好抗凝及出血的监测。

（1）观察 ECMO 循环系统内有无血栓形成。用手电筒照射整个体外循环管路（目视下，血栓表现为管路表面颜色深暗且不随血液移动的区域），如出现 >5 mm 的血栓或仍在继续扩大的血栓应考虑更换 ECMO 系统。

（2）监测活化凝血时间（ACT）、部分凝血活酶时间（APTT）等指标。ACT 维持为正常上限的 1.5 倍（180～220 秒）或维持 APTT 45～55 秒。

（3）观察插管部位、黏膜、消化道、中枢神经系统等有无出血现象。如有出血，及时汇报医生，并协助处理。

7）每班测量留置导管侧肢体足背动脉搏动、观察血液供应情况和皮肤温度，同时测量大腿周径，观察患者是否出现肢体肿胀，及时发现下肢缺血。

8）观察有无导管相关性血流感染，ECMO 支持超过两周的患者可遵医嘱进行血培养，撤离 ECMO 时，行导管尖端培养及血培养。

9）ECMO 管道拔除后，置管部位无菌敷料覆盖，24 小时内观察穿刺点有无渗血、下肢血运有无异常。

10）拔管后 6 小时内应保持平卧，减少屈腿、翻身，翻身采用轴线翻身。

3. 固定方法

（1）静脉或动脉置管后，在导管穿刺处及距离穿刺点 10～15 cm 处对导管进行双层外科缝线固定。

（2）以穿刺点为中心覆盖大号透明敷贴，标签上标注导管名称、刻度、更换敷贴时间、更换者签名，并贴于敷贴边缘。

（3）颈内静脉置管，透明敷贴固定后，给予弹性绷带将管路固定于患者额部，管路压迫处可使用减压垫或纱布保护局部皮肤。股静脉或股动脉置管，透明敷贴固定穿刺点后，远端使用宽透明敷贴桥式固定于大腿上，或使用系带法固定导管，避免导管左右移动（彩图 2-32、彩图 2-33）。

（4）每根导管均用血管钳固定于床单，确保不牵拉、打折、移位。

4. 更换时间

1）导管更换时间：一般不常规更换，患者心肺功能恢复后尽早下机拔管。如出现氧合器功能下降、血栓形成、溶血等情况，需考虑更换除血管内导管外的整套管路（包括泵头与氧合器，或仅需更换氧合器）。根据说明书要求更换外管路。

2）敷料更换时间：置管后观察穿刺处敷贴，一旦渗血、松动或受到污染时应及时更换。无特殊情况同中心静脉置管敷贴更换时间。

5. 注意事项

1）置管时严格无菌操作，实施最大无菌化屏障。

2）更换体位时先检查各导管固定情况，由 2～3 名护士协作进行轴线翻身，即头肩部和腰、腿保持在一条线上翻身，同时同向翻动，防止管路因托、拉、拽而导致扭曲、受压、移位脱出。

3）每班随时观察穿刺点有无渗血或血块凝集，如遇敷料破损或渗血过多时应及时更换。

4）拔管：若导管是经皮置入，则直接拔出后局部加压止血（静脉至少 30 分钟，动脉至少60 分钟）。如导管是切开血管后置入，在拔出导管后需要外科缝合。如加压止血后，仍然出血，则继续压迫 20～30 分钟。止血后 6 小时仍需注意：减少翻身与屈腿，若必须翻身应采取轴线翻身法；暴露穿刺局部，前 2 小时内每半小时观察 1 次穿刺口是否出血，以后每小时观察 1 次；如果穿刺为股动脉，每小时检查 1 次足背动脉搏动情况。

5）处理并发症

（1）穿刺部位出血：常见的出血原因包括凝血功能异常、抗凝过度、纤溶亢进、弥散性血管内凝血（DIC）、手术及穿刺操作等。降低抗凝强度及局部加压是控制出血的主要手段，持续出血如上述处理不能停止，应对切口进行探查，必要时缝合止血。

（2）远端肢体缺血：密切观察置管远端肢体的颜色与温度，如发现缺血征象如肤色发白、发凉、有疼痛感等，及时汇报医生并处理。选择合适管径的导管、正确的置管技术及远端旁路放置是防止末端肢体缺血的关键。

（3）感染：保持环境清洁，每日定时消毒。严格无菌操作，保证管路密闭，及时更换敷料，合理使用有效抗生素，缩短 ECMO 的时间可减少感染的发生。

（4）栓塞：ECMO 置管导致动静脉血流运行障碍、长时间卧床且置管侧肢体制动，导致血流缓慢等可引起栓塞。观察双下肢周径变化，有无肿胀、疼痛等异常，及时发现栓塞。加强对患者肢体主动或被动功能锻炼，加强对 ACT、APTT 和纤维蛋白原等出凝血指标的监测、反馈、调整，减少栓塞。

6. 健康教育　清醒患者置管后告知保护管道，防止牵拉脱出；拔管后，指导自我观察出血和肢体感觉症状。

十二、血液透析导管

（一）概念

血液透析导管是各种血液净化疗法的血管通路之一，导管分为有隧道带涤纶套的导管与无隧道无涤纶套的导管两种。

（二）适应证

（1）急性肾衰竭患者。

（2）急性药物中毒、免疫性疾病、危重症等需要血液净化治疗的患者。

（3）慢性肾脏病终末期需要紧急血液透析但无成熟血管通路的患者。

（4）正在进行血液透析的永久通路无法使用，需要建立临时通路的患者。

（5）不适宜自体内瘘及移植物内瘘建立或内瘘手术失败。

（6）腹膜透析患者出现并发症需要血液透析临时过度治疗者。

（7）严重的排斥反应期间需要临时血液透析的移植受者。

（8）病情危重或合并有其他系统的严重疾患，预期生命有限的患者。

（三）护理

1. 解释

（1）告知患者置管目的是建立血液透析的血管通路，经过导管动脉端将血液引出体外，通过透析器净化后经导管静脉端回输体内，以此完成血液透析治疗。

（2）导管置入的部位有锁骨下静脉、颈内静脉或股静脉，尖端位于上腔静脉或下腔静脉。

（3）告知患者脱管的危害、卧床活动的注意事项、脱管后处理等，取得患者的理解和配合，减少不必要的痛苦。

2. 护理要点

（1）导管要妥善固定，血液透析管路各接口连接紧密，严防出血和空气栓塞，各种夹子、开关必须处于功能状态，保证体外循环管路通畅，各种压力正常。

（2）每次透析前均需查看导管有无移位或滑脱，查看外露长度及穿刺处愈合情况，若导管脱出则不能回纳。

（3）每日观察导管出口处、隧道处有无红肿热痛等感染迹象。观察体温情况，如发现不明原因发热排除其他感染后应考虑导管相关性血流感染，需及时处理。

（4）每次透析前均需评估有无导管相关的病情变化，导管侧肢体有无肿胀，敷料完整情况，有无渗血、渗液、潮湿等。

（5）每次透析前均应通过回抽血液评估导管功能。用 5 mL 注射器回抽 2 mL 封管液，推注在无菌纱布上，推注距离大于 10 cm，观察有无血凝块，如有血凝块，再次回抽 1 mL 血液并推注观察；用 20 mL 针筒快速抽吸导管判断通畅程度（5～6 秒抽满 20 mL 针筒血液为通畅），预测血流量。

（6）每次透析结束后均应用生理盐水 10～20 mL 分别脉冲式冲洗导管动静脉管腔，冲管后要确认导管夹子是否处于夹闭状态，冲管后予以封管，每一个管腔注入 1000～5000 U/mL 肝素稀释液（推荐使用 1000 U/mL 肝素稀释液封管），充满管腔。

（7）当明确有导管闭塞或血栓形成时，考虑使用高浓度肝素盐水（5000 U/mL 肝素稀释液或肝素原液封管，有出血倾向者建议使用低浓度肝素盐水（1000 U/mL 肝素稀释液）或 4% 枸橼酸钠溶液封管。若使用抗生素封管时，封管液还需与 2500 U/mL 或 5000 U/mL 的肝素稀释液混合；有出血倾向者，使用抗生素封管时与 4% 枸橼酸钠溶液混合。

（8）加强医护人员手卫生，在进行与导管相关的操作时，应严格遵守无菌技术操作规程。

3. 固定方法

（1）不带涤纶套无隧道的导管用缝线固定护翼，若缝线脱落则需重新缝合固定。

（2）带涤纶套有隧道的导管则有涤纶套与皮下组织粘连固定。

（3）透析导管穿刺点置于伤口敷料或透明敷贴中心，标签纸上标注更换敷料时间、更换者签名，并贴于敷料边缘。采用集束化护理仍不能减少导管相关性血流感染（CRBSI）发生率的情况下，推荐使用含有氯己定（CHG）的透明敷贴。

（4）透析导管动静脉端夹子及外延管末端应用纱布包裹，胶带妥善固定位置（彩图2-34、彩图2-35）。

4. 更换时间

1）静脉透析导管更换时机

（1）导管相关感染、导管相关菌血症经充分抗感染治疗无效者。

（2）导管功能不良、导管扭曲、位置不适当；导管内血栓形成，经过尿激酶导管内溶栓后仍不通畅或需要反复溶栓者。

（3）导管的体外部分破损，导致漏血、漏气。

（4）一旦发生导管涤纶套脱出，不论是部分脱出还是完全脱出，必须更换新的导管。

2）敷料更换时间：置管后24小时更换敷料；无菌透明敷贴可每周更换1次；伤口敷料或透明敷贴下方的纱布敷料，应每48小时更换1次；若穿刺部位发生渗血、渗液时，或敷料发生松动、污染等完整性受损时应立即更换。

5. 注意事项

（1）血液透析导管除了用于血液透析治疗，绝不可用于任何性质的药物输注、血流动力学的监测。

（2）每次断开或连接管路时应尽量减少导管端口的暴露时间。

（3）在透析治疗过程中，应尽量减少动静脉端反接次数，避免增加再循环率。

（4）透析前导管回抽无血液或不畅，应进一步确定导管的通畅性，可抽出封管液弃去，用生理盐水冲管，可边冲边抽吸血液，如遇阻力则不能强行冲管，应及时报告医生进行处理。

（5）每次透析结束下机后均应冲、封管，血液透析治疗间歇期也应至少每周冲、封管1次。

6. 健康教育

（1）保持导管通畅，避免导管弯折或拉扯。衣着应宽松，穿脱衣服时注意不要拽脱导管。

（2）股静脉置管患者一般不宜带管出院，卧床时床头角度应低于40°，可短距离行走，但避免下蹲动作。颈内静脉置管患者睡眠时尽量采取仰卧位或对侧卧位。

（3）非透析期间随时注意导管夹子是否处于夹闭状态。密切观察穿刺部位有无出血，若发现出血，先局部压迫，再由医护人员处理。

（4）患者洗澡时应避免穿刺部位及导管淋湿。穿刺部位周围皮肤建议擦拭清洁，也可采用专用导管保护袋或肛袋保护好导管后沐浴。

（5）导管拔管当天不能淋浴，以防止感染。股静脉拔管后4小时内不能活动，以防止出血。

十三、神经调节辅助通气监测导管

（一）概念

神经调节辅助通气监测导管是神经调节辅助通气（neurally adjusted ventilatory assist，NAVA）时经鼻放置的膈肌电极导管，导管上带有测量电极，可监测患者膈肌电活动的信号（EAdi）和食管心电图（ECG），并可作为胃管使用（彩图2-36）。通过测量 EAdi 来感知患者的实际通气需要，而提供合适的通气支持。

（二）适应证

（1）人机不同步的患者。

（2）可能长时间需要机械通气的患者。

（3）自主呼吸试验失败的患者。

（4）婴、幼儿及呼吸中枢发育尚不完善的患者。

（三）护理

1. 解释

（1）操作目的是经鼻放置膈肌电极导管，监测患者通气需求。对清醒患者和家属进行插管必要性和重要性等知识的讲解。

（2）告知患者导管脱出或移位的危害、心理状态及烦躁对 EAdi 导管的位置及准确性的影响、卧床活动的注意事项、脱管后处理等，达到患者理解和配合，采取正确的体位，减少不必要的约束。

2. 护理要点

（1）导管准备：根据患者身高体重，选择相应型号的导管。测量鼻尖 / 门齿（ N 点 ）到耳垂（ E 点 ）、耳垂到剑突（ X 点 ）的距离， N 、 E 、 X 三点之间长度相加后（ NEX ）通过选择导管的型号公式计算出留置导管的长度（ Y ）（表 2-2 ）。将 EAdi 导管前端浸泡在生理盐水中 20 分钟以激活其导联物质同时润滑导管。

表 2-2　NAVA 导管型号选择计算公式

鼻插管插入长度（ Y ）计算公式		口插管计算插入长度（ Y ）计算公式	
导管（ F ） r/cm	Y/cm	导管（ F ） r/cm	Y/cm
16/125	$Y=NEX\times0.9+18$	16/125	$Y=NEX\times0.8+18$
12/125	$Y=NEX\times0.9+15$	12/125	$Y=NEX\times0.8+15$
8/125	$Y=NEX\times0.9+18$	8/125	$Y=NEX\times0.8+18$
8/100	$Y=NEX\times0.9+8$	8/100	$Y=NEX\times0.8+8$
6/50	$Y=NEX\times0.9+3.5$	6/50	$Y=NEX\times0.8+3.5$
6/49	$Y=NEX\times0.9+2.5$	6/49	$Y=NEX\times0.8+2.5$

（2）呼吸机准备：准备具有 NAVA 监测模块的呼吸机，连接管路及湿化装置，调整为 NAVA 模式的备用状态。

（3）留置 EAdi 导管：将患者置于仰卧位（床头抬高 30°～45°），缓慢留置 EAdi 导管（方法及注意事项同留置胃管）。同时密切观察患者的生命体征及呼吸机显示屏中 EAdi 导管波形变化，呼吸机显示屏出现可视 P 波及 QRS 波，波形波动于 II 导联和 III 导联之间，波形均匀稳定，振幅适中，表明留置成功，信号稳定后妥善固定。

（4）密切观察患者的意识状态及情绪变化、呼吸频率和呼吸形态、心率及血压变化。根据医嘱及时进行血气分析，观察并记录呼吸机运行过程中呼吸频率、气道平均压、气道峰压、呼气末正压（PEEP）值和潮气量变化。监测患者血氧饱和度，记录呼吸机报警条目及频度，及时反馈给医生。进行镇静治疗的患者评估其镇静程度。

（5）保持有效的 NAVA 水平：在 NAVA 模式运行过程中密切观察其导管位置和信号的稳定性。在患者体位变化、吸痰等强烈刺激时，需安排一名护士负责加强固定导管，保证信号平稳，避免导管脱出，同时观察其有效水平，若出现异常立即采取有效措施。

（6）妥善固定各种管路：需从 EAdi 导管进行肠内营养支持时，对于病情允许的患者可取头部抬高 30°。电极通常安放在心房处，心电图信号检测可显示 P 波和 QRS 波。

（7）心理护理：患者的心理状态和烦躁程度均会影响到患者的呼吸状态，甚至影响到膈肌电极导管的位置及测量数值的准确性。护理人员可通过手势、卡片、书写等方式与患者交流，介绍膈肌电极导管的原理，使患者理解导管位置的重要性，避免主动拔除或由于活动过大牵扯脱管等。

3. 固定方法　用无张力方法将导管固定于鼻翼、耳垂部位（经口插管的用胶带无张力固定于下颌处）。置管后使用管道标识，记录置管日期、时间及刻度。

（1）"人"字形胶带固定法：使用（8～10）cm×2.5 cm 的胶带纵形撕开成"人"字形，整端从鼻根部至鼻尖粘贴于鼻梁上，撕开端的两条胶带分别按顺时针及逆时针方向向下螺旋绕贴于导管上。

（2）"工"字形鼻贴固法：将胶带剪成"工"字形，第 1 笔"一"粘贴于鼻部，在"工"字形第 1 笔和第 2 笔相交连接处分别剪两小缺口（注意缺口不可剪过大，防止胶布断开），"工"字形第 2 笔"I"和第 3 笔"一"，纵行粘贴于导管上。

（3）置管鼻孔同侧颊部双胶带高举平台二次固定（彩图 2-37）。

4. 更换时间

（1）一根 EAdi 导管可连续使用 5 天以上。

（2）湿化罐、雾化器液体应使用灭菌纯化水，每 24 小时倾倒更换。

（3）呼吸机外部管道及配件应一人一用一消毒或灭菌，长期使用机械通气的患者，一般推荐每周更换一次呼吸机管道，但在有肉眼可见污渍或有故障时应及时更换。

（4）一次性吸痰管一用一换，密闭式吸痰管每次使用后应及时冲洗，最长可 7 天更换。

5. 注意事项

（1）固定胶带与导管间不留空隙，固定牢固，上下牵拉无移动。

（2）每班检查固定效果，有潮湿、污染、松脱及时更换。

（3）管道标识字迹模糊及时更换。

（4）注意观察局部有无器械相关性皮肤损伤。

（5）强磁场可能使电极升温，影响成像质量，在进行磁共振检查时必须拔出导管。

（6）导管在检测膈肌电信号的同时可以管饲流质，可作为常规胃管使用。

（7）为了保证膈肌电活动信号采集准确，应将 EAdi 导管的 9 个监测电极置于膈肌水平。

（8）防止饮食、打嗝、呕吐、体位改变等意外事件对膈肌电极导管位置的影响。

6. 健康教育

（1）向患者 / 家属讲解 EAdi 管的重要性，告知置管后可能的不适及处理方法。

（2）说明翻身、叩背、吸痰的重要性，指导患者有效咳嗽排痰。

（3）指导患者应用非语言交流方法。

（4）约束时做好告知和沟通解释。

（5）告诉患者不适时及时打铃，切勿牵拉、摇头、躁动、自行拔管。

十四、经鼻高流量湿化氧疗导管

（一）概念

经鼻高流量湿化氧疗（high-flow nasal cannula，HFNC）指一种通过高流量鼻塞持续为患者提供可以调控并相对恒定吸氧浓度（21%～100%）、温度（31～37℃）和湿度的高流量（8～80 L/min）吸入气体的治疗方式。该治疗设备主要包括空氧混合装置、湿化治疗仪、高流量鼻塞以及连接呼吸管路。高流量氧疗的特点是可以提供精确、稳定的氧浓度，并可实时监测及快速调整；产生持续低水平呼气末正压的作用；良好的湿化作用使患者具有更好的舒适度和耐受性。

（二）适应证

（1）轻 - 中度Ⅰ型呼吸衰竭（100 mmHg≤PaO$_2$/FiO$_2$＜300 mmHg）。

（2）轻度呼吸窘迫（呼吸频率＞24次/分）。

（3）轻度通气功能障碍（pH≥7.3）。

（4）对传统氧疗或无创正压通气不耐受或有禁忌证者。

（三）护理

1. 解释

（1）上机前和患者充分交流，向其解释使用的目的、必要性、注意事项以及安全用氧的相关知识，以取得患者的理解和配合。

（2）因为有持续高流量气体进入气道，所以呼气时会觉得有顶气，告知患者这属于正常现象，指导其正确的呼吸配合方法，告知其体位保持半卧位或头高位（＞20°）。

2. 护理要点

（1）协助患者正确佩戴鼻塞导管及妥善固定管路，翻身活动时不要牵拉。

（2）注意观察患者生命体征及呼吸状况，监测动脉血气，尤其在刚开始应用HFNC的半小时内。如果半小时后呼吸频率没有明显改善并且有持续的低氧及胸腹矛盾呼吸，则视为应用HFNC失败的指征，应根据情况及早行有创机械通气，以免延误插管的时机。

（3）患者往往因呼吸费力而张口呼吸，应告知患者尽量用鼻呼吸、关闭口腔以获得更大的气道内压而产生更好的治疗效果。

（4）严密观察湿化罐的水位是否在正常范围，保证湿化效果。

（5）根据血气分析结果及痰液的黏稠度正确调节各参数。

（6）正确及时处理各种报警。

（7）保持口腔清洁。

（8）虽然HFNC不影响患者饮食，但需减慢速度以防止误吸。

（9）保持气道通畅，指导患者有效咳嗽及深呼吸锻炼，咳嗽无力者给予吸痰。

3. 固定方法

（1）配套的鼻塞导管材质软，有一定弧度，与人体结构相似，所以佩戴时应顺着弧度佩戴。

（2）调节鼻塞固定带松紧适合，接头处给予泡沫圈包裹，不宜过松或过紧，过松则鼻导管易脱落，影响氧疗效果；过紧易引起颜面部皮肤损伤。

（3）呼吸管路上的固定夹妥善固定于枕头或床单上（注意预留出患者翻身活动时的长度），患者起身活动时可将蓝色挂绳套于颈部，以避免管路的被牵拉。

4. 更换时间

（1）管路：管路14天，鼻塞导管7天更换1次。如有肉眼可见的污渍或湿化罐水位过高应及时更换。

（2）空气过滤纸片：应定期更换，建议3个月或1000小时更换一次。

5. 注意事项

（1）选择合适型号的鼻塞，建议选取小于鼻孔内径50%的鼻导管。

（2）开机时先开治疗仪，再接氧气；关机时先关氧气，再关治疗仪。

（3）改变目标流量设置、氧气流量、患者界面，或者当气路受阻时均会改变输送给患者的氧浓度，故要做好监测。

（4）严密监测患者生命体征、呼吸运动形式及血气分析的变化，及时做出针对性的调整。

（5）张口呼吸患者需嘱其配合闭口呼吸，如不能配合者且不伴有二氧化碳潴留，可应用转接头将鼻塞转变为鼻/面罩方式进行氧疗。

（6）舌后坠伴 HFNC 效果不佳者，先予以口咽通气道打开上气道，后将 HFNC 鼻塞与口咽通气道开口处连通，如仍不能改善，可考虑无创通气或其他呼吸支持方式。

（7）避免湿化过度或湿化不足，密切关注气道分泌物性状变化，按需吸痰，防止痰堵窒息等紧急事件的发生。

（8）注意管路积水现象并及时处理，警惕误入气道引起呛咳和误吸，应注意患者鼻塞位置高度高于机器和管路水平，及时处理管路冷凝水。

（9）湿化液使用蒸馏水或灭菌注射用水，避免滴空湿化液管道使湿化罐干烧，从而导致灼伤气道、烧坏机器。

（10）如若出现患者无法耐受的异常高温，应停机检测，避免灼伤气道。

（11）为克服呼吸管路阻力，建议最低流量最好不小于 15 L/min。

（12）注意调节鼻塞固定带松紧，接头处给予泡沫圈包裹，避免固定带过紧引起颜面部皮肤损伤。

（13）使用过程中如有机器报警（干烧现象、管路堵塞、管路漏气等），及时查看并处理，直至报警消除。

（14）使用过程中出现任何机器故障报错，应及时更换并记录报错代码联系维修部门，严禁报错机器继续使用。

（15）使用鼻导管接头的患者，注意鼻部有无器械相关压力性损伤的发生。

6. 健康教育

（1）告知患者安全用氧的相关知识。

（2）告知患者正确的呼吸方法和体位。

（3）告知患者翻身及活动时的注意事项。

（4）指导患者进行深呼吸及有效的咳嗽，及时排除气道分泌物，保持呼吸道通畅。

（5）指导患者进行呼吸功能的锻炼。

（6）告知患者如有不适及时打铃，切勿自行拿开鼻导管。

第2节 普通外科管道护理

一、鼻胃管

（一）概念

胃管指经鼻孔或口腔插入，经由咽部和食管，其末端留置于胃内的导管，其多用于从管内灌注流质食物、水分和药物，提供给患者必须的水分、营养和治疗所需的药物，促进机体恢复。

（二）适应证

（1）不超过4周的肠内营养支持患者。

（2）因精神障碍或神经系统疾病引起的吞咽障碍所致的进食不足或不能进食。

（3）因口咽、食管疾病不能进食的患者。

（4）全肠外营养到肠内营养的过渡。

（5）烧伤、某些消化系统疾病、接受放化疗的患者等。

（三）护理

1. 解释

（1）告知患者置管目的是通过胃管注入水、食物和药物，满足机体需要和治疗的作用。

（2）告知患者置管时需配合体位变化及做吞咽动作，置管后可能出现的不适及脱管的危害、卧床活动的注意事项、脱管后处理等，取得患者的理解和配合，减少不必要的约束。

2．护理要点

（1）妥善固定，防止打折，避免脱出。通常使用低过敏性胶带妥善固定，潮湿时及时更换，观察固定部位有无医用粘胶相关性皮肤损伤。密切观察胃管有无扭曲、受压、堵塞、脱出等情况。

（2）口鼻腔护理。每班观察口鼻腔，检查胃管压迫部位黏膜有无损伤；保持口腔清洁、湿润，防止细菌感染等，必要时可用润唇膏等涂抹口唇。

（3）保持胃管通畅，每次注入营养液或药物后用20～30 mL温开水冲管，持续管饲时每4～6小时冲管。

（4）根据患者病情及生活便利度等的考虑，选择连续输注或间歇输注。营养液输注时应注意浓度、容量与速度，浓度应从低到高，容量由少到多，滴速逐渐加快。

（5）防止反流与误吸。患者病情允许，鼻饲营养时床头抬高30°～45°。

（6）根据患者的疾病状况、胃肠道功能状况及营养需求，选择适合患者的营养制剂。营养制剂储存温度适宜，勿用过期的营养制剂。

（7）定期监测肝功能、肾功能、血糖、血脂、电解质及白蛋白等变化，以评价肠内营养效果。条件允许监测患者人体成分分析指标，准确留取24小时尿测定氮平衡等。

（8）对意识不清或躁动不合作的患者，需预防拔管及误吸等意外发生，必要时与家属沟通，签署约束知情同意书后，可给予保护性约束。

（9）拔管：动作宜轻柔而迅速，以免引起呕吐或反流液被吸入气管。

3．固定方法

（1）"人"字形固定法：两条胶带，一条2.5 cm×8 cm，并从一端沿宽度中央纵行剪开4.5 cm；2.5 cm×3.5 cm未剪开部分修剪成圆弧状贴于鼻尖部，胶带下缘与鼻孔下缘齐平；剪开部分分别沿顺时针及逆时针方向向下螺旋绕贴在胃管上（彩图2-38～彩图2-41）。另一条2.5 cm×8 cm"高举平台"将胃管沿胃管圆弧走向贴于患者面颊部。

（2）"工"字形固定法：两条胶带，一条2.5 cm×8 cm，并在距一端1 cm处，双侧各剪去0.8 cm×2 cm的两块长方形，另一端留下2 cm未剪部分修剪成圆弧状贴于鼻尖部，胶带下缘与鼻孔下缘齐平；修剪后留下部分粘贴于胃管上，下端留下的1 cm未剪开部分螺旋绕贴在胃管上。另一条2.5 cm×5 cm"高举平台"将胃管沿胃管圆弧走向贴于患者面颊部（彩图2-42～彩图2-45）。

（3）水胶体敷料＋"一"字形固定法：适用于鼻翼发生压力性损伤的患者，水胶体剪成"T"字形，"—"横贴于鼻尖部，"｜"贴于鼻翼破损处；胶带一条1.5 cm×6 cm，"高举平台"将胃管固定于上唇上方（人中处）。另一条2.5 cm×5 cm"高举平台"将胃管沿胃管圆弧走向贴于患者面颊部。必要时增加棉绳加固（彩图2-46、彩图2-47）。

（4）管道标识上注明导管名称、置入时间及置入深度，固定于导管尾端10 cm处，保持清洁、清晰。

4．更换时间

（1）长期鼻饲者应定期更换胃管，普通胃管每周更换1次，硅胶胃管每个月更换1次或按胃管说明书进行更换。在当天肠内营养灌注量结束后温水冲管后拔出，次晨由另一侧鼻孔插入。

（2）营养液输注器及鼻饲专用灌注器每日更换。

（3）固定胶带松脱、污染时及时更换。

5．注意事项

1）置管前检查患者口腔、鼻腔以及气管情况，清醒患者及时排痰并予以漱口，昏迷患者吸净分泌物和其他异物，保持患者口鼻腔内清洁。

2）胃管插入的长度适宜（成人一般为 50～60 cm）。置管后妥善固定。管道标识上注明置管日期、置入长度。

3）置管时选择型号合适、质地柔软的胃管轻柔置入，避免损伤黏膜，必要时可采用饮水置胃管法，当胃管插入约 15 cm 时用小勺喂水并嘱咐患者下咽，减轻胃管对咽喉部位的疼痛反胃刺激。

4）若置管过程中患者出现恶心，应暂停片刻，嘱患者做深呼吸或做吞咽动作随后将胃管置入，以减轻不适。置入不畅时应检查胃管是否盘在口中，如发现呛咳、呼吸困难、发绀等情况，表示误入气管，应立即拔出，休息片刻后重置。昏迷患者，因吞咽和咳嗽反射消失，不能合作，为提高置管的成功率，当胃管插至 15 cm（会厌部）时，可左手托起患者头部，使下颌贴近胸骨柄，再将胃管徐徐置入。

5）确定胃管位置

（1）影像学检查是确认胃管位置的"金标准"。盲插的任何型号胃管在原则上首次喂养或首次给药前均要进行 X 线检查，确保胃管位置。对不能抽出胃内容物或者 pH 试纸判断鼻胃管位置失败时，X 线是首选的重要检测手段。

（2）其他方法可以通过检测胃管内抽出物 pH 值及观察其外观特点、听诊气过水声等来判断。未服用胃酸抑制剂患者可将 pH≤4 作为判断胃管在胃内的标准，服用胃酸抑制剂患者可将 pH≤6 作为标准。不宜单独采取听诊气过水声、石蕊试纸检测酸碱度或者肉眼观察胃内抽出物等方法。

6）鼻饲药片应研碎（肠溶片不可研碎，故不宜鼻饲使用），胶囊应打开，用温水溶解药粉后经胃管给药。

6. 健康教育

（1）宣教固定胃管并保持管道通畅的重要性，告知胃管自护的方法，管道不可受压或扭曲等。

（2）勿自行调节肠内营养泵速度及勿擅自经口进食。

（3）如病情许可，鼻饲时取半坐卧位，口腔干燥且无误咽风险时可漱口。

（4）如有明显腹胀、呕吐等不适，应及时告知医护人员。

（5）动态评估患者吞咽障碍的情况，掌握拔管时机，尽早拔除胃管。

二、鼻肠管

（一）概念

鼻肠管主要用于肠内营养，可以是任何经过食管及幽门的鼻饲管道，同时通过这个管道的末端所在位置进行命名。如果末端在十二指肠，就叫做鼻十二指肠管；如果末端在空肠，就叫做鼻空肠管。

（二）适应证

（1）不超过 4 周的肠内营养支持患者。

（2）经胃喂养后表现不耐受：胃潴留、胃排空延迟等的患者。

（3）误吸高风险患者。

（4）近端胃肠吻合术的患者。

（5）某些消化道系统疾病（如胰腺炎等）无法经胃喂养者。

（三）护理

1. 解释

（1）告知患者操作目的，通过鼻肠管供给外在热量和蛋白质，提高肠内营养的吸收，减少负氮平衡，以改善机体的恢复。

（2）告知患者所采取的置管方式，置管时需配合体位变化及做吞咽动作，告知患者置管后可能出现的不适及脱管的危害、卧床活动的注意事项、脱管后处理等，取得患者的理解和配合，减少不必要的约束。

2. 护理要点

1）依据患者情况选择合适种类、型号的鼻肠管及置管方式。

2）导管类型包括普通鼻肠管、螺旋型鼻肠管、液态空肠导管、重力头鼻肠管、三腔胃肠管等。

3）插管方式目前常用盲插法，又分为被动等待法和主动留置法。但 X 线检查等影像学设备辅助置管仍为金标准，还有内镜下经异物钳辅助直接置管，电磁显像辅助技术置管等。主动留置法置管前 10 分钟，经肌内注射或静脉推注促胃动力药物（甲氧氯普胺、红霉素）；置管时，尽量采用右侧卧位，顺应胃肠的解剖形态置管，采用向胃内注入空气的方法，提高置管成功率。

4）每班动态评估鼻肠管的置入深度，并评估其固定是否稳妥、牢固，评估胶带粘贴是否紧密及粘贴处皮肤是否完好。

5）输注营养液时特别注意速度的调节。遵循由稀到稠、由慢到快的原则。起始喂养量为 20～25 kcal/kg（1 kcal＝4.18 kJ），速度为一般为 25 mL/h，根据机体耐受情况逐渐增加至全量。营养液开启后 8 小时内使用完毕，若冰箱内冷藏保存不得超过 24 小时。每日更换营养液输注器。

6）妥善固定管道，防止非计划性拔管。评估患者的意识状态，对意识不清或躁动不安的患者，征得家属知情同意，采取适当的保护性约束措施。翻身或搬运患者时，特别注意管道固定情况，防止滑脱。

7）预防堵管。肠内营养持续输注时，每 2～4 小时以 20～50 mL 温水脉冲式冲管，评估管道是否通畅。药物充分碾碎并经稀释后输注，若液体药物黏稠，也需稀释后输注，鼻饲药物后以 20～50 mL 温水脉冲式冲管。食物与药物应分开输注。

8）堵管处理

（1）先用温开水冲洗，冲洗不通畅，用灌注器（≤50 mL）向外负压抽取内容物，亦可用 5% 碳酸氢钠溶液或复合消化酶反复进行低压冲管。

（2）不可使用导丝疏通管道。

3. 固定方法　同鼻胃管固定方法。

4. 更换时间　按鼻肠管材料说明书进行更换。

5. 注意事项

（1）在插管过程中，缓慢推送至胃内（勿过深，防止导管前端折叠）后，给予患者右侧卧位（45°）使鼻肠管靠重力下垂，再向胃内注入气体约每千克体重 8～10 mL，注气量因人而异，最多不超过 500 mL。使胃充盈促使幽门打开，且上浮气体进一步调整导管位置，然后继续缓慢置管，过程中注意确认位置，应沿胃小弯逐渐走向幽门，至肠道后应更缓慢置入，遇阻力回撤后再行置入。X 线定位为金标准。

（2）每班评估鼻肠管的固定处皮肤黏膜是否完整，及时发现器械相关压力性损伤，必要时给予皮肤保护膜或敷料保护。

（3）在病情允许情况下，维持床头抬高 30°～45°。

（4）做好口鼻腔护理，保持清洁，防止并发症。

6. 健康教育

（1）鼻肠管放置前，由护士向患者和家属介绍肠内营养支持在治疗中的作用及放置鼻肠管的意义。

（2）宣教固定鼻肠管并保持管道通畅的重要性，告知管道自护的方法，管道不可受压或扭曲等。

（3）勿自行调节肠内营养泵速度及勿擅自经口进食。

（4）如病情许可取半坐卧位，口腔干燥且无误咽风险时可漱口。

（5）如有明显腹胀、呕吐等不适，应及时告知医护人员。

（6）动态评估患者营养支持的情况，掌握拔管时机，尽早拔除鼻肠管。

三、胃肠减压管

（一）概念

经鼻孔或口腔插入胃管，经由咽部和食管，其末端留置于胃内，利用负压吸引的原理，将积聚于胃及肠道中的气体及液体吸出，此时该胃管称为胃肠减压管。

（二）适应证

适应证为急性胃扩张、胃肠穿孔、肠梗阻、胃肠手术及急性胰腺炎患者等。

（三）护理

1. 解释

（1）操作目的是抽出胃内气体、液体，减少胃肠道内容物流入腹腔，减轻腹胀、腹痛等症状；方便术中操作，增加手术安全性，减轻胃肠吻合口张力，促进伤口愈合，还可监测术后并发症的发生等。

（2）告知患者置管时需配合体位变化及做吞咽动作，告知患者置管后可能出现的不适及脱管的危害、卧床活动的注意事项、脱管后处理等，取得患者理解和配合，减少不必要的约束。

2. 护理要点

（1）根据患者情况选择材质、粗细合适的胃管。

（2）保持管道通畅，避免受压或扭曲，减压装置维持负压状态，胃肠减压有效。

（3）妥善固定胃管，每班查看导管置入刻度并记录。改变体位前需安置好胃管，避免牵拉管道。

（4）评估脱管风险因素，向患者及家属讲解防脱管的重要性，密切关注患者的舒适度及情绪。采取有效方法缓解疼痛，鼻咽部不适可给予湿化或雾化方法缓解，保持口鼻腔清洁卫生。恶心、呕吐、剧烈咳嗽等不适时关注胃管状态，注意保护胃肠减压管，以防管道滑脱。夜间加强巡视，及时发现患者的不适及脱管风险，并快速采取措施。

（5）定时倾倒负压袋，观察并记录引出胃液的量、性质、颜色及患者的反应。

（6）依据患者口腔情况适时进行口腔护理，常规每日2次，保持口腔清洁。

（7）掌握胃肠减压拔管指征：胃肠功能恢复，包括胃肠引流量减少、有肛门排气、肠鸣音恢复、无明显腹胀。

3. 固定方法　同鼻胃管固定方法。

4. 更换时间

（1）普通胃管每周更换1次，硅胶胃管每个月更换1次或按胃管说明书进行更换。

（2）负压袋每日更换1次。

5. 注意事项

（1）管道无受压或扭曲，减压装置性能有效。

（2）妥善固定胃管，防止胃管移位或脱出。对食管手术或部分/全胃切除术的患者，一旦胃肠减压管脱出不可自行插入，应立即通知医护人员处理。

（3）胃肠减压期间应禁食。如病情许可，口干时可漱口。

（4）胃肠减压期间鼻饲药物后，应暂停胃肠减压1小时。

（5）防止胃肠减压管移位，过深易导致胃管在胃内盘曲、反折、打结，无法达到胃肠减压的效果。

（6）观察患者有无吸入性肺炎、消化道出血、术后吻合口瘘等并发症及有无因引流而造成水、电解质平衡紊乱的表现等。

（7）每班评估胃肠减压管固定处皮肤黏膜完整度，及时发现器械相关压力性损伤，必要时给予皮肤保护膜或敷料保护。

6. 健康教育

（1）胃肠减压期间，不可拔出胃管，管道不可受压或扭曲，应固定胃管并保持管道通畅。

（2）勿自行调节负压。

（3）遵医嘱禁食。

（4）如有明显腹胀、呕吐等不适，或有肛门排气时，应及时告知医护人员。

四、胃/空肠造瘘管

（一）概念

胃/空肠造瘘管指以手术、介入或内镜等方式，经腹部皮肤穿刺放置于胃内或距离屈氏韧带20 cm处空肠内的管道，为直接给予胃内营养支持的重要通路。目前临床常见的经皮内镜下胃造瘘术（percutaneous endoscopic gastrostomy，PEG）和经皮内镜下空肠造瘘术（percutaneous endoscopic jejunostomy，PEJ）置入胃内及空肠的管道分别称为PEG管及PEJ管。经皮内镜下胃空肠造瘘术（percutaneous endoscopic gastro jejunostomy，PEGJ）是通过胃造瘘置入空肠管，该管道称PEGJ管。

（二）适应证

1. 胃造瘘管　适用于各种原因导致经口进食困难而胃肠道功能正常，但预计带管时间超过30天的患者。

（1）中枢神经系统疾病导致吞咽功能障碍者。

（2）口腔、颜面、咽、喉大手术者。

（3）全身性疾病所致严重营养不良，需要营养支持。

（4）食管穿孔、食管-气管瘘或各种良、恶性肿瘤所致食管梗阻者。

2. 空肠造瘘管　在不能或不适应经胃造瘘管直接胃内营养供给时，如严重上消化道反流、误吸、胃排空障碍、急性胰腺炎等，应选择空肠造瘘管。

（三）护理

1. 解释

（1）告知患者及家属放置造瘘管的目的是通过造瘘管进行肠内营养支持，以此供给机体各类营养物质，满足机体代谢需要，促进机体恢复。

（2）告知患者留置管道期间，床上翻身或下床活动时，注意管道的预留长度，避免管道打折、扭曲和受压，防止拉扯管道及意外拔管。

（3）告知患者及家属营养输注期间的注意事项。

2. 护理要点

（1）妥善固定，防止打折，避免脱出。密切观察造瘘管有无扭曲、受压、堵塞、脱出等情况。

（2）引流管上贴好管道标识并注明置管时间及置管长度，每班检查。

（3）保持造瘘管通畅，每次注入营养液或药物后用15～30 mL温开水冲管，持续管饲时每4～6小时冲管，防止注入的营养物存积导管，引起阻塞或腐蚀导管，并滋生细菌。空肠造瘘管较胃造瘘管内径更细，更易堵管，需更加关注。

（4）根据患者病情及生活便利度等，选择连续输注或间歇输注。营养液输注时应注意浓度、容量与速度。浓度应从低到高，输注量由少到多，滴速逐渐加快。

（5）防反流与误吸。患者病情允许，输注营养液时床头抬高30°～45°，并保持到肠内营养结束后1小时。

（6）根据患者的疾病状况、胃肠道功能状况及营养需求，选择适合患者的营养制剂。营养制剂的储存需提供合适的温度，勿用过期的营养制剂。

（7）依据患者口腔情况适时进行口腔护理，常规每日2次，保持口腔清洁。

（8）造瘘口皮肤护理。置管24小时后，使用无菌0.9%氯化钠溶液和纱布清洁胃造瘘管穿刺点及周围皮肤，清除瘘口周围的分泌物和污渍。第1周每天用无菌溶液清洗穿刺点和穿刺点周围皮肤，保持造瘘口局部清洁干燥。

（9）管道相关并发症观察。包括导管移位（管道向胃内移动）、导管堵塞、管道装置连接不紧密、固定器植入综合征等，需及时发现并处理。

（10）观察有无穿刺部位及胃黏膜出血。

3. 固定方法　管道近心端预留足够长度，桥式固定于腹部，剩余长度螺旋卷起，包裹于腹带内。

4. 更换时间

（1）经常输注营养液的造瘘管应每4～6周更换1次，或按说明书。

（2）当管道磨损、梗阻及发生瘘时应及时更换。

5. 注意事项

（1）经皮内镜下胃造瘘管是以内、外固定装置固定，应随时检查造瘘管的外固定，切勿过紧或过松，过松则胃内压增大，胃内容物会随造瘘口反溢，造成四周皮肤感染；若过紧则可能出现胃腹壁肌肉缺血或坏死。

（2）外固定装置应与皮肤保持间距0.5 cm，可避免内外固定装置间张力过大，以减少缺血的风险、坏死、感染和固定器植入综合征（buried bumper syndrome，BBS，又称包埋综合征）的发生，也可预防医疗器械相关压力性损伤的发生。

（3）经皮内镜下胃造瘘管，为防止粘连，手术24小时后需旋转1周，每周重复此操作至少1次，每日最多1次，以预防BBS的发生。置入7～10天后，即胃皮窦道形成后，每周应松开外固定，将肠内营养管轻插入胃内2～3 cm，然后轻拉回来，直至感到有阻力时停止，每周至少操作1次，但每天最多1次，降低BBS的风险。不建议旋转经皮内镜下空肠造瘘管，以避免穿孔。

（4）为预防皮肤感染和造瘘口感染，置管后1周内应每天评估造瘘口周围皮肤，观察有无红、肿、热、痛及胃内容物渗漏。如果瘘口周围持续渗液，局部放置无菌纱布，以吸收渗液，并及时更换，防止长时间渗液对皮肤的损伤。当出现皮肤完整性受损，如红斑、化脓或恶臭渗出物、发热和疼痛，可使用皮肤抗生素等治疗瘘口周围皮肤感染。

（5）肠内营养实施期间监测营养耐受性，及时处理反流、腹泻、腹胀等不耐受现象，保证肠内营养的有效实施。

（6）如果发生造瘘管阻塞，建议按照以下顺序进行处理：①用注射器装满温水采取抽吸和推注的方式冲洗肠内营养管；②若无效，使用5%碳酸氢钠溶液代替温水；③若仍无效，用稀释的胰酶加上碳酸氢钠溶液充满造瘘管管腔并夹闭5～10分钟。

（7）操作时动作轻柔，防止牵拉，以防引流管脱落。如果发生非计划性脱管，应及时汇报医生，置管后4周内需在内镜或放射介入下重新置管。

6. 健康教育

（1）告知患者及家属造瘘管维护的重要性。

（2）告知患者及家属下床活动或改变体位时妥善固定、保护造瘘管意外脱出的方法。

（3）教会患者或家属营养液输注方法及并发症的观察，如果患者在输注营养液期间有疼痛感、输注结束后疼痛、渗漏、渗血，应立刻停止输注，并寻求专业人士帮助，以免造成严重不良后果。

（4）教会患者及家属每日检查造瘘管及周围皮肤的方法，可用碘伏消毒伤口后更换敷料。

（5）教会患者及家属管道意外脱出的应急措施。

（6）告知患者及家属出院后管道更换的时间或时机，及时就诊。

五、伤口／切口引流管

（一）概念

伤口／切口引流管指放入身体腔穴或皮下组织的引流管道，伤口、切口内的渗液、脓液或污液可借此引流管排出体外。

（二）适应证

（1）脓肿或积液部位切开后。

（2）感染较重、止血不彻底的创面。

（3）引流术后伤口下的积血积液。

（三）护理

1. 解释

（1）告知患者及家属放置引流管的目的及意义。

（2）告知患者床上翻身活动时，注意管道的预留长度，防止拉扯管道及意外拔管；避免管道打折、扭曲和受压。

（3）告知患者下床活动前妥善放置引流袋或球，防止着地或脱管。

2. 护理要点

（1）妥善固定引流管，防止移位或滑脱，用安全别针或夹子固定引流袋或球，预留适当的长度，给予翻身或活动的空间。标记管道外露长度，班班交接，防止滑脱。

（2）保持引流通畅，避免引流管扭曲、受压，定时挤捏引流管，避免堵塞。早期进行床上活动，尽早下床可促进引流，利于伤口愈合。

（3）使用负压引流时观察引流液情况，如引流液较多、引流球饱满时需及时倾倒，保持引流球呈负压状态。

（4）每日记录引流液量，引流袋内液体达 2/3 时需及时倾倒。

（5）倾倒引流液或更换引流袋时严格遵守无菌原则。保持引流袋低于伤口位置之下，防止反流。下床活动时用安全别针或夹子将引流袋固定于衣角，不可高于伤口位置。

（6）严密观察引流液的颜色、性状和量，并准确记录。若 24 小时出血量大于 400 mL，颜色鲜红，应警惕活动性出血，及时汇报医生。

3. 固定方法　引流管置入处无菌纱布敷料 Y 形切口固定，管道延长部分用胶带二次桥式固定。

4. 更换时间

（1）伤口／切口引流管因留置时间短（一般不超过 1 周），一般无须更换。

（2）一次性负压引流球及时倾倒引流液并记录，不需要继续引流时拔除。

（3）高真空负压引流装置无需常规更换，每日标记引流液液面，观察引流量，负压指示器完全弹开时，表示已无负压，需要拔除或更换。

（4）普通引流袋每周更换 2 次，抗反流引流袋每周更换 1 次，袋上注明更换时间。

（5）一次性负压袋每日更换。

5. 注意事项

（1）保持引流管通畅，每小时由近及远挤捏引流管，通过看、挤、听判断引流管是否通畅。挤捏引流管时动作轻柔，防止牵拉，一手固定近端引流管避免引流管脱出，利用产生瞬间压力差促使血凝块移动。

（2）负压引流装置需处于密闭状态，注意观察负压衔接处有无漏气，避免管道连接处松动或脱落。

（3）24 小时引流量小于 30 mL，即可拔管。拔管后注意观察伤口渗出情况，渗出液较多时，及时汇报医生。

6. 健康教育

（1）告知患者及家属放置引流管的目的及重要性。

（2）告知患者及家属下床活动或改变体位时妥善固定、保护引流管的方法。

（3）告知患者及家属引流管意外脱出的应急措施。

（4）带管出院的患者要做好相关的宣教，教会其倾倒引流液及更换引流袋的正确方法。

六、腹腔引流管

（一）概念

腹部手术时放置在腹腔，将腹腔中积存的渗血、渗液等引流出体外的引流管，一般放置在渗出多且位置较低处。

（二）适应证

（1）腹部脏器（胃、肠、胰腺、腹膜后脏器）手术后，用于观察术后出血、胆瘘、胰瘘、乳糜瘘、吻合口瘘的发生情况。

（2）腹腔脓肿、膈下脓肿患者引流。

（三）护理

1. 解释

（1）告知患者及家属放置引流管的目的和意义是将腹部术后腹腔中积存的渗血、渗液等引流出体外，减少感染促进愈合。

（2）指导患者翻身时动作轻柔，防止意外脱管；避免管道受压和扭曲。

2. 护理要点

（1）保持引流通畅，避免受压、扭曲和折转成角，检查腹带包扎，及时调整位置，以免影响引流；定时由近及远挤捏引流管；如发生堵管及时汇报医生，情况允许时给予生理盐水冲洗管道。

（2）妥善固定，除了要做好引流管与皮肤的固定外，还要注意引流管的床旁固定，避免翻身活动时移位和脱出。

（3）引流管口近皮肤处标记刻度，每班观察外露长度，脱出超过 3 cm 及时告知医生。

（4）严密观察引流液的颜色、性状和量，如有异常及时汇报。

（5）及时倾倒引流液，如引流液量超过引流袋的 2/3 应及时倾倒，以防反流感染。

（6）倾倒引流液及更换引流袋时应严格遵守无菌原则，伤口如有渗液及时更换敷料。

（7）病情允许患者可取半卧位，卧床或活动时引流袋应低于腹腔引流管出口部位，以防反流；必要时使用防反流引流袋。

3. 固定方法

（1）引流管皮肤出口处给予缝线固定，局部敷料覆盖并用胶带固定，可使用腹带将引流管穿过就近的松紧带间隙，引流管延长部分桥式固定于腹带外，尾端接引流袋以挂钩挂于置管一侧床边（彩图 2-48、彩图 2-49）。

（2）如缝线脱落或因调整引流管置入深度拆除缝线固定，置管口给予敷料覆盖、胶带 E 形固定。

4．更换时间

（1）引流管留置时间一般较短，无须更换，患者病情稳定、引流液量减少时及时拔除。

（2）普通引流袋每日更换 1 次，抗反流引流袋每周更换 1 次，袋外注明更换日期。

5．注意事项

（1）搬动患者时应先夹闭引流管，防止引流液反流。

（2）无液体引流出时应判断引流管是否通畅，观察是否腹胀，有无压痛、反跳痛及腹肌紧张。

（3）腹水较多的患者，遵医嘱夹放引流管，一次放引流量不宜超过 1000 mL。

（4）拔管后有渗液的患者要及时更换敷料，必要时可行缝合。

6．健康教育

（1）告知患者起床及活动时引流袋位置应低于腹壁入口处。

（2）活动时避免牵拉和受压，以免脱出或引流不畅。

（3）带管出院者教会其观察引流情况及正确更换引流袋，如有脱管及时就诊。

七、T 管

（一）概念

实施胆道手术无论是胆总管切开探查、胆道成形或重建手术，术后为有效进行胆道减压、引流，预防术后结石残留，防止胆漏和术后胆道狭窄，常在胆总管内放置一根特殊引流管。该引流管双臂伸出似"T"字称之为 T 管，其短臂通向胆总管及十二指肠，长臂从腹壁伤口穿出体外。

（二）适应证

（1）原发性或继发性胆管结石、胆道蛔虫、肿瘤等行胆总管探查术后。

（2）肝外胆管扩张、胆管直径在 1.2～1.5 cm 及以上。

（3）胆总管内脓肿性胆汁或泥沙样结石。

（4）胆总管坏死、穿孔。

（5）肝外梗阻性黄疸。

（三）护理

1．解释

（1）告知患者及家属放置引流管的目的及意义。

（2）告知患者床上翻身活动时，注意管道的预留长度，防止拉扯管道及意外拔管；避免管道打折、扭曲和受压。

（3）告知患者下床活动前妥善放置引流袋或球，防止着地或脱落。

2．护理要点

（1）妥善固定：T 管缝线固定于腹壁，防止翻身、活动时牵拉造成管道脱出。

（2）加强观察：观察并记录 T 管引流出胆汁的量、色和性状。正常成人每日分泌胆汁 800～1200 mL，呈黄绿色、清亮，无沉渣，且有一定黏性。术后 24 小时内引流量为 300～500 mL，恢复饮食后可增至每日 600～700 mL，以后逐渐减少至每日 200 mL 左右。如有异常及时汇报。

（3）保持通畅：防止 T 管扭曲、折叠、受压。引流液中有血凝块、絮状物、泥沙样结石时要定时挤捏，防止管道阻塞。

（4）抗反流：长期带管者，定期更换引流袋，更换时严格无菌操作。平卧时引流管的远端不可高于腋中线，坐位、站立或行走时不可高于引流管口平面，以防胆汁反流引起感染。引流管口周围皮肤覆盖无菌纱布，保持局部干燥，防止胆汁浸润皮肤引起炎症反应。

3. 固定方法

（1）用缝线将 T 管固定于腹壁外，并用胶带将无菌纱布固定于腹壁皮肤。

（2）可加用腹带使引流管穿过就近的松紧带间隙，这样既能减轻患者术后切口疼痛，又可防止切口裂开，此外还可固定管道防止活动时受到牵拉。

（3）避免将管道固定在床上，以防因翻身活动、搬动时牵拉而脱落。对躁动不安的患者适当加以约束，可以戴防护手套，以防躁动时拉扯 T 管导致脱落。

4. 更换和拔管时间

（1）T 管放置一般 2～4 周，病情复杂者 3～6 个月。

（2）采用抗反流引流袋，每周更换 1 次。

（3）若 T 管引流出的胆汁色泽正常且引流量逐渐减少，可在术后 10～14 日，试行夹管 1～2 日。夹管期间注意观察病情，若无发热、腹痛、黄疸等症状，可经 T 管做胆道造影，造影后持续引流 24 小时以上。如胆道通畅，无结石或其他病变，再次夹闭 T 管 24～48 小时，患者无不适可拔管。年老体弱、低蛋白血症、长期使用激素者可适当延长 T 管留置时间，待窦道形成后再拔除，避免胆汁渗漏至腹腔引起胆汁性腹膜炎。拔管后，残留窦道用凡士林纱布填塞，1～2 日可自行闭合。若胆道造影发现有结石残留，则需保留 T 管 6 周以上，再做取石或其他处理。

5. 注意事项

（1）保持引流通畅，如胆汁过多，提示胆总管下端有梗阻的可能。

（2）如胆汁浑浊，应考虑结石残留或胆管炎症状未完全控制。

（3）如有胆汁引流不畅，引流量突然减少时可用生理盐水低压冲洗或用 50 mL 注射器负压抽吸，操作时需注意避免诱发胆管出血。

6. 健康教育　术后带 T 管出院的患者多数是术前伴有黄疸，肝、胆道结石者，因此出院后需注意以下几点。

（1）尽量穿宽松柔软的衣服，以防引流管受压。

（2）保持引流口干燥，避免污染。

（3）避免牵拉 T 管，以防脱落。

（4）每日记录引流液的量及性状。

（5）如出现引流液异常或发热、恶心、呕吐、黄疸、腹痛、白陶土样大便、茶色尿等异常情况，应及时就医。

八、腹腔双套管

（一）概念

腹腔双套管由外套管和内套管组成，行腹腔灌洗并持续负压吸引，能主动、及时、彻底排出创腔积液及坏死组织，使创面及脓腔保持高效引流，促进愈合。

（二）适应证

（1）肠瘘、胰瘘、胆瘘及各种吻合口瘘。

（2）弥漫性腹膜炎、膈下脓肿、盆腔脓肿等。

（3）胰十二指肠（PD）术后，复杂胆道手术后。

（三）护理

1. 解释

（1）双套管能充分、及时清除引流区内的渗出物和坏死组织，减少毒素的吸收，为吻合口愈合创造良好的条件。

（2）告知患者床上翻身活动时，注意管道的预留长度，防止拉扯管道及意外拔管；避免管道打折、扭曲和受压。

2. 护理要点

1）妥善固定，内套管用丝线固定于外套管上，外套管用丝线固定于患者皮肤；避免牵拉，活动幅度适当；管道近皮肤处做好标记，并每班交接。

2）保持引流通畅，定期挤捏管道，观察引流管标记，避免打折、扭曲、受压及脱出。

3）调节负压一般以 10～20 kPa（75～150 mmHg）为宜，具体根据引流液黏稠度及日排出量调整。

4）灌洗频率

（1）持续冲洗：使用生理盐水三升袋，速度 40～60 滴／分。

（2）间歇冲洗：生理盐水 500 mL，每小时冲洗 1 次，每次为 20～40 mL。

5）观察引流液的颜色、性状和量，如有异常及时汇报。

6）观察患者有无腹胀、压痛、反跳痛、高热、白细胞计数及中性粒细胞升高等情况。

7）保持充分有效引流，减少渗出；如有渗液，及时更换敷料，局部清洁后涂皮肤保护剂。

8）根据患者情况给予肠内营养或者肠外营养，保证患者的营养需要，动态监测水、电解质。

9）准确记录引流量，判断进出入量是否平衡：排出引流量＝冲出引流量－灌洗量。

3. 固定方法

（1）引流管皮肤出口处给予缝线固定，局部敷料覆盖并用胶带固定，如加用腹带可使引流管穿过就近的松紧带间隙，导管尾端分别接负压端及冲洗端。

（2）引流管无缝线固定者，给予胶带交叉固定，必要时距引流管腹壁穿出处 5～10 cm 二次固定。

4. 更换时间

1）根据具体情况决定腹腔双套管是否更换，如经常出现堵管，及时汇报医生；如引流通畅，引流液逐渐清亮、减少直至消失后，遵医嘱拔出引流管。

2）冲洗及引流装置的更换

（1）储液袋或引流瓶每日更换，达到 2/3 时及时更换。

（2）吸引连接管患者端每日更换，中心负压端每周更换 1 次。

（3）冲洗液、冲洗装置每日更换。

5. 注意事项

（1）注意保持低负压吸引，压力过大易吸附周围组织，导致堵管，损伤局部组织；压力过小，引流不及时，易导致渗血渗液积留、渗漏。

（2）根据引流液的颜色和性状决定，如引流液浑浊、浓稠，有坏死组织或粪样物排出，可加快冲洗的速度和量；如引流液颜色较清，则可减慢速度和减少冲洗量。

（3）取半卧位，有利于引流和炎症的局限。

（4）协助床上活动或者床边活动，避免尾骶部压疮。活动时注意幅度，以免管道连接处脱落；连接管长度以不影响患者翻身活动且不着地为宜。

（5）更换装置时严格遵守无菌原则。

6. 健康教育

（1）告知患者及家属注意保护管道，活动时避免拔出。

（2）告知渗液、漏液、引流不通畅的常见原因。

（3）禁食者，在静脉高营养时如有头晕、心慌、恶心不适等要及时告知；肠内营养如有腹胀、腹泻等不适要及时告知调整营养液种类和速度可减轻不适；可经口进食者，以高蛋白、高维生素、低脂、软烂易消化饮食为主，少量多餐，循序渐进。

九、骶前引流管

（一）概念

骶前引流管指放置在骶前间隙经臀部穿出的一种引流管，可将液体或者坏死组织等引流出体外。

（二）适应证

直肠癌术后。

（三）护理

1. 解释

（1）告知患者及家属放置引流管的目的和重要性。

（2）指导患者翻身时动作轻柔，保证管道安全后翻身，防止意外拔管；避免管道受压和扭曲。

2. 护理要点

（1）保持引流通畅，翻身活动避免引流管受压、扭曲和折转成角；定时挤捏引流管。

（2）妥善固定导管，除做好引流管与皮肤的固定外，应做好二次固定，避免翻身活动时因牵拉移位和脱出。

（3）采取合适的卧位，半卧位时大腿下垫软枕，患者翻身时抬高臀部，减少与床单之间的摩擦。

（4）严格无菌原则，更换引流袋时严格遵守无菌原则；保持会阴部敷料干燥，尤其是女患者排尿后敷料潮湿及时更换；引流液量超过引流袋的 2/3 应及时倾倒引流液，以防反流感染。

（5）严密观察引流液的颜色、性状、气味和量，如引流液多且浑浊、黏稠，有臭味或有气体，提示骶前感染或吻合口瘘。

（6）下床活动时引流袋应低于耻骨平面防止反流，必要时使用防反流引流袋。

3. 固定方法　引流管皮肤出口处给予缝线固定，局部敷料覆盖并用胶带固定，接负压球或接引流袋以挂钩挂于左侧，必要时给予胶带或固定器二次固定。

4. 更换时间

（1）如引流不通畅，或有感染征象以及低位前切除术（Dixon 术）后吻合口瘘，则应拔除引流管，更换为双套管接负压持续冲洗引流（护理同本节"八、腹腔双套管护理"）。

（2）普通引流袋每周更换 2 次，抗反流引流袋每周更换 1 次。

5. 注意事项

（1）会阴部伤口处于身体的最低处，容易有渗血渗液，需经常更换敷料，保持局部干燥，避免感染。

（2）女患者在拔除导尿管后，排尿后容易致敷料潮湿，需及时更换敷料。

（3）下床活动时，注意引流管的放置，避免牵拉使引流管脱出。

6. 健康教育

（1）因管道自左侧臀部穿出，容易受压，指导患者平卧或右侧卧位交替。翻身活动时尽量抬高臀部，尽量避免坐位。

（2）及时更换潮湿垫布或敷料，保持局部清洁干燥。

（3）带管出院患者指导其引流管护理的相关注意事项，如有引流管不通畅或者引流液性状、颜色和量的改变，应及时就诊。

十、肝穿刺引流管

（一）概念

肝穿刺引流管指在 B 超、CT 定位和引导下经皮肤穿刺，或在腹腔镜下直接通过肝穿刺置入的引流管，可以用于诊断性治疗，如肝脓肿穿刺排脓、肝囊肿抽液、肝癌瘤内注射药物或无水乙醇等。

（二）适应证

（1）直径＞5 cm 的单发或多发囊肿。

（2）囊肿引起明显的临床症状者，如肝囊肿出现的上腹不适、腹胀。

（3）肝囊肿压迫周围脏器引起继发性并发症。

（4）单个较大的细菌性肝脓肿及病情较重、脓腔较大，有穿破危险者或经阿米巴治疗的同时多次穿刺吸脓，脓腔未见缩小的肝脓肿。

（5）瘤体较小不能或不宜手术的肝癌。

（三）护理

1. 解释

（1）告知患者及家属放置引流管的目的及意义。

（2）告知患者床上翻身活动时，注意管道的预留长度，防止拉扯管道及意外拔管；避免管道打折、扭曲和受压。

（3）告知患者下床活动前妥善放置引流袋或球，防止着地或脱落。

2. 护理要点

1）妥善固定引流管，嘱患者卧床休息，减少活动，告知患者及家属，卧床及起床时保护引流管，防止翻身或变换体位时引流管脱出。一旦脱落，应及时报告医生处理。

2）由于引流管较细，应避免折叠、扭曲、受压，保持引流通畅。如管内无囊液流出，可用注射器抽吸或冲洗。但冲洗时切不可用力过猛，以免引起囊腔压力增高而引发患者腹痛、腹胀等不适。

3）观察引流液的颜色、性状。肝囊肿囊液颜色多为无色或淡黄色，清亮透明。一旦囊液呈血性或黄绿色，则考虑出血或胆瘘。

4）患者术后 12 小时内避免剧烈活动和增加腹压的动作，并密切观察穿刺点有无出血、渗液，患者是否出现面色苍白、心悸、心率加快、腹痛、腹胀、发热等明显不适或腹膜炎体征，及时发现并发症并处理。

5）瘤内注射无水乙醇的患者术后嘱其变换体位，使无水乙醇充分与囊壁接触。注入囊内的无水乙醇量必须小于抽出量。

6）并发症的观察及护理

（1）出血：应立即采取有效的止血措施，如导管内注入止血药等，并严密观察患者生命体征及血常规的动态变化。

（2）胆瘘：应注意观察引流量、体温、血常规和腹部体征等，必要时给予抗感染等对症治疗，防止胆道感染。

（3）疼痛：无水乙醇漏入腹腔或肾包膜所致腹痛或腰痛。护理人员讲解引起疼痛的原因及缓解疼痛的方法，协助患者取舒适卧位。

（4）发热：无水乙醇具有扩张血管的作用，注射后患者有面红、发热、嗜睡等表现。嘱患者卧床休息、多饮水，必要时给予物理降温，无须药物处理。1～3 天体温自行恢复正常。

（5）乙醇中毒：由于注入乙醇过量引起。轻者表现为面部潮红、头晕、心率加快、全身烧灼感，给予密切观察，卧床 1 小时后多可缓解。重者表现为时而昏睡时而烦躁，胡言乱语，应严密观察，必要时使用床栏及保护性约束，以防发生坠床，并备好紧急抢救器械。

3．固定方法　使用透明敷贴覆盖穿刺处，用胶带或固定器二次固定管道末端。

4．更换时间

（1）引流管不作常规更换，待引流量少于 10 mL/d 时逐渐退出并拔管。

（2）抗反流引流袋每周更换 1 次，普通引流袋每周更换 2 次。

5．注意事项

（1）准确记录穿刺后 24 小时引流总量，以此为依据，决定下次注入无水乙醇量。

（2）如引流量极少，首先考虑是否有堵塞现象。检查方法是向囊内注入生理盐水，如吸出不畅时，及时行 X 线引导下导丝通管。如注入生理盐水后吸出通畅则复查超声及 CT，检查囊腔大小。

（3）如直径＜2.0 cm 且无水乙醇注入总量达到预计标准，观察 2～3 天后可拔管。

6．健康教育

（1）嘱患者穿刺后平卧 6 小时，可逐渐离床活动，但动作幅度宜小。避免用力排便、大笑、打喷嚏、用力咳嗽、猛力翻身等。

（2）术后鼓励患者进高热量、高营养、易于消化的食物。

十一、胆囊穿刺引流管

（一）概念

胆囊穿刺引流管为通过经皮经肝穿刺胆囊引流术置入胆囊，并进行引流的导管。

（二）适应证

（1）急性化脓性胆囊炎　患者病情危重或年老体弱不能耐受胆囊切除术者。

（2）急性重症胆囊炎　肝内胆管扩张不明显而胆囊显著肿大者，病情危急时可以利用胆囊引流降低胆道压力。

（3）胆总管梗阻合并胆囊肿大者，尤其是 PTCD 失败而病情危重者。

（三）护理

1．解释

（1）置管目的是通过引流迅速达到胆囊减压的作用，同时还能注入药物实施治疗。

（2）告知患者置管前需评估凝血酶原时间及血小板计数，做碘过敏试验。穿刺时保持平稳呼吸，避免屏气或深呼吸。穿刺后平卧 4～6 小时，避免增加腹内压。

（3）告知患者床上翻身活动时，注意管道的预留长度，防止拉扯管道及意外拔管；避免管道打折、扭曲和受压。

（4）告知患者下床活动前妥善放置引流袋或球，防止着地或脱落。

2．护理要点

（1）术后密切观察和记录 24 小时胆汁的引流量、颜色和性状。

（2）在护理过程中要注意保持引流管的妥善固定，防止扭曲、阻塞、脱落。指导患者翻身时动作不要过大，防止引流管受压、打折，避免对引流管的牵拉使其脱出等。起床活动时可用别针将引流袋固定于低于引流口水平的衣服上，防止引流液倒流造成逆行感染。

（3）保持引流管通畅，每 1～2 小时挤压引流管 1 次，观察引流管是否通畅，如发现引流不畅，应及时通知医生以生理盐水 10～20 mL 冲洗管腔。

（4）保持引流管穿刺处敷料清洁干燥，观察引流管穿刺处敷料是否干燥，穿刺点有无红肿、渗出，缝线固定处有无松解、脱落。敷料如有渗出应及时更换，严格无菌技术操作。

3．固定方法　使用透明敷贴覆盖穿刺处，用胶带或固定器二次固定管道末端。

4. 更换时间

（1）对于需在窦道及局部粘连形成后才能拔管以防胆汁性腹膜炎的患者，置管时间一般不能小于 14 天，或在二次手术时拔除。

（2）抗反流引流袋每周更换 1 次，普通引流袋每周更换 2 次。

5. 注意事项

（1）因留置时间长，需注意防止引流管脱落。

（2）引流管在腹壁妥善固定，准确测量外露管道的长度。

（3）外接管道长短适中，防止扭曲、折叠、受压。

6. 健康教育

（1）向患者强调保持引流通畅的目的及重要性，引流管应妥善固定，引流袋位置必须低于引流口，避免逆行感染。

（2）活动时尤其要注意避免牵拉导致脱管，一旦脱管应及时就诊。

（3）指导患者及家属保持引流部位清洁干燥，无菌操作更换引流袋的方法、目的及频率。注意观察引流液的变化，包括颜色、量等，定时挤压引流管保持通畅，若发现引流液量少或颜色变浑浊时应及时就诊。

（4）指导患者合理膳食。

第 3 节　心胸外科管道护理

一、胸腔闭式引流管

（一）概念

胸腔闭式引流管是胸外科最常见的管道之一，是胸腔手术中或经皮穿刺经肋间置入胸腔的引流管，以重力引流为原理，将胸腔内的气体、血液或脓液等持续排出，恢复胸膜腔密闭性并重建胸膜腔负压，促进肺复张，维持纵隔位置衡定。

（二）适应证

胸腔闭式引流管适用于所有需胸腔引流的情况，如胸外科手术后、气胸、胸外伤、胸腔积液、脓胸、纵隔腔积液等。排出外科手术后的胸腔积气、积液、组织碎块或其他物质。

（三）护理

1. 解释

（1）告知胸腔闭式引流的目的是引流胸腔内的积气、积液，促进肺复张，维持纵隔正常位置，控制胸膜腔感染，预防胸膜粘连。

（2）告知患者管道自护的方法、床上及下床活动的注意事项、脱管后处理等，达到患者的理解和配合。

2. 护理要点

1）保持引流密闭，使用前检查引流管道，保证通畅无裂缝，检查整套装置密闭性，各衔接处连接紧密，皮肤切口需用无菌纱布敷料覆盖固定，必要时用凡士林纱布包扎严密，避免发生漏气，并保持敷料清洁、干燥。水封瓶需保证长管没入水面 3～4 cm，并始终保持直立，避免倾倒。

2）采取合适体位，病情允许应取半卧位，利于呼吸及引流。

3）鼓励患者深呼吸及有效咳嗽，病情许可早期下床活动，促进肺复张。

4）保证有效引流，妥善固定与放置，避免受压、折叠、扭曲，保持引流通畅。水封瓶放置应低于引流管胸腔出口平面 60 cm 以上，搬运患者时需用导管自带夹子或止血钳将导管夹闭，以防水封瓶内液体反流或搬运过程中发生脱管。

5）病情观察，观察胸腔引流管水柱波动情况、肺漏气情况及患者皮下气肿情况，并记录引流液的颜色、性状、量。

（1）胸腔手术行胸腔闭式引流术的患者 24 小时内引流液可为鲜红色血性液体，以后颜色逐渐变淡，引流液量逐渐减少。如患者引流量不见减少，颜色较深，每小时超过 100 mL，持续 3 小时，并伴有血压下降、脉搏增快、休克等表现，应立即通知医生，做好止血、输血和再次手术准备。

（2）胸腔积液患者引流导管接水封瓶时，根据患者病情逐步开放引流，第 1 天不应超过 800 mL，第 2 天后根据患者病情开放引流，每日引流不超过 1000 mL。

（3）如引流液呈乳糜性状改变，警惕乳糜胸发生。

6）严格无菌操作，一次性引流装置更换时严格执行无菌操作，防止水封瓶内液体反流导致的逆行感染。保持伤口敷料清洁干燥。

7）拔管护理：拔管前可试夹管 24～48 小时，并复查 X 线胸片、B 超，观察胸腔内积气、积液有无增加。胸液量＜300 mL/d 可酌情拔管。拔管后用凡士林纱布、无菌敷料覆盖，必要时皮肤及肋间组织缝合，观察穿刺点有无渗血、渗液、皮下气肿，患者有无胸闷不适等，发现异常及时处理。

3．固定方法

（1）缝线将导管与胸壁皮肤及肋间组织缝合牢固。

（2）置管皮肤出口可用凡士林纱布缠绕密闭，穿刺点置于无菌纱布敷料中心，胶带固定，必要时弹性胶带"E"字形固定（彩图 2-50～彩图 2-53）。

（3）用弹性胶带或专用固定装置，将引流管固定于患者置管同侧胸壁皮肤上。

（4）一次性引流装置妥善安置，防止牵拉。

4．更换时间

（1）胸腔引流管无需常规更换，达到治疗效果后尽早拔管。

（2）敷料更换时间：敷料有渗血、渗液、污染、松脱时应及时更换。

（3）一次性引流瓶每周至少更换 1 次，水封瓶内引流液超过瓶容积的 2/3 时应及时更换。

5．注意事项

（1）每班检查管道刻度、固定效果及伤口敷料情况。

（2）检查管道标识，如字迹模糊或不清晰及时更换。

（3）引流液量突然减少时，及时查找原因，防止引流管成角折叠或扭曲受压。

（4）更换水封瓶时严格执行无菌操作。

（5）保证引流装置各连接处处于密闭状态，防止气胸发生。

6．健康教育

（1）患者病情允许采取半卧位。

（2）教会患者妥善放置胸腔引流瓶，避免活动时碰倒。

（3）告知患者置管的重要性及导管自我护理的方法，防止管道折叠、扭曲、受压，勿擅自拔管，并指导患者发生意外脱管的急救方法。

（4）指导患者正确的咳嗽、咳痰方法，鼓励患者多进行深呼吸及有效咳嗽咳痰，促进肺复张。

（5）病情允许鼓励患者早期下床活动，下床活动时胸腔引流瓶应置于患者膝盖以下位置，防止反流感染。

（6）指导患者进行术侧或置管侧肢体功能锻炼。

（7）置管引流期间告知患者注意保持伤口敷料干燥，拔管后48小时内勿淋浴，防止逆行感染的发生。

二、心包、纵隔引流管

（一）概念

心包、纵隔引流管是心脏外科手术中留置于心包腔及纵隔腔内的管道，以引流出残存的积气、积液和积血，预防感染、纵隔移位及心脏压塞等并发症。

（二）适应证

适应证为心脏外科手术，如心脏瓣膜手术、大血管手术、冠状动脉旁路移植术等。

（三）护理

1. 解释

（1）术前告知患者及家属留置管道的部位、目的、注意事项及管道自护的方法。

（2）患者麻醉清醒后，再次宣教引流管相关知识。

2. 护理要点

1）保持管道密闭

（1）使用前严格检查引流管、引流装置，确认密闭无破损。

（2）引流管各接口连接牢固，防止脱落。

（3）引流管连接水封瓶的长管并没入水中3～4 cm，保持直立。

（4）用凡士林纱布严密包裹置管处皮肤切口，避免引起皮下气肿，心包、纵隔气肿。

（5）水封瓶低于胸壁出口平面60～100 cm，妥善固定避免倾倒。

（6）搬运患者或更换水封瓶时，用双钳反向夹管，防止气体进入或逆行感染。

2）严格无菌操作

（1）按时更换水封瓶，严格无菌操作。

（2）保持引流管处伤口敷料无菌干燥，如有渗血、渗液、污染及敷料脱落应及时更换。

3）保证有效引流

（1）无禁忌证者抬高床头30°～45°，以利于呼吸和引流。

（2）连接负压吸引系统，吸引力-2～-1 kPa。轻柔挤压引流管，如挤压力度过大可能会加重纵隔出血或引起患者疼痛。

（3）引流管长度适宜，妥善固定，勿折叠、扭曲、受压。避免在翻身及活动时脱落。

（4）术后4小时内，每15～30分钟挤管1次。应用止血药物后要密切关注引流是否通畅，防止堵管。

（5）鼓励患者咳嗽及深呼吸，便于气体和液体排出。

4）观察与记录

（1）严格交接班，确认置管深度或外露长度，确保连接处牢固。

（2）准确记录引流液的颜色、性质、量，观察有无血凝块。渗血较多者，应密切观察并记录。如果引流液突然增多，颜色鲜红或出现血凝块，成人引流量＞200 mL/h且无减少趋势，提示可能有活动性出血，应及时汇报，遵医嘱采取措施，如扩充血容量、使用止血药物、呼吸机加用呼气末正压（禁用患者除外）等，并配合医生做好开胸探查止血准备。

（3）引流液量增多后突然减少，伴有心率增快、脉压差减小、血压降低、中心静脉压升高、尿量减少，应考虑心脏压塞的可能，汇报医生进行紧急处理。

（4）准确记录24小时引流液量。

（5）根据X线胸片检查，了解胸腔、心包及纵隔内的渗出液情况。

5）拔管

（1）拔管指征：置管 48～72 小时，引流液呈淡血性或黄色，24 小时引流量＜50 mL；X 线胸片及心脏 B 超提示纵隔无增宽、无大量心包积液，生命体征平稳即可考虑拔管。

（2）协助医生拔管：嘱患者做深吸气，在吸气末保持屏气，此时医生迅速拔管，立即用凡士林纱布及无菌敷料封闭胸壁伤口并包扎固定。

（3）拔管后观察：24 小时密切观察有无胸闷、呼吸困难、渗血渗液、皮下气肿等，若发现异常及时汇报医生。

3. 固定方法 体内的引流管为缝线固定，体外的引流管同胸管固定。

4. 更换时间

（1）引流管不做常规更换，每日评估，尽早拔除。

（2）水封瓶每周更换，注明更换日期；若引流液量达水封瓶 2/3 及时更换，必要时遵医嘱。

5. 注意事项

1）引流管标识准确醒目，同时标有置管日期、置管刻度或外露长度，每班交接。

2）若引流管连接处脱落或水封瓶损坏，应立即用双钳夹闭引流管更换引流装置。

3）若引流管滑脱，立即用手捏闭局部皮肤，协助医生做进一步处理。

4）开胸探查止血指征

（1）引流量＞400 mL/h，持续 1 小时。

（2）引流量＞300 mL/h，持续 2～3 小时。

（3）引流量＞200 mL/h，持续 4 小时。

或少量出血之后突然出现快速大量的出血（＞300 mL/h），同时引流液的颜色为鲜红色或暗红色，性质黏稠，易凝血，无减少趋势。

6. 健康教育

（1）评估非计划性拔管的风险，必要时给予保护性约束，并做好沟通解释。

（2）告知患者留置管道的重要性及自护的方法，妥善固定，防止脱管。

（3）鼓励患者置管期间适当活动，如咳嗽、深呼吸、早期康复训练。

（4）注意观察伤口敷料情况，如有潮湿、污染、渗血、渗液、敷料脱落等，应及时告知医务人员给予换药。

（5）如有胸闷、胸痛、心悸、呼吸困难等不适，应及时告知医务人员。

三、胸腔猪尾巴导管

（一）概念

胸腔猪尾巴导管是经皮穿刺直接放入胸腔内的引流管，持续或间断排出胸腔内的积气、积液，或胸腔内给药，以达到诊断、治疗目的，具有操作简单、创伤小的特点。因其形状与猪尾巴相似，所以称为猪尾巴导管。

（二）适应证

（1）经反复胸膜腔穿刺抽液无效的顽固性胸腔积液。

（2）穿刺排气无法控制的张力性气胸或中等量及以上的气胸。

（3）胸腔内给药，胸膜腔内化疗，治疗包裹性脓胸、肺持续漏气等。

（三）护理

1. 解释

（1）置管目的是引流胸腔内的积气、积液，促进肺复张，维持纵隔正常位置，控制胸膜腔感染，预防胸膜粘连；胸腔内注药。

（2）告知患者管道自护的方法、卧床及下床活动的注意事项、脱管后处理等，达到患者的理解和配合。

2. 护理要点

1）保持引流密闭，导管引流末端常规可接引流袋、水封瓶。使用前检查引流管道，保证通畅无裂缝，检查整套装置的密闭性，各衔接处连接紧密。引流管如接水封瓶，需保证长管没入水面 3～4 cm，并始终保持直立，避免倾倒。

2）采取合适体位，患者病情允许，应取半卧位，利于呼吸及引流。

3）鼓励患者深呼吸及有效咳嗽，病情许可早期下床活动，促进肺复张。

4）置管处无菌纱布敷料或透明敷贴覆盖固定，并保持敷料或透明敷贴清洁、干燥、完整。

5）保持有效引流，妥善固定与放置管道，避免受压、折叠、扭曲。接引流袋时，保持引流袋低于引流管出口平面，防止液体反流；接水封瓶时，水封瓶放置应低于引流管胸腔出口平面 60 cm 以上，搬运患者时需用导管自带夹子或止血钳将导管夹闭，以防水封瓶内液体反流或搬运过程中发生脱管。

6）观察患者肺漏气情况及皮下气肿情况，并记录引流液的颜色、性状、量。

7）遵医嘱合理控制引流量，避免因短时间内引流量过多所导致的复张性肺水肿、纵隔移位、循环衰竭等并发症。

（1）用于间断抽气、抽液的患者，每次抽吸时不应过多、过快，首次抽液不超过 800 mL，以后每次不超过 1000 mL，防止复张性肺水肿发生，密切观察患者的反应，询问有无胸闷、胸痛、呼吸困难或其他异常感觉，必要时减慢或暂停抽吸。如为诊断性抽液，一般抽取 50～100 mL。

（2）引流管接引流袋、水封瓶时，根据患者病情逐步开放引流，第一天不应超过 800 mL，第二天后根据患者病情开放引流，每日引流不超过 1000 mL。

（3）如血性引流量增加、颜色加深、黏稠或出现凝血块，患者出现低血容量表现，警惕活动性出血。

（4）如引流液呈乳糜性状改变，警惕乳糜胸发生。

（5）观察穿刺处有无红肿、感染、皮下气肿等，并记录。

8）严格执行无菌操作，防止引流袋、水封瓶内液体反流导致逆行感染。保持伤口敷料清洁干燥，有渗血、渗液或污染时应及时更换，保持透明敷贴清洁、干燥、完整。

9）拔管前可试夹管 24～48 小时，并复查 X 线胸片、B 超，观察胸腔内积气、积液有无增加。拔管后用碘伏消毒穿刺点及周围皮肤，透明敷贴或无菌敷料覆盖，观察穿刺点有无渗血、渗液，皮下气肿，患者有无胸闷不适等，发现异常及时处理。

3. 固定方法

（1）穿刺点置于无菌纱布敷料中心，妥善固定。或穿刺点置于透明贴膜中心，标签纸上标注更换敷料时间、更换者签名并贴于敷料边缘。

（2）用弹性胶带或专用固定装置，将引流管固定于患者置管同侧胸壁皮肤上（彩图 2-54）。

（3）一次性引流装置妥善安置，防止牵拉。

4. 更换时间

（1）引流管无需常规更换，每日评估，尽早拔除。

（2）敷料更换时间：置管后 24 小时更换敷料。常规每周更换 1 次透明贴膜，每 2 天更换 1 次纱布敷料，若透明贴膜下放置纱布敷料，每 2 天更换 1 次。敷料有渗血、渗液、污染、松脱时应及时更换。

（3）抗反流引流袋每周更换 1 次，普通引流袋每周更换 2 次，引流导管如接水封瓶，一次性引流装置最少每周更换 1 次，瓶内引流液达引流瓶容积的 2/3 时应及时更换。

5. 注意事项

（1）每班检查管道刻度、固定效果、伤口敷料或透明贴膜情况。

（2）检查管道标识，如字迹模糊或不清晰及时更换。

（3）引流液量突然减少时，及时查找原因，防止引流管成角折叠或扭曲受压。

（4）进行放液、抽气时，监测患者的症状、体征，警惕复张性肺水肿。

（5）更换引流袋及水封瓶时严格执行无菌操作。

（6）保证引流装置各连接处密闭状态，防止气胸发生。

6. 健康教育

（1）引流袋不应高于引流管胸腔出口平面。

（2）其余同胸腔闭式引流管。

四、数字式胸腔闭式引流系统

（一）概念

数字式主动负压闭式引流系统指 Thopaz 系统（彩图 2-55）。在胸外科手术时置入胸腔引流管后连接此系统，可以精确监控胸部手术后的漏气与胸腔内压力，并直接衡量胸腔液体引流量，具有负压可调、数字化、可视化、全程监控及实时监测管道通畅、密闭等优点。

（二）适应证

此引流系统适用于所有需胸腔引流的情况，如胸外科手术后、气胸、胸外伤、胸腔积液、脓胸、纵隔腔积液等。排出外科手术后的胸腔积气、积液、组织碎块或其他物质。

（三）护理

1. 解释

1）操作目的

（1）动态监测患者肺漏气情况与胸腔内压力，回顾漏气趋势以随时调节负压，利于胸腔内积气、积液的引流，促进肺复张，为进一步治疗及拔管提供依据。

（2）引流系统轻巧便携，利于患者早期下床活动。

2）告知患者勿擅自调节 Thopaz 系统参数，出现报警时由医生、护士进行处理。

2. 护理要点

（1）保持装置密闭：使用前检查患者引流导管通畅无裂缝，整套装置密闭。安装引流管及引流瓶后，进行 Thopaz 系统开机功能检测，检测通过方可使用。

（2）监测漏气速度曲线：观察并记录 Thopaz 系统页面上显示的漏气速度（mL/min），回顾观察患者过去 24 小时的漏气曲线，根据漏气速度曲线，了解患者的肺部愈合情况，判断其恢复趋势，以便随时调整治疗方案，第一时间确定拔管时机。

（3）读取胸膜腔压力值：Thopaz 系统实时监控患者胸膜腔内的压力变化，读取胸膜腔压力值，标记在 24 小时数据曲线上。同时可监测管道通畅情况，能够有效发现漏气和液体回流，避免由于管道堵塞引起的感染、胸腔积液等一系列并发症。

（4）合理设置参数及报警范围：根据患者漏气类型及速度调节负压，并设置报警值上限，发现报警及时进行故障排除。

（5）观察并记录：观察患者引流液的颜色、性状、量及患者皮下气肿情况。Thopaz 系统有自动冲洗功能，有效防止堵管等不良事件，无需定时挤捏胸腔引流管。

（6）早期活动：鼓励患者进行深呼吸及有效咳嗽咳痰，促进肺复张。因 Thopaz 系统移动灵活，对于病情允许的患者，鼓励早期下床活动，活动时可使用系统蓄电池。

（7）更换引流装置：将旧引流瓶取出，放入新引流瓶即可，更换时严格执行无菌操作，防止逆行感染。保持伤口敷料清洁干燥，如有分泌物、渗液或污染时应及时更换。

（8）拔管护理：拔管参考标准为漏气速度<40 mL/min、持续6～8小时，并且24小时引流液量在200～450 mL时可考虑拔管。拔管后观察患者有无胸闷、气急、漏气、渗液、出血、皮下气肿等情况，发现异常及时处理。

3. 固定方法

（1）穿刺点置于无菌纱布敷料中心，胶带固定，置管皮肤出口可用凡士林纱布缠绕密闭。

（2）缝线将导管与胸壁皮肤及肋间组织缝合牢固。

（3）用弹性胶带或专用固定装置，将引流管固定于患者置管同侧胸壁皮肤上。

（4）Thopaz引流系统连接胸腔引流管后放置于床头柜等水平面上，下床活动时携带于患者身侧。

4. 更换时间

（1）胸腔引流管无需常规更换，达到治疗效果后尽早拔管。

（2）敷料有渗血、渗液、污染、松脱时应及时更换。

（3）Thopaz系统内的无菌胸腔引流瓶，至少每周更换1次，引流液满、漏气、破损、被污染或机器报警时及时更换。

5. 注意事项

（1）每班检查胸腔引流管管道刻度、固定效果及伤口敷料情况。

（2）检查管道标识，如字迹模糊或不清晰及时更换。

（3）Thopaz系统机器报警时及时查明原因并给予相应处理。

（4）更换引流瓶时，瓶内无需水封，只需按无菌操作原则直接更换引流瓶。

6. 健康教育

（1）Thopaz系统引流瓶处于完全密封状态。

（2）其余同胸腔闭式引流管。

第4节　神经外科管道护理

一、脑室引流管／脑室外引流管

（一）概念

脑室引流管／脑室外引流管指经额角或枕角颅骨钻孔穿刺侧脑室放置的引流管，目的是将脑脊液引流至体外或监测颅内压力。

（二）适应证

（1）各种原因引起的急性脑积水。

（2）脑室内出血、积血。

（3）高颅压及脑疝患者的急救。

（4）急性脑损伤的脑室内颅内压监测和治疗性脑脊液外引流。

（5）脑室炎、脑膜炎的抗菌药物或其他疾病的经脑室药物治疗。

（6）神经肿瘤围手术期预防小脑幕切迹上疝和术前松弛脑组织。

（7）正常压力脑积水测定脑脊液压力和脑脊液释放试验。

（三）护理

1. 解释

（1）操作目的是放置引流管将脑脊液引流至体外，降低颅内压；引流血性、炎性脑脊液，以缓解症状及治疗疾病；监测颅内压力。对清醒患者和家属，进行留置引流管必要性和重要性等知识的讲解。

（2）告知患者脱管的危害、卧床活动的注意事项、脱管后处理等，取得患者的理解和配合，减少不必要的约束。

2. 护理要点

1）护士将患者护送至手术室，在局部麻醉下严格无菌操作置管。

2）严密观察患者意识、瞳孔、生命体征的变化，观察头痛、呕吐、肢体活动及有无颈项强直等情况。

3）绝对卧床，床头抬高 15°～30°。

4）保持引流通畅，引流管不可受压、扭曲、折叠、成角，管内液平面应随呼吸、脉搏波动，若无脑脊液流出，可适当挤压引流管，并汇报医生查明原因，切不可注入生理盐水冲洗。

5）定时观察引流液的颜色、性质、量，保持匀速外滴，每日引流量不超过 500 mL 为宜，或遵医嘱控制引流量，每班至少记录 1 次。

6）放液时先夹闭引流管，再开放储液袋夹，等引流液完全进入储液袋后，再夹闭储液袋夹，开放引流管。放液后再次检查引流情况。若有异常，应汇报医生处理。

7）并发症观察及处理

（1）感染：是脑脊液外引流最严重的并发症。须保持整个装置密闭、无菌，伤口敷料干燥，观察置管处皮肤等情况；预防脑脊液倒流；注意脑脊液有无浑浊、沉淀，及时留取标本送检；观察体温、脑膜刺激征等颅内感染征象，遵医嘱合理使用抗生素。

（2）过度引流：可引起硬膜下或硬膜外血肿、硬膜下积液、动脉瘤再破裂、低颅压、反常性脑疝、颅内积气等。应根据颅内压力设定每班引流量，双侧脑室外引流者，注意两侧引流量的平衡。

（3）颅内出血：置管、拔管都可导致出血。应密切观察患者意识、瞳孔变化及颅内压增高等症状；监测颅内压力情况；观察脑脊液颜色、量的变化，及时复查头颅 CT；在穿刺置管前及引流过程中动态评估患者凝血功能及血小板情况。

（4）脱管与堵管：患者躁动、血块或沉淀物阻塞和引流管位置改变等都可导致脱管与堵管的发生。应正确固定引流管，合并脑室出血、可疑血块阻塞时可反复挤压引流管，必要时遵医嘱经引流管给予溶栓药物。

3. 固定方法

（1）引流管于头皮的部位通常用缝线固定，置管处用纱布敷料覆盖并固定，敷料或网状头套外二次固定导管，延长部分妥善整理预留一定活动空间并固定在床单上，导管无牵拉、移位、脱落。

（2）置管后使用相应管道标识，粘贴于管道远端连接引流瓶处。注明管道名称、置管日期。标签字迹模糊不清时及时更换。

（3）引流瓶固定于床头标尺架，引流瓶开口原则上应高于侧脑室平面 10～15 cm（平卧：外眦与外耳道连线中点的水平面；侧卧：正中矢状面），或根据病情、医嘱调整高度后妥善固定，储液袋低于引流瓶。

4. 更换时间

（1）置管时间一般 7～10 日，不宜超过 2 周。

（2）引流瓶保持清洁，无特殊情况下不破坏密闭系统，如有阻塞、脱落或治疗目标未达到且引流时间较长时，配合医生在严格无菌操作下更换引流瓶或重新置管。

（3）引流瓶每周更换 1 次，注明更换日期。

5. 注意事项

（1）引流装置及管道保持清洁和密闭。

（2）不得随意调节引流瓶及床头的高度，控制引流速度，若引流过快或引流管无脑脊液流出，及时汇报医生，根据医嘱调整引流瓶高度。

（3）搬动患者、更换引流瓶时应先夹管，防止反流。

（4）拔管前需先试夹管 24 小时，观察意识、瞳孔、生命体征的变化。

（5）拔管后观察伤口有无脑脊液漏。

6. 健康教育

（1）告知患者及家属引流的必要性及注意事项。

（2）告知翻身、搬动患者时防止引流管牵拉、脱落。

（3）躁动及不合作患者，约束前告知家属并取得同意。

（4）当出现引流管滑脱、伤口敷料潮湿、伤口胀痛等情况及时告知医护人员。

二、蛛网膜下隙引流管／腰大池引流管

（一）概念

蛛网膜下隙引流管／腰大池引流管指经腰椎 L_{3-4} 或 L_{4-5} 椎间隙进行穿刺后置入至腰椎蛛网膜下隙间隙的导管，可持续引流脑脊液，以达到诊治目的。

（二）适应证

（1）蛛网膜下隙出血。

（2）部分脑出血破入脑室。

（3）脑脊液漏的辅助治疗。

（4）中枢神经系统感染的抗菌药物治疗。

（5）使脑组织松弛的颅内肿瘤围手术期准备。

（6）正常压力脑积水、测定脑脊液压力和脑脊液释放试验。

（三）护理

1. 解释

（1）操作目的是放置引流管将脑脊液引流至体外，降低颅内压；引流血性、炎性脑脊液，以缓解症状及治疗疾病；监测颅内压力。告知清醒患者和家属进行腰椎穿刺时的配合要点，讲解留置引流管的必要性和重要性等相关知识。

（2）告知患者脱管的危害、卧床活动的注意事项、脱管后处理等，达到患者的理解和配合，减少不必要的约束。

2. 护理要点

1）严格执行无菌操作，协助医生在局麻下行 L_{3-4} 或 L_{4-5} 椎间隙穿刺置管。

2）严密观察患者意识、瞳孔、生命体征的变化，观察有无头痛、呕吐、肢体活动障碍及有无颈项强直等情况。

3）绝对卧床，床头抬高 15°～30°。

4）保持引流通畅，引流管不可受压、扭曲、折叠、成角，若无脑脊液流出，应汇报医生查明原因，切不可注入生理盐水冲洗。

5）定时观察引流液的颜色、性质、量，保持匀速外滴，每日引流量不超过 300 mL 为宜，或遵医嘱控制引流量，每班至少记录 1 次。

6）观察局部穿刺点伤口敷料有无渗血渗液，如有异常及时更换。

7）放液时先夹闭引流管，再开放储液袋夹，等引流液完全进入储液袋后，再夹闭储液袋夹，开放引流管。放液后再次检查引流情况。若有异常，应汇报医生处理。

8）并发症观察处理

（1）感染：保持整个装置密闭、无菌，穿刺处敷料干燥，观察置管处皮肤有无红肿等情况；

预防脑脊液倒流；注意脑脊液有无浑浊、沉淀，及时留标本送检；观察体温、脑膜刺激征等颅内感染征象，及时汇报处理。

（2）神经根刺激征：大部分拔管后症状缓解，必要时根据医嘱给予止痛剂。

（3）低颅压性头痛：脑脊液引流速度过快或引流量过多引起，亦可因穿刺部位脑脊液漏所致。可控制脑脊液引流量、流速或夹闭。

（4）引流不畅常为引流液血性、浑浊、黏稠、蛋白含量高引起，应注意引流管是否打折、脱落，可反复挤压引流管，必要时更换引流管。

3. 固定方法

（1）蛛网膜下隙引流管置管处用纱布敷料覆盖并固定，导管延长部分沿脊柱从穿刺处向颈部走向用胶带妥善固定，管道无牵拉、移位、脱落（彩图 2-56、彩图 2-57）。

（2）置管后使用相应管道标识，粘贴于管道远端连接引流瓶处。注明管道名称、置管日期。标签模糊不清时及时更换。

（3）引流瓶固定于床头标尺架，引流瓶开口应高于穿刺平面 15～20 cm（彩图 2-58），或根据病情、医嘱调整高度，储液袋低于引流瓶。

4. 更换时间

（1）置管时间一般 7～10 日，不宜超过 2 周。

（2）引流瓶保持清洁、无特殊情况下不破坏密闭系统，如有阻塞、脱落或治疗目标未达到且引流时间较长时，配合医生在严格无菌操作下更换引流瓶或重新置管。

（3）引流瓶每周更换 1 次，注明更换日期。

（4）拔管指征：脑脊液颜色澄清、各项指标恢复，颅内压降低，临床症状减轻时，夹管 24 小时无颅内压升高症状，方可拔管。

5. 注意事项

（1）不得随意调节引流瓶及床头的高度。

（2）搬动患者、更换引流瓶时应先夹管，防止反流。

（3）拔管后注意穿刺处有无脑脊液漏，观察患者意识、瞳孔、生命体征变化。

6. 健康教育

（1）告知患者及家属引流的必要性及注意事项。

（2）说明翻身、搬动患者时防止引流管牵拉、脱落。

（3）躁动及不合作患者，约束前告知家属并取得同意。

（4）当出现引流管滑脱、伤口敷料潮湿、伤口胀痛等情况及时告知医护人员。

三、硬膜外引流管

（一）概念

硬膜外引流管指因各种原因行开颅术后在硬脑膜与颅骨内板间放置的引流管，外接负压引流球或负压引流袋，引流组织液、血液及血性脑脊液。

（二）适应证

硬膜外引流管适用于各种原因的开颅手术后。

（三）护理

1. 解释

（1）告知放置引流管的目的是将开颅术后的渗血、渗液及血性脑脊液通过负压作用引流至体外，降低颅内压、缓解症状。对清醒患者和家属，讲解留置引流管必要性的相关知识，以及随意挤压负压装置的危害性。

（2）告知脱管的危害、卧床活动的注意事项、脱管后处理等，取得患者的理解和配合，减少不必要的约束。

2. 护理要点

（1）床头抬高 15°～30°。

（2）保持伤口敷料干燥、负压引流通畅，引流管不可受压、扭曲、折叠、成角，若无液体流出，应查明原因，是否负压装置失效，并汇报医生。

（3）每班定时观察引流液的颜色、性质、量，或遵医嘱控制负压大小及 24 小时引流量，每班至少记录 1 次。

（4）密切观察患者意识、瞳孔、生命体征及肢体活动情况。

（5）放液时先夹闭连接负压引流球或负压袋的引流管，再开放储液袋夹，等引流液完全进入储液袋后，再夹闭储液袋夹，开放引流管。放液后再次检查引流情况，若有异常，应汇报医生处理。

（6）如引流液由暗红色变为淡血性液，应减小负压；如每小时引流液量≥200 mL，并由暗红色变为鲜红色，提示有再出血的可能，应立即解除负压，汇报医生处理。

3. 固定方法

（1）硬膜外引流管于头皮的部位通常用缝线固定，并覆盖敷料保护，敷料或网状头套外桥式二次固定导管，延长部分妥善整理预留一定的活动空间，胶带或别针固定在床单上，管道无牵拉、移位、脱落。

（2）置管后使用相应管道标识，粘贴于管道远端连接负压引流球或负压袋处。注明管道名称、置管日期，标签模糊不清时及时更换。

（3）负压引流球或负压袋与床头平齐，储液袋固定于床头输液架，储液袋低于引流球或引流袋。

4. 更换时间

（1）每日定时更换负压引流袋，如引流液≥500 mL 及时更换，每 24 小时至少更换一次负压引流袋，注明更换日期、时间，严格无菌操作。

（2）负压引流球连接储液袋者，如引流量≥200 mL 及时倾倒至储液袋，无特殊情况不破坏密闭系统。

（3）引流管通常于术后 48～72 小时拔除。

5. 注意事项

（1）不得随意挤压引流球或引流袋。

（2）搬动患者、更换引流袋时应先夹管，防止反流。

（3）拔管后注意伤口有无脑脊液漏，观察患者意识、瞳孔、生命体征变化。

6. 健康教育

（1）向患者及家属说明放置引流管的目的、重要性及注意事项。

（2）当出现引流管滑脱、伤口敷料潮湿、伤口胀痛等情况及时告知医护人员。

（3）躁动及不合作患者应与家属做好沟通，必要时予以约束。

四、硬膜下引流管

（一）概念

硬膜下引流管指慢性硬膜下积液或硬膜下血肿行颅骨钻孔血肿冲洗引流术后，在已形成的完整包膜内放置引流管继续引流，以排空囊内残留的血性液体、血凝块或积液，利于脑组织膨起消灭无效腔。

（二）适应证

（1）硬膜下积液术后。

（2）慢性硬膜下血肿行钻孔引流术后。

（三）护理

1. 解释

（1）告知放置引流管的目的是将颅骨钻孔术后囊内残留的血性液体、血凝块或积液通过重力作用引流至体外，降低颅内压，利于脑组织膨起消灭无效腔。对清醒患者和家属，讲解留置引流管的重要性及相关知识。

（2）告知患者脱管的危害、卧床活动的注意事项、脱管后处理等，取得患者的理解和配合，减少不必要的约束。

2. 护理要点

（1）留置引流管期间去枕卧位，平卧与患侧卧位交替。拔管后床头抬高 15°～30°。

（2）保持伤口敷料干燥、引流通畅，引流管不可受压、扭曲、折叠、成角。若术后复查 CT 仍有血肿残留，引流不畅或无液体引出，应查明原因，并汇报医生，遵医嘱尿激酶间断注入血肿腔夹管 2 小时后开放，操作时严格无菌原则。

（3）每班定时观察引流液的颜色、性质、量，每班至少记录 1 次。

（4）密切观察患者意识、瞳孔、生命体征及肢体活动情况。

（5）引流袋（瓶）一般低于创腔平面 15 cm，或遵医嘱 24 小时内平创腔平面（根据病情遵医嘱放置引流袋 / 瓶高度）。

（6）放液时先夹闭引流管，再开放储液袋夹，等引流液完全进入储液袋后，再夹闭储液袋夹，开放引流管。放液后再次检查引流情况。若有异常，应汇报医生处理。

（7）如引流液量突然增多，并由暗红色变为鲜红色，提示有再出血的可能。应观察患者意识、瞳孔变化，立即汇报医生处理。

3. 固定方法

（1）硬膜下引流管固定需牢固，在刺入头皮的部位通常用缝线固定。敷料或网状头套外桥式二次固定导管，延长部分妥善整理预留一定的活动空间，用胶带或别针固定在床单上，导管无牵拉、移位、脱落（彩图 2-59）。

（2）置管后使用相应管道标识，粘贴于管道远端连接引流袋 / 瓶处。注明管道名称、置管日期，标签模糊不清时及时更换。

（3）引流袋（瓶）一般低于创腔平面 15 cm，或遵医嘱 24 小时内平创腔平面（根据病情遵医嘱放置引流袋 / 瓶高度）（彩图 2-60）。

4. 更换时间

（1）每班定时倾倒引流液，至少 1 次，如因血凝块堵塞引流管，需协助医生及时更换引流袋（瓶），操作时严格无菌操作，并注明更换日期、时间。

（2）无特殊情况不破坏密闭系统。

（3）引流管通常于术后 48～72 小时拔除，拔管前需行 CT 检查。

5. 注意事项

（1）不得随意调节引流瓶及床头的高度。

（2）搬动患者、更换引流瓶时应先夹管，防止反流。

（3）拔管后注意伤口处有无脑脊液漏，观察患者意识、瞳孔、生命体征变化。

6. 健康教育

（1）向患者及家属说明放置引流管的目的、重要性及注意事项。

（2）当出现引流管滑脱、伤口敷料潮湿、伤口胀痛等情况及时告知医护人员。

（3）躁动及不合作患者应与家属做好沟通，适当约束。

五、颅内测压管

（一）概念

颅内测压管指用于颅内压（intracranial pressure，ICP）监测的导管或微型压力传感器探头，于术中安置于颅腔内，导管或传感器的另一端与 ICP 监护仪连接，将 ICP 压力动态变化转为电信号，显示于示波屏或数字仪上，并用记录器连续描记出压力曲线，以便随时了解 ICP。

（二）适应证

1）颅脑损伤

（1）GCS 评分 3～8 分且头颅 CT 扫描异常（有血肿、挫裂伤、脑肿胀、脑疝或基底池受压）。

（2）GCS 评分 3～8 分但头颅 CT 无明显异常，患者年龄＞40 岁，收缩压＜90 mmHg（1 mmHg＝0.133 kPa）且高度怀疑有颅内病情进展性变化时。

（3）GCS 评分 9～12 分，应根据临床表现、影像资料、是否需要镇静以及合并伤情况综合评估。

2）有明显意识障碍的蛛网膜下隙出血、自发性脑出血以及出血破入脑室系统需要脑室外引流者。

3）脑肿瘤患者围手术期的病情需要和监测需要。

4）隐球菌脑膜炎、结核性脑膜炎、病毒性脑炎合并顽固性高颅压者。

（三）护理

1．解释

（1）告知患者及家属操作目的是为了迅速、客观、准确地诊断颅内高压，判断手术时机。并观察患者病情变化、指导临床治疗、判断预后。

（2）告知患者及家属颅内压监测的重要性以及注意事项，取得其配合。

2．护理要点

（1）维持适当体位，抬高患者床头 30°。

（2）观察生命体征、意识、瞳孔及肢体活动的变化，躁动患者防止意外拔管。

（3）按时巡视，保证颅内压监测装置运行正常、安全可靠。

（4）观察颅内压的变化，定时校正零点，准确记录。体位改动时，应随时调节记录仪与传感器的零点。

（5）保持监测系统引流装置的密闭性，避免漏液，各管道接头以无菌纱布包裹，患者头部垫无菌巾，保持清洁。

3．固定方法

（1）监测探头安置成功后，局部伤口处敷料覆盖并固定，将暴露在外面的光导纤妥善固定在头皮敷料上。

（2）监护仪应稳固地放置在患者床头不易触碰到的地方。

（3）做好标记，防止与其他导管或导线缠绕混淆。

4．更换时间　根据患者脑损伤和脑水肿程度、临床病情变化和颅内压力变化决定监测持续时间，通常为 7～14 天，一般不超过 14 天。

5．注意事项

1）保持颅内压监测系统的完整、密闭性，监测前调整记录仪与传感器的零点。

2）防止管道阻塞、扭曲、打折及传感器脱出。

3）严格无菌操作，预防感染。

4）各项治疗、护理操作时应动作轻柔、集中进行，有效减少各项护理操作对颅内压的影响，不受外部因素干扰下读取颅内压数值。

5）出现以下情况，应通知医生。

（1）ICP＞20 mmHg 并持续 10～15 分钟及以上。

（2）脑灌注压（CPP）＜60 mmHg（灌注压 CPP＝平均动脉压－颅内压）。

（3）如有脑脊液引流时，引流量为 0 mL/h 或＞30 mL/h 或急剧下降，脑脊液的颜色、性状改变或出现外漏。

（4）颅内压监测的管道梗塞、移位与管道断开。

6. 健康教育

（1）向患者和家属讲解颅内压监测的目的、意义、注意事项，使之配合监护。

（2）翻身、搬动患者时防止监测管牵拉、滑脱。

（3）躁动、不合作的患者应与其家属做好沟通，适当约束。

第5节　泌尿外科管道护理

一、保留导尿管

（一）概念

保留导尿管（retained catheter）指在导尿后保留于膀胱内，用于引流尿液的管道。

（二）适应证

（1）具有临床意义的尿潴留或膀胱出口梗阻的患者，如果药物治疗无效而又无外科治疗指征，需要暂时缓解或者长期引流的尿潴留。

（2）尿失禁患者，为缓解临终患者的痛苦；其他非侵入性措施，如使用药物、尿垫等仍不能缓解且患者不能接受使用外部的集尿装置时。

（3）需要精确监测尿量的患者。

（4）需要长时间卧床或被迫体位的患者，如潜在的不稳定性胸腰椎、多发伤、骨盆骨折等。

（5）围手术期使用，如接受泌尿外科及泌尿生殖道毗邻手术或者其他手术的患者；可能延长手术时间者；术中可能会大量输液或使用利尿剂的患者；术中尿量的监测。

（三）护理

1. 解释

（1）操作前向患者说明导尿的目的和意义，导尿方法及尿道的解剖特点等。

（2）置管后给予引流管宣教，包括留置时间、注意事项、自护的方法等。

2. 护理要点

1）妥善固定集尿袋及引流管，防止牵拉和滑脱。

2）保持引流通畅，引流管长度适中，避免受压、扭曲或堵塞。

3）观察并记录

（1）观察尿液量、颜色、性质，记录 24 小时尿量。

（2）发现尿液浑浊、血尿等异常情况及时汇报医生。

4）防止逆行感染

（1）保持尿道口清洁：每日会阴护理 2 次，保持尿道口和会阴部皮肤清洁。

（2）及时倾倒尿液，并记录。

（3）尿袋不超过膀胱高度防止尿液反流。

（4）鼓励患者多饮水，每日 2000～3000 mL，以保证足够的尿量，增加内冲洗作用（排除肾功能不全、无尿、水肿、心肺功能异常等情况）。

（5）长期留置尿管的患者，定期监测尿常规、尿培养，关注有无尿路感染的发生。

（6）每日评估保留导尿的必要性，尽早拔管。

5）通常在膀胱充盈时拔管较好，有利于自行排尿功能的尽早恢复。

6）拔除留置尿管前无需夹闭导尿管。

7）膀胱痉挛的处理：指导患者全身放松，深呼吸，分散注意力；观察导尿管是否通畅，必要时遵医嘱给予解痉止痛药物。

3. 固定方法

1）气囊导尿管向气囊内注入 10～30 mL 无菌水，起到内固定作用。

2）导尿管尾端可用系带法或导管固定器二次固定于大腿内侧。

（1）系带法：取 1 块 5 cm×10 cm 的透明薄膜敷料粘贴于大腿内侧，弹性胶带剪成 2.5 cm× 6 cm 长系带后贴于透明薄膜上，将系带系于导尿管气囊分支处予以固定，松紧度适宜，防止尿管脱落（彩图 2-61、彩图 2-62）。

（2）导管固定器：用导管固定器将气囊导尿管的尾端固定于大腿内侧（彩图 2-63、彩图 2-64）。

（3）导尿管 - 尿袋引流管接口无需使用复杂装置或者使用胶带。

4. 更换时间

（1）普通导尿管每周更换 1 次，硅胶导尿管每个月更换 1 次，或根据尿常规、导尿管说明书进行更换。

（2）若导尿管不慎脱出或导尿装置的无菌性和密闭性被破坏时，应立即更换导尿管。

（3）每周更换集尿袋 2 次（抗反流引流袋每周 1 次），袋外注明更换日期。

5. 注意事项

（1）床旁引流管长度、松紧合适，利于患者的活动。

（2）观察尿管有无滑脱。

（3）对急性尿潴留、膀胱高度膨胀的患者，应缓慢排出尿液，第一次放尿＜1000 mL，采用间歇性引流。

（4）引流不畅时，查找原因，挤压引流管，必要时进行膀胱冲洗。

（5）患者离床活动时，妥善固定，以防脱出。对于前列腺手术后、尿道损伤、尿道狭窄患者妥善固定尿管尤为重要。

（6）从尿道口到固定处预留一定长度，避免牵拉，男性患者固定时应注意生理弯曲。

（7）老年女性患者观察有无尿道松弛导致尿液外漏而引发失禁性皮炎，如有，及时更换合适型号的尿管或给予其他替代措施。

6. 健康教育

（1）在脱衣、翻身时注意不能使尿管向外牵拉。

（2）卧位时尿袋位置不可高于床面，离床活动时不可高于尿道出口处。

（3）观察尿液情况，有尿液浑浊等异常情况及时就诊。

（4）保持会阴部皮肤清洁，每日定时清洗。

（5）长期保留导尿患者定期更换尿管。

（6）不能自行拔除尿管，以免造成尿道损伤。

二、肾造瘘管

（一）概念

肾造瘘管（nephrostomy tube）指经皮肾穿刺或切开肾实质后，沿该通道留置在肾盂内的引流管。其目的是可压迫穿刺通道、引流肾集合系统、减少术后出血和尿外渗，有利于再次处理残石。

（二）适应证

（1）严重肾积水或积脓、肾功能严重受损患者。

（2）未能施行根治性手术、尿路梗阻性无尿，不能耐受复杂手术者。

（3）输尿管或肾脏手术需要同时引流尿液者。

（4）不可逆性输尿管梗阻（晚期肿瘤、结核）需要终身带管者。

（三）护理

1. 解释

1）操作目的

（1）使肾尿流暂时改道，缓解肾内压力，第一时间解除梗阻，有利于最大限度地恢复肾功能，减轻肾盂和肾实质感染。

（2）引流期间可准确了解梗阻肾的尿量、尿 pH 值、尿比重、尿生化，动态监测其功能变化，以指导进一步治疗。

（3）经皮肾镜术后留置肾造瘘管可起到压迫止血的目的。

2）告知患者卧床活动的注意事项、脱管的危害、脱管后处理等，取得患者的理解和配合，减少不必要的约束。

2. 护理要点

1）麻醉未清醒时，去枕平卧头偏向一侧；麻醉清醒后，半卧位，利于引流。

2）引流管应妥善固定，避免受压、扭曲、折叠、牵拉，以保持引流通畅，根据医嘱开放或关闭引流管。协助患者翻身及活动时避免管道脱出，如脱出应及时报告并处理。

3）观察并准确记录引流液的颜色、性质、量。引流液颜色正常变化过程：鲜红色 - 暗红色 - 淡红色 - 淡黄色。

（1）引流液持续鲜红色且引流量过多，应警惕是否有活动性出血，及时报告医生。注意动态监测生命体征，按医嘱进行止血处理，指导卧床休息，避免动作幅度过大，安抚患者情绪，取得患者配合。

（2）引流液呈脓性或带絮状物，注意保持引流管通畅，观察体温。如出现高热，遵医嘱抽血培养或留取尿培养，更换合适的抗生素，达到有效抗菌效果。

（3）引流液量过少，或无液体引出，考虑是否堵管，观察穿刺口敷料是否渗液过多，穿刺口周围是否皮温高、肿胀明显；若出现腹膜炎症状（堵管导致尿外渗），需禁食，观察生命体征，报告医生并做好记录及交班。

4）并发症的护理

（1）感染：术后应用敏感抗生素如喹诺酮类、头孢类等。

（2）周围脏器胸腔损伤：术后患者若出现胸痛、呼吸急促、发绀等，应及时通知医生，并给予吸氧、胸腔闭式引流、加强抗感染等治疗。

（3）肾周积液：原因可能是术中冲洗液较多流到肾周或造瘘管周围引起外渗，可出现腹膜刺激征，表现为腹胀、全腹压痛、反跳痛，注意观察腹部体征，引流管内引流液性状及体温的变化，及时给予半卧位、禁食、通便，必要时根据医嘱给予胃肠减压，及时观察处理效果。如症状未减轻，并出现持续发热、肾区红肿等，应及时汇报医生进一步处理。

5）保持伤口敷料清洁、干燥，如有渗出应及时更换，观察造瘘口周围皮肤有无红、肿、热、痛。保持引流通畅，防止管道弯曲打折，如发现不通畅，可轻轻挤压造瘘管数次，必要时在医生指导下用少量生理盐水低压冲洗造瘘管。定期更换引流袋，引流袋位置不可高于造瘘口。鼓励患者多饮水，注意观察排尿情况。

6）拔除管道

（1）拔管前行肾盂、输尿管造影，观察肾盂及输尿管有无梗阻。

（2）暂时性肾造瘘管拔出之前需先夹管 24～48 小时，在夹管期间，无腰胀、腰酸、发热、膀胱排尿量增多，开放引流后，肾盂残余尿量不多者，可拔除管道。瘘管在 1～2 日将自行愈合。

（3）经皮肾穿刺碎石一次手术碎石效果好，拔管时间一般 5～7 天；如需二次手术，留置引流管至少 2 周以上，以便形成窦道，改善肾功能，为第二次手术创造条件。

3．固定方法

（1）穿刺口固定：协助患者取健侧卧位，检查管道周围皮肤情况，同时用记号笔在肾造瘘管引出口根部做好标记，常规消毒皮肤，取 1～2 块 5 cm×5 cm 的小切口纱布覆盖穿刺口，并用胶带固定。

（2）导管二次固定：用导管固定器和弹性胶带桥式固定肾造瘘管远端于皮肤上或者用系带法固定。系带法同导尿管。

4．更换时间

（1）永久性肾造瘘者，根据尿液 pH 监测结果对患者进行分类管理。对高危感染类患者应将更换造瘘管间隔时间定为 2 周，对低危感染类患者更换造瘘管间隔时间定为 3 周。尿液 pH≥6.8 时患者易发生造瘘管堵塞，比尿液 pH＜6.7 者高 10 倍。

（2）采用抗反流引流袋，每周更换 1 次。

5．注意事项

（1）固定胶带与管道间不留空隙，妥善固定，上下牵拉无移位。

（2）固定前检查造瘘管位置，并做好标记，更换胶带时注意固定，避免滑脱或移位。

（3）每班检查固定效果，有潮湿、污染、松脱及时更换。

（4）管道标识字迹模糊或者不清晰及时更换。

（5）注意观察有无局部器械相关性压力性损伤。

6．健康教育

（1）告知患者及家属留置肾造瘘管的目的、重要性及留置时间。

（2）指导患者翻身或活动时避免牵拉引流管，防止其脱出。下床活动时，引流袋应低于造瘘口。

（3）告知患者及家属避免引流管受压、扭曲、折叠、牵拉，以保持引流管通畅，勿自行开放或关闭引流管。如出现引流血性液过多，头晕、头痛、恶心、呕吐等不适，及时告知护士及医生。

（4）恢复饮食后多进粗纤维素食物，保持排便通畅，预防便秘，避免排便时腹压增高诱发出血。

（5）鼓励患者多饮水，注意观察排尿情况。根据结石成分分析指导结石术后患者饮食注意事项，预防结石复发。

三、膀胱造瘘管

（一）概念

膀胱造瘘管（suprapubic catheter）指在耻骨上膀胱行造瘘术后留置的管道。通过该管道可将尿液引出体外，消除长期存在的尿路梗阻对上尿路的不利影响，或下尿路手术后确保尿路的愈合，用以暂时性或永久性尿流改道。

（二）适应证

1．暂时性膀胱造瘘

（1）梗阻性膀胱排空障碍所致尿潴留，如前列腺增生症、尿道狭窄、尿道结石等，且导尿管不能插入者。

（2）阴茎和尿道损伤。

（3）泌尿道手术后确保尿路的愈合，如尿道整形、吻合手术和膀胱手术后。

（4）化脓性前列腺炎、尿道炎、尿道周围脓肿等。

2. 永久性膀胱造瘘

（1）神经源性膀胱功能障碍，不能长期留置导尿管，或留置尿管后反复出现睾丸炎或附睾炎者。

（2）下尿路梗阻伴尿潴留，因年老体弱及重要脏器有严重疾病不能耐受手术者。

（3）尿道肿瘤行全尿路切除术后。

（三）护理

1. 解释

（1）操作前向患者说明膀胱造瘘的目的及必要性。

（2）置管后给予引流管宣教，包括留置时间、注意事项、自护的方法等。

2. 护理要点

1）妥善固定引流管及集尿袋，防止牵拉和滑脱。

2）保持引流通畅，引流管长度适中，避免受压、扭曲或堵塞。

3）观察并记录

（1）观察尿液的颜色、性质、量情况，记录24小时引流量。

（2）发现尿液浑浊、血尿等异常情况及时汇报医生。

（3）观察造瘘口有无红肿、粘连，分泌物的量、颜色、气味。

4）防止逆行感染

（1）膀胱造瘘初期，每日用碘伏棉球消毒造瘘管口周围皮肤（以造瘘口为中心自内向外15 cm），消毒造瘘管口（自造瘘口向外10 cm），清除分泌物，覆盖无菌敷料。瘘口形成后，每日温水清洁造口，保持皮肤清洁、干燥。

（2）引流袋尿液达2/3满时应及时倾倒，并记录。

（3）尿袋的位置不超过膀胱高度防止尿液反流。

（4）鼓励患者多饮水，每日2000～3000 mL，以保证足够的尿量，增加内冲洗作用（排除肾功能不全、无尿、水肿、心肺功能异常等情况）。

5）膀胱痉挛的处理：指导患者全身放松，深呼吸，分散注意力；观察造瘘管是否通畅，必要时遵医嘱给予解痉止痛药物。

3. 固定方法

1）穿刺口固定：取1～2块5 cm×5 cm的小切口纱布覆盖穿刺口，并用胶带固定。

2）导管二次固定

（1）用导管固定器将膀胱造瘘管直接固定于患者的腹部皮肤。

（2）系带法（通导尿管）。

4. 更换时间

（1）膀胱造瘘管术后满3周更换1次，以后每4～6周更换1次。如有阻塞或污染随时更换。

（2）集尿袋每周更换2次（抗反流引流袋每周1次），袋外注明更换日期。

5. 注意事项

（1）床旁引流管长度、松紧合适，利于患者的活动。

（2）对急性尿潴留、膀胱高度膨胀的患者，应缓慢排出尿液，第一次放尿＜1000 mL，采用间歇性引流。

（3）发现引流不畅，查找原因，挤压引流管。

（4）患者离床活动时，妥善固定，以防脱出。

6．健康教育

（1）在脱衣、翻身时注意不能使造瘘管向外牵拉。

（2）卧位时引流袋位置不可高于床面，离床活动时不可高于尿道出口处。

（3）观察尿液情况，有尿液浑浊等异常情况及时就诊。

（4）保持会阴部皮肤清洁，每日定时清洗。

（5）长期膀胱造瘘患者定期更换造瘘管。

（6）不能自行拔除造瘘管以免造成损伤。

四、肾周（肾窝）引流管／肾周负压引流管

（一）概念

肾周（肾窝）引流管／肾周负压引流管指为肾脏手术时放置在肾周围的引流管，引流术中残留在肾周围的积血积液，预防感染，有利创口愈合，一般在术后3～5天拔除。

（二）适应证

（1）肾全切、肾部分切除术后。

（2）肾囊肿术后。

（3）肾上腺切除术后。

（4）肾盂输尿管成形术后。

（三）护理

1．解释

（1）术前告知患者及家属放置负压引流管的目的、意义及重要性，取得配合。

（2）术后给予负压引流管宣教，包括管道的作用、留置时间、注意事项等。

2．护理要点

（1）记录置管时间，并做好外露标记，贴好标签，每班交接。

（2）妥善固定引流管，避免折叠、扭曲、受压。

（3）保持引流管通畅，定时离心挤捏引流管。负压袋保持有效负压。

（4）翻身活动或搬运患者时防止引流管滑脱、过度牵拉。

（5）定时观察引流液的颜色、性质、量的变化，并记录24小时引流液量。

（6）注意引流管周围皮肤的护理，保持伤口敷料清洁干燥，防止引流管口周围皮肤感染。严密观察引流管周围敷料，出现渗血、渗液及时更换敷料。

（7）保持引流袋位置不能高于切口平面，防止逆行感染。

（8）按规定更换引流袋，严格无菌操作，注意保持引流装置的密闭性，防止感染。

（9）拔管：肾周负压引流管的拔管时间视引流量而定，一般24小时内引流量<10 mL即可拔管。拔管时应严格按照无菌操作规程，防止逆行感染，注意拔出管道的完整性，避免有残余管道遗留在体内。引流管拔出后适当按压引流管周围的皮肤，以排出皮下积血，拔管后密切观察引流管伤口处是否仍有液体渗出，保持伤口清洁、干燥，如有异常及时通知医生。

3．固定方法　缝线固定于引流管出口处皮肤，距离引流管口5 cm处用敷贴高举平台二次固定。

4．更换时间

（1）置管时间最长不超过1周。

（2）引流袋每周更换2次，抗反流引流袋每周更换1次，负压袋每日更换。引流袋或负压袋上注明床号、姓名及更换日期。

5．注意事项

（1）肾周引流管24小时内引流液为血性液体，一般不超过100 mL，以后逐渐减少，若出血较多或持续引流出鲜红色液体，短时间内引流量≥200 mL/h，及时报告医生处理，严密观察生命体征，以防继发性出血。

（2）如每天引出较多清亮液体且量逐渐增多，或拔除引流管后又出现引流管口较多渗液，应高度怀疑尿瘘的发生。

（3）保持伤口敷料干燥，若发现伤口发红、发热、肿胀、外观呈黄绿色或鲜红色、引流液有恶臭、体温持续超过38℃或伤口疼痛持续加重，应立即汇报医生。

（4）加强巡视，做好床边交接班，每班护士严格床边交接留置管道。

6．健康教育

（1）家属及患者需注意避免因翻身、活动、搬动等造成引流管的牵拉而脱出，若有滑脱应立即告知医生、护士。

（2）保持引流管周围皮肤清洁干燥，定时更换敷料，若发现尿液外渗，及时消毒，更换敷料。

（3）规范患者下床活动时引流袋固定的具体位置。

（4）进低盐、低脂、优质蛋白、高维生素、易消化饮食，少量多餐，避免刺激性食物，禁烟酒，避免使用对肾脏有毒害的药物，保护健侧肾脏。

（5）定期门诊随访。

五、输尿管支架管

（一）概念

输尿管支架管指经膀胱镜或输尿管镜置入并留置在输尿管内，具有内支架和内引流双重作用的装置，解除输尿管炎症、水肿造成的暂时性梗阻，预防术后吻合口漏和输尿管狭窄的作用，保护患肾功能，同时也减少了尿漏和输尿管狭窄的发生率。

（二）适应证

（1）输尿管梗阻的缓解。

（2）输尿管结石的促排。

（3）输尿管镜、体外冲击波碎石及经皮肾镜钬激光碎石术后。

（4）肾盂输尿管狭窄切开成形术后支撑。

（5）腹腔镜根治性膀胱切除术。

（三）护理

1．解释

（1）术前向患者详细说明置管的方法、目的，及置管后部分患者可能出现的不适感，同时加强心理疏导，以消除患者的紧张情绪，积极配合。

（2）术后告知患者置管后的注意事项及自护的方法。

2．护理要点

1）保持引流通畅，避免扭曲、受压、堵塞，翻身时勿压迫导尿管，保持导尿管通畅，避免导尿管与输尿管支架管连接处血块堵塞，应定时挤压尿管以保持通畅。

2）血尿护理

（1）置管后及时对患者及家属进行健康教育，解释可能出现血尿的相关因素。

（2）嘱患者卧床休息，避免过多活动，多饮开水，以达到内冲洗的目的。

（3）密切注意观察尿色、尿量的变化；若患者突然出现鲜红色尿液，且逐渐加重时，应及时报告医生并协助检查处理。

3）保持排便通畅，减少便秘、咳嗽等引起腹内压增高的任何因素。指导患者注意保暖，预防感冒，平时多吃蔬菜、水果，保持排便通畅，避免用力排便。

4）膀胱刺激症护理

（1）对于轻度膀胱刺激征的患者，向其说明原因，可通过心理疗法如听音乐、做深呼吸或自行调整体位来缓解症状。

（2）对症状明显者，可使用解痉剂，无效时可考虑内镜下调整位置或提早拔输尿管内支架管。

（3）如果患者伴有高热，但血、尿常规检查无异常，抗菌药物治疗无效时，应考虑异物反应，及时处理，在不影响疗效的情况下尽早拔管。

5）输尿管内支架管移位护理：置管后指导患者生活起居和活动，避免四肢、腰部同时伸展，避免做突然的下蹲动作及重体力劳动或剧烈运动，防止输尿管内支架管上下移动或滑脱。

3. 固定方法

（1）双J管：将导丝沿端孔插入双J管内使其伸直，助推导管经过膀胱镜或输尿管镜将双J管置入预定位置后，退出助推导管和导丝即可。双J管两端的环圈分别置于肾盂和膀胱内，起到固定支撑输尿管的作用。

（2）导管穿刺出皮肤处：透明敷贴固定，敷料中心对准穿刺点。

（3）外引流管：用弹性胶带桥式固定或导管固定器进行二次固定。

4. 更换时间　根据支架管说明书进行更换。

5. 注意事项

（1）双J管拔除前需进行腹部平片的检查，以便确定双J管的位置。处于正常位置的双J管，可通过膀胱镜拔除；异位的双J管，须根据具体情况确定手术方式。

（2）反流：双J管具有双向引流作用，使用双J管后，输尿管抗反流机制消失，膀胱压力大于肾盂压则引起尿液反流，导致肾盂压力增加，引发肾积水。因此有尿意时应及时排尿，切忌憋尿。

（3）感染：双J管的存在使输尿管内尿液反流率增高，从而导致肾脏的反流感染率增加。因此在带管期间多饮水，2000 mL/d（控制饮水者除外），起到内冲洗的作用，遵医嘱适当使用抗生素控制感染。

（4）移位：指导患者活动时要缓慢，切勿快速弯腰或蹲起，腰部切勿受到重击，以免双J管移位后穿破肾脏、膀胱等器官引发出血。

（5）不适感：指导患者若感到腰酸、腰痛，发现尿频，可见肉眼血尿，则表明患者出现不耐管的情况，应到医院就诊判断双J管是否在位，根据检查结果判断是否需拔除双J管。

（6）防止支架管脱出，对于置入带黑线支架管的患者，更应注意妥善固定，以防脱出。

6. 健康教育

（1）向患者及家属讲解留置管的时间、拔管时间，以免延期甚至遗忘，严格掌握拔管时机，在不影响疗效的情况下应尽量缩短留置时间。出院后1个月拔管（放置时间3～8周，最长不超过12周），置管期间注意休息。

（2）指导患者不做四肢及腰部伸展动作，不做突然下蹲的动作，避免重体力劳动及憋尿。防止双J管滑脱或上下移动以及损伤尿路黏膜，不适随诊。

（3）拔除双J管后，多饮水，观察尿液颜色，如有大量血尿、尿液浑浊、腰酸、腰胀时及时就诊，遵医嘱使用药物治疗。

（4）饮食指导，合理搭配膳食，少吃草酸钙丰富的食物，如菠菜、浓茶等；少饮含糖饮料；少食过量动物性蛋白质，如内脏、浓汤等。注意饮食，以调节尿液酸碱度，防止尿酸盐沉淀再形成结石或阻塞输尿管内支架管，养成良好的卫生习惯，保持会阴部清洁。

第6节 介入科管道护理

一、经皮穿肝胆管引流导管

（一）概念

经皮经肝穿刺胆管引流（PTCD）导管指在X线或B超引导下，采用特制穿刺针经皮穿入肝内胆管，沿穿刺针置入导丝和扩张管，扩张阻塞的肝内胆管后，置入引流管，通过该导管进行胆汁引流，有效缓解胆道阻塞，促进肝细胞功能的恢复。

（二）适应证

（1）伴胆管扩张的梗阻性黄疸患者为缓解黄疸。

（2）伴胆管扩张的胆道梗阻患者为控制胆道感染。

（3）处理胆瘘。

（4）配合手术治疗做临时性引流。

（5）治疗胆管疾病建立通道（如经皮胆管狭窄扩张术、经皮胆管取石术等）。

（三）护理

1. 解释

（1）操作目的是降低胆管内压、消退黄疸、改善患者全身状态，为外科手术创造条件，也可作为姑息性治疗手段，减轻患者痛苦，提高患者的生活质量，延长生存时间。

（2）向患者解释手术目的、意义，简要说明手术操作过程以及患者在手术中需要配合医生的事项，指导并训练患者屏气及平静呼吸等动作，取得患者的理解、合作。

2. 护理要点

（1）术后患者需卧床休息24小时，严密观察患者的生命体征，及时记录并与医生联系。生命体征平稳后，宜采取半卧位，有利于胆汁引流。

（2）观察患者有无腹胀、食欲及大小便颜色的变化，以了解胆管通畅的情况。

（3）加强巡视，关注患者腹部体征的变化。重视患者主诉，如患者有寒战、高热、腹痛、反射性肌紧张等情况，应及时告知医生。

（4）妥善固定引流管，防止引流管扭曲、受压、牵拉，指导患者咳嗽时用手按压伤口及导管，以免导管脱出或移位。

（5）保持引流管通畅，认真观察、记录引流液的颜色、性质、量。患者平卧时引流管的高度应低于腋中线；患者站立或活动时应低于切口的位置，以防胆汁反流引起逆行感染。

（6）正常胆汁为金黄澄明液体，术后2小时内引流液量达100 mL以上或术后2天引流液仍为鲜红色，应考虑胆道出血，立即报告医生。24小时引流液500～1000 mL，如有引流量锐减或无胆汁流出应查找原因，并及时汇报医生。

（7）引流袋每周更换1次，更换引流袋时常规消毒接口，严格执行无菌操作，引流袋不能触及地面。

（8）注意观察及保护穿刺部位皮肤。如穿刺处有渗液，立即更换敷料。瘙痒者可用酒精棉球或温水轻擦、外涂皮肤保护剂，局部忌抓，忌烫水、肥皂水擦洗，防止皮肤出血及感染。

（9）指导患者术后进食高热量、高蛋白、富含维生素、易消化的食物，忌进高脂、油腻食物，忌烟酒等刺激性食物，少吃甜食，避免腹胀。

（10）警惕常见并发症的发生，如菌血症或败血症、胆汁血症、出血、胆漏、胰腺炎、发热等。

3. 固定方法

（1）以穿刺点为中心，无菌纱布覆盖，弹力胶带无张力粘贴。

（2）导管多处桥式固定，固定胶带与导管间不留空隙，上下牵拉无移动。

（3）三通处给予纱布衬垫，腹带外固定，引流袋以S钩挂于置管一侧床边。

4. 更换时间

（1）引流任务结束后需拔除引流管，通常为窦道形成后2周比较安全，建议将引流管关闭2天，观察患者有无腹部胀痛或黄疸加重情况，经造影提示引流管通畅后拔管，以免胆汁进入腹腔。

（2）长期留置PTCD管，引流管若处理得当，一般能保持通畅4～5个月，建议每隔3个月更换导管，以免导管老化或堵塞。

（3）普通引流袋每周更换2次，抗反流引流袋每周更换1次，袋外注明更换日期。

5. 注意事项

（1）嘱患者避免过度活动及提举重物，以免管道滑脱，如出现意外的导管滑脱，不得随意将导管插入体内而应及时就医。

（2）固定前检查导管位置，更换胶带时注意固定导管，避免滑脱或移位。

（3）每班检查固定效果，有潮湿、污染、松脱及时更换。

（4）管道标识字迹模糊或者不清晰及时更换。

（5）注意观察有无器械相关性压力性损伤。

6. 健康教育

（1）梗阻性黄疸的治疗需要一定的过程，要保持良好的心态，积极配合治疗。

（2）介入后可能会引起短暂的寒战、高热，积极的保暖、抗炎对症治疗会使症状缓解。

（3）妥善固定引流管，保证导管的引流通畅，防止扭曲、折叠现象发生。平卧时引流管的高度应低于腋中线，站立或活动时应低于切口的位置，以防胆汁反流引起逆行感染。

（4）准确观察并记录胆汁的引流量，每日监测体温变化。正常的胆汁为金黄色澄明液体，每日引流液500～1000 mL，如有引流量锐减、剧增或无引流液，引流液出现红色或草绿色的胆汁合并高热、寒战等要及时就医。

（5）保持引流管处切口敷料干燥、清洁。若突然发生腹痛、高热，应及时与医生联系。

（6）饮食应高热量、富含维生素、优质蛋白、低脂、易消化，忌饱餐。注意补充含钾食物（如香蕉、橙、猕猴桃、菌菇类的食物），防止由于低钾引起的胃肠道胀气、嗜睡、无力等症状。

（7）合理运动，有助于减轻胃肠道胀气，增进食欲和促进胆汁的引流。卧床时宜采取半卧位休息，利于呼吸，使炎症局限，促进引流。

（8）门诊定期随访，复查肝、肾功能及血常规。

二、深静脉溶栓导管及鞘管

（一）概念

深静脉溶栓导管及鞘管指经穿刺周围静脉置入，导管尖端带有侧孔，管道末端分叉开口为溶栓导管及溶栓鞘管的特制管道，溶栓药物经管道侧孔作用于血栓处进行溶栓治疗。

（二）适应证

1. 经小隐静脉置管　适用于混合型或中央型下肢深静脉血栓（DVT）患者。

2. 经大隐静脉置管　适用于混合型或中央型DVT患者。

3. 经腘静脉置管　适用于中央型DVT患者。

（三）护理

1. 解释

（1）向患者及家属解释操作目的，是将溶栓导管置入病变静脉，溶栓药物由导管侧孔直接作用于血凝块，从而溶解血栓并减少溶栓药物用量，具有药物作用直接、用药量少、避免麻醉和手术切口等优点。

（2）告知患者置管时配合取合适体位，如仰卧位或俯卧位。溶栓导管置入后，患肢伸直，禁止弯曲。

2. 护理要点

（1）置管术后平卧6～8小时，观察穿刺处及伤口的出血或渗血情况，有渗血或污染及时更换。

（2）患肢抬高超过心脏平面25°～30°，留置管道肢体弯曲度最大不超过45°。术后1周逐渐增加活动范围。

（3）密切观察患肢远端皮肤的色泽、温度、感觉和足背动脉搏动情况，有异常及时汇报医生。

（4）妥善固定溶栓导管及鞘管，保持导管及鞘管通畅、清洁，避免压折和扭曲。

（5）按医嘱执行溶栓、抗凝治疗，介绍药物、作用及注意事项。密切观察药物疗效和有无出血倾向，及时监测血常规及血凝常规等。

3. 固定方法

（1）无菌敷料中心对准导管穿刺点覆盖，外面以弹性胶带固定。

（2）导管末端较细的一根为溶栓导管，溶栓导管一般外露40 cm左右，导管成U形固定，绕圈为宜，避免成角扭曲，弹性胶带桥式固定。

（3）较粗的为溶栓鞘管，一般外露10 cm左右，成U形固定，固定时须注意避开关节活动处。

（4）导管及鞘管管道标识清楚，避免给药错误（彩图2-65）。

4. 更换时间

（1）置管溶栓一般1周左右即拔管。

（2）敷料有渗液或渗血、污染时，需及时更换。

5. 注意事项

（1）患者更换体位时，患肢伸直，避免肢体弯曲致管道扭曲。

（2）取患肢固定点（髌骨上缘15 cm、髌骨下缘10 cm处），测量患肢周径变化，观察肿胀程度，及时记录。

（3）指导下肢功能锻炼：踝泵运动、足踝环转运动、股四头肌运动、臀肌运动，以促进下肢静脉血液回流。

（4）妥善固定管道，防止管道移位、脱管。保持敷料清洁、干燥，预防感染。

（5）抗凝溶栓治疗过程中密切监测患者血常规、出凝血时间、纤维蛋白原及尿常规、粪常规加隐血指标，同时严密观察患者皮肤黏膜、牙龈有无出血，尿色及穿刺处有无出血、渗血；观察患者有无头痛、呕吐、意识障碍，以判断有无颅内出血倾向。

6. 健康教育

（1）置管期间卧床活动时避免动作幅度过大，避免用力排便，防止管道脱出及置管处伤口渗血。

（2）拔管后，沙袋压迫穿刺点，患肢伸直制动6小时。指导患者观察有无伤口出血及下肢肿胀、疼痛的症状。

三、动脉溶栓导管及鞘管

（一）概念

动脉溶栓导管及鞘管指经桡动脉或股动脉置入，导管尖端有侧孔，管道末端分叉开口为溶栓导管及溶栓鞘管的特制管道，溶栓药物经管道侧孔作用于动脉血栓处进行溶栓治疗。

（二）适应证

动脉溶栓导管及鞘管适用于外周动脉血栓性病变患者。

（三）护理

1. 解释

（1）向患者及家属解释操作目的，是将溶栓导管置入病变动脉，溶栓药物由导管侧孔直接作用于血栓部位，从而溶解血栓，具有对患者创伤小、药物作用直接、用药量少、避免麻醉和手术切口等优点。

（2）告知患者动脉溶栓导管置入后，留置导管的患肢伸直制动，避免过度屈曲。

（3）告知患者如出现肢体疼痛麻木，应及时汇报医生。活动时避免导管牵拉、脱出。

2. 护理要点

（1）动脉置管术后患者取平卧位，沙袋压迫穿刺点4～6小时，观察穿刺处及伤口的出血或渗血情况，严格无菌操作，每日更换穿刺点敷料。

（2）置管溶栓期间患肢制动，保持置管侧下肢中立体位，必要时可以进行下肢约束，留置导管的患肢伸直制动，避免过度屈曲，关节屈曲范围不超过20°，可指导患者进行足背伸屈及踝泵运动。

（3）观察患者的生命体征，询问患者有无肢体的疼痛麻木，观察患肢远端皮肤的色泽、温度、感觉和足背动脉搏动情况，及时发现有无肢体苍白、湿冷，动脉搏动减弱的情况，警惕继发血栓或再灌注损伤的发生。

（4）加强巡视，妥善固定溶栓导管及鞘管，保持导管及鞘管通畅、清洁，避免压折和扭曲。

（5）遵医嘱进行溶栓治疗，介绍药物名称、作用及注意事项。密切观察药物疗效和有无出血倾向，及时监测血常规及血凝常规。

3. 固定方法

（1）无菌敷料中心对准导管穿刺点覆盖，再以弹性胶带妥善固定，松紧适宜。

（2）导管末端较细的一根为溶栓导管，多为不透明彩色状，溶栓导管一般外露40 cm左右，导管成U形固定，绕圈为宜，避免直接扭曲，弹性胶带桥式固定。

（3）溶栓鞘管较粗，一般外露10 cm左右，成U形固定，固定时须注意避开关节活动处。

（4）导管及鞘管管道标识清楚，避免给药错误。

4. 更换时间

（1）留置动脉溶栓导管一般不超过1周，动脉溶栓1～3日复查造影，溶栓结束及时拔管。

（2）敷料有渗液或渗血、污染时，需及时更换，严格无菌操作。

5. 注意事项

（1）动脉溶栓期间，护士加强巡视并每小时记录药物的泵速、剩余量，每班查看动脉溶栓导管和鞘管的外露长度。

（2）保持动脉溶栓导管的通畅，保证溶栓效果，指导患者轴线平移和翻身，必要时进行溶栓肢体的约束。

（3）妥善固定动脉溶栓导管，防止管道移位、脱管，由于溶栓导管外露较长，有30～40 cm，敷料需要包裹导管，胶带蝶形固定，导管接触皮肤的部位防止器械相关性压力性损伤。

（4）由于动脉压力较高，进行溶栓治疗时，当连接导管或更换药液时，避免动脉血液反流、出血及浪费药液，先关闭溶栓导管上的三通开关，待管道全部连接确认完毕后再打开三通泵入药液，停止注射药液前要先关闭三通开关后再停药。

（5）注射药物时确保管道连接紧密，无漏气，管道中无气泡，防止空气栓塞。

（6）在动脉溶栓治疗中，需密切监测患者血常规、出凝血时间、纤维蛋白原及尿常规、粪常规加隐血指标，同时严密观察患者皮肤黏膜、牙龈有无出血，尿液颜色及穿刺处有无出血、渗血；观察患者有无头痛、呕吐、意识障碍，以判断有无颅内出血倾向。

6. 健康教育

（1）置管期间，指导患者导管的自护知识，自我观察有无局部或全身的出血征象，饮食清淡易消化，每日饮水 2000 mL 以上，保持排便通畅。

（2）动脉溶栓导管和鞘管拔管后，沙袋压迫穿刺点，患肢伸直制动 12 小时。指导患者观察有无伤口出血及下肢肿胀、疼痛的症状。

第 7 节　消化内科管道护理

一、鼻胆管

（一）概念

鼻胆管是在诊断性逆行胰胆管造影（ERCP）的基础上，术中一端经十二指肠乳头插入胆管，另一端经鼻孔引流出体外的导管。这是一种新的治疗手段，具有迅速解除胆道梗阻、降低胆道压力、通畅引流的作用。

（二）适应证

（1）急性化脓性梗阻性胆管炎。

（2）ERCP 后或碎石后预防结石嵌顿及胆管感染。

（3）梗阻性黄疸。

（4）胆源性胰腺炎。

（5）胆瘘的预防。

（三）护理

1. 解释

（1）向患者及家属介绍放置鼻胆管的目的、方法、简要过程及术后注意事项。告知患者术中体位，指导其练习俯卧位，头偏向右侧，软枕垫于胸部，双手放于身体两侧。

（2）嘱患者保持情绪稳定，术前注意休息，保证充足的睡眠和充沛的精力。

2. 护理要点

（1）术前向患者宣教逆行胰胆管造影术的术前准备，询问碘过敏史，禁食、禁饮 6～12 小时，特殊患者禁食时间遵医嘱；右手留置浅静脉留置针。

（2）术后卧床休息 6～12 小时，严密监测患者生命体征、意识与精神状态，观察患者有无发热、腹痛、腹胀等，如有恶心、咽部不适，可用漱口水漱口或遵医嘱行雾化治疗，做好患者的解释，避免产生焦虑情绪。

（3）鼻胆管留置期间，在管道外露部位处做好标识，便于每班观察置入长度。

（4）保持鼻胆管引流通畅，妥善固定引流管、引流袋，避免引流管脱落、扭曲、受压、折叠、堵塞。

（5）每班观察引流液的颜色、性质及量，并做好记录。引流出的正常胆汁为金黄色澄明液体，若胆汁浑浊，颜色改变或出现脓性絮状物，提示有胆道感染；若有血性液体流出时，提示出血，应立即告知医生。

（6）术后 3 小时、次日晨监测血淀粉酶，常规禁食 12～24 小时。患者无腹部不适时可遵医嘱进食少量的水和低脂流质，逐渐过渡到低脂半流质饮食，禁食辛辣、油腻性的食物。

（7）正常成人 24 小时胆汁分泌量 800～1200 mL，引流量与疾病种类、鼻胆管置入长度等多种因素相关，若引流液突然减少或引流中断时，应立即告知医生，必要时配合医生冲洗导管。

（8）当患者胆汁引流量、颜色及体温、血象、血淀粉酶恢复正常，无腹痛、腹胀等，可停止胆管引流，拔管后注意观察患者有无发热、腹痛等不适。

3. 固定方法　同胃管固定。一根弹性胶带"人"字形固定于鼻翼，另一根弹性胶带在面颊部用高举平台无张力固定在面颊部或耳垂。

4. 更换时间

（1）鼻胆管一般留置 24～48 小时，具体留置时间可根据患者术后恢复情况和治疗计划决定，达到治疗目标后及时拔除。

（2）引流袋每周更换 2 次，抗反流引流袋每周更换 1 次，负压袋每日更换 1 次。

5. 注意事项

（1）鼻胆管不宜留置过久，以免大量胆汁流失而影响消化功能。

（2）注意胆汁排出量，必要时对胆汁进行常规、细菌学检查或病理检查。

（3）冲洗鼻胆管时应严格执行无菌操作，把握好冲洗速度和压力，避免胆管内压力骤然增高，诱发逆行感染或败血症等不良后果。

（4）鼻胆管冲洗前先负压吸出胆汁，再缓慢注入生理盐水，通畅后再注入冲洗液，保持冲洗液出入量相等，每次注入不超过 20 mL，冲洗速度 10 mL/min。若阻力过大，或患者出现腹痛、恶心、呕吐等不适，应停止冲洗。

6. 健康教育

（1）向患者与家属讲解置管的重要性，告知插管后可能的不适及处理方法。

（2）妥善固定鼻胆管及负压袋，告知有效引流的重要性，避免牵拉或自行拔管，如遇到管道脱出，也不能自行回纳，以免误入胰管诱发胰腺炎。

（3）必要时行保护性约束，向患者及家属做好沟通和解释，签署知情同意书。

二、三腔二囊管

（一）概念

三腔二囊管是具有三个管腔（胃管腔、胃气囊注气腔、食管气囊注气腔）及两个气囊（胃气囊、食管气囊）的导管（彩图 2-66），利用不同部位的气囊压力分别或同时压迫胃底和食管下段静脉达到止血目的的一种治疗技术。适用于肝硬化患者食管下端和胃底静脉曲张破裂出血的应急处理。

（二）适应证 / 禁忌证

1. 适应证

（1）药物控制出血无效，无急诊内镜、无经静脉肝内门 - 体静脉支架分流术、不具备紧急手术条件的患者。

（2）手术后、内镜下注射硬化剂或套扎止血术后再出血，一般止血措施治疗无效的患者。

2. 禁忌证

（1）深昏迷、不能配合操作者。

（2）咽喉部或食管肿瘤病变或曾经手术者。

（3）胸腹主动脉瘤患者。

（4）严重冠心病、高血压、心功能不全者慎用。

（三）护理

1. 解释

（1）向患者及家属介绍三腔二囊管操作目的、操作过程、可能存在的风险，告知配合方法，指导患者做深呼吸及吞咽动作，以消除患者及家属的恐惧心理。

（2）评估肝硬化患者消化道出血的程度及全身情况，检查有无鼻息肉、鼻甲肥厚和鼻中隔偏曲等。

2. 护理要点

1）置管前嘱患者禁食 12 小时，有活动性义齿应取下，以免误咽。对烦躁不安或高度紧张者可肌内注射地西泮 10 mg 或异丙嗪 25 mg。

2）置管后压迫止血护理

（1）取平卧位，头偏向一侧，以免口腔分泌物反流入气管。每日口鼻腔护理两次，嘱患者不要将唾液、痰液咽下，以免误吸。每日 2 次用少许液状石蜡湿润鼻腔，以免三腔管黏附于鼻黏膜。

（2）严密监测生命体征，详细记录胃肠减压引流液、尿量、呕血与粪便的颜色、性状及量，判断出血进展情况。

（3）每班动态观察导管置入长度，警惕导管脱出，如出现恶心，频繁期前收缩，应考虑是否是胃气囊进入食管下段挤压心脏的可能，应适当调整导管位置；若气囊破裂，导管可上移堵塞咽喉部，应立即用剪刀剪断导管，并拔除三腔二囊管。

（4）定时放气，气囊压迫 12 小时后可放气 1 次。应先放食管气囊，再放胃气囊，放气 20～30 分钟，放气期间同时放松牵引，并将三腔管向胃内送入少许，以解除胃底贲门压力，避免局部黏膜糜烂坏死。

3）拔管护理

（1）出血停止 24 小时后可先放气观察 24 小时，如无出血可考虑拔管。拔管前先口服灭菌液状石蜡 20～30 mL，润滑黏膜层和管壁，再抽尽气囊内的气体，最后以缓慢、轻巧的动作拔管。

（2）拔管 24 小时内密切观察有无再出血。禁食 1 日，随后给流质饮食 1～2 日，再逐步过渡到半流质和软食。

3. 固定方法

（1）三腔二囊管的气囊管注气后应将末端反折系紧，以免漏气；胃管端可接负压袋或夹闭，定时抽吸，观察出血是否停止。

（2）三腔管牵引方向与鼻唇部呈 45°，以防鼻腔黏膜与唇部受压而坏死（彩图 2-67）。

（3）鼻唇部可用透明贴或棉球保护，避免压力性损伤。

4. 更换时间　三腔二囊管不需常规更换，达到止血目的后先放气观察 24 小时，如无出血可考虑拔管。三腔二囊管气囊压迫时间一般以 3～4 日为限。

5. 注意事项

（1）置管前应检查胃气囊和食管气囊有无老化、变形，是否漏气。

（2）操作时，为预防置入管道时刺激患者咽喉部发生喷射性呕血而污染操作者，操作者应站在错开患者口腔直线方向，如患者头顶或者患者耳部水平线以上的床旁位置。

（3）床边备好吸引器，防止插管时大量胃内积血反流而窒息。

（4）三腔二囊管要保持有效牵引，外露部分做好标记，每班关注置入长度，避免被拉出。

6. 健康教育

（1）向患者及家属讲解置管的重要性，有效牵引的重要性，避免牵拉或碰撞。

（2）指导患者取平卧位，头偏向一侧，以免口腔分泌物反流入气管，不要将唾液、痰液咽下，以免误吸。

（3）告诉患者如有咳嗽、呼吸困难、胸部不适及时告知医护人员，切勿自行拔管。

第8节　静脉治疗管道护理

一、外周静脉短导管

（一）概念

外周静脉短导管又称为静脉留置针，它是由先进的生物材料制成，穿刺时将软的外套管和针芯一起刺入血管中，当套管送入血管后，抽出针芯，仅将柔软的外套管留在血管中进行输液的一种输液工具。

（二）适应证

（1）短期静脉输液治疗，不宜用于腐蚀性药物等持续性静脉输注。

（2）老年人、儿童、躁动不安的患者。

（3）输全血或血液制品的患者。

（4）需做糖耐量试验以及连续多次采集血标本的患者。

（三）护理

1. 解释

1）置管目的及优点

（1）减少静脉损伤，保护血管，减少穿刺次数。

（2）减轻多次穿刺产生的疼痛。

（3）输液过程中方便活动，使患者更舒适。

（4）保证合理用药时间，为输液、输血提供方便。

（5）保留开放的静脉通道，便于抢救工作。

2）置管过程及置管时配合要求：操作前应对患者和家属说明置管的目的、重要性及必要性，做好解释工作，取得合作。

3）置管后的护理要点及注意事项。

2. 护理要点

（1）操作技术熟练，严格无菌操作，保持穿刺处无菌、干燥。

（2）选择型号合适的外周静脉短导管：在满足治疗方案的前提下，选择管径最细、内腔最少、创伤最小的导管装置。

（3）选择合适的穿刺部位：宜选择上肢静脉作为穿刺静脉，避开静脉瓣、关节部位以及有瘢痕、炎症、硬结等处的静脉，可选择既能满足整个疗程需要又便于留置短导管的部位，在前臂可以增加留置时间，减少留置期间的疼痛，有助于自我护理，并防止意外脱出和栓塞；不要使用下肢静脉穿刺；乳房根治术和腋下淋巴结清扫术的患者应选健侧肢体进行穿刺，不应对有血栓史和血管手术史的静脉进行穿刺。

（4）妥善固定：敷料若有卷边及潮湿及时更换。

（5）加强对穿刺处的观察，注意局部有无红肿、触痛等现象，若渗血不止应及时拔管，局部进行按压。

（6）加强并发症观察：观察有无静脉炎的发生；观察体温有无变化；询问患者有无不适，如有异常疼痛及时拔管。

（7）每次输液前均应抽回血，抽取生理盐水5 mL冲洗导管，以评估导管功能，预防并发症。无法抽到回血或冲洗时有阻力，应考虑是否堵管，切记不可强行推注，以免将凝固的血栓推进血管，造成栓塞。

（8）在每次输液结束后，使用生理盐水 5 mL 进行脉冲式正压封管，保证管路通畅。

3. 固定方法

（1）无菌透明敷贴无张力封闭式固定，以穿刺点为中心，敷贴应将隔离塞完全覆盖。

（2）延长管与导管呈"U"形固定，肝素帽高于导管尖端，与血管平行，Y形接口朝外。

（3）桥式固定肝素帽、注明标识（注明穿刺日期、时间、穿刺者姓名）（彩图 2-68）。

4. 更换时间　外周静脉短导管留置时间为 72～96 小时，穿刺处及局部皮肤如有红肿、触痛、渗液等异常情况，应及时拔除，并做好相应的处理。

5. 注意事项

（1）使用前，应先检查外周静脉短导管的有效期，包装是否完好、产品的完整性及针尖斜面有无倒钩、导管边缘是否粗糙。

（2）严格执行无菌技术操作规程。

（3）密切观察患者生命体征变化及穿刺局部情况。每次输液前后，均应检查穿刺部位及静脉走向有无红肿，及时询问患者有无疼痛与不适。如有异常，应及时拔除导管并做相应处理。

（4）在静脉穿刺困难和（或）静脉穿刺失败后，可采用血管可视化技术，使用近红外光谱技术辅助置入外周静脉短导管。

6. 健康教育

（1）注意保护使用外周静脉短导管的肢体，输液后可以适当活动，如写字、简单家务等，但应避免剧烈活动，如提重物，打球等，避免肢体下垂姿势，以免造成回血堵塞导管。

（2）告知患者如需要洗脸或洗澡应用塑料薄膜将留置针包裹好，穿刺部位避免淋湿，如敷贴潮湿则需及时更换。

（3）睡眠时注意睡姿，避免压迫穿刺血管。

（4）穿脱衣物时，留置导管肢体应先穿后脱，避免将导管勾出或拔出。

（5）无需常规更换敷贴，当敷贴出现卷边、污染或潮湿，应及时更换。

（6）嘱咐患者不能随意转动导管及肝素帽。经常观察穿刺部位及输液情况，如出现红、肿、疼痛、渗液等情况，应及时拔除。

二、经外周静脉置入中心静脉导管

（一）概念

经外周静脉置入中心静脉导管（peripherally inserted central catheter，PICC）是经上肢贵要静脉、肘正中静脉、头静脉、肱静脉、颈外静脉（新生儿还可通过下肢大隐静脉、头部颞静脉、耳后静脉等）穿刺置管，尖端位于上腔静脉或下腔静脉的导管。

（二）适应证

（1）患者病情不稳定和（或）输液方案复杂。

（2）预期超过 3 个月的阶段性化疗。

（3）医嘱连续性输液治疗。

（4）进行有创血流动力学监测。

（5）长期间歇性输液治疗。

（6）有使用超声引导下外周静脉通路穿刺失败或困难的病史。

（三）护理

1. 解释

（1）操作目的是为中长期静脉治疗的患者提供安全和可靠的静脉通路。

（2）告知患者及照顾者 PICC 置管的目的、风险、优点及常见并发症的症状和体征，以及置管流程、配合事项和自我护理等。

2．护理要点

1）更换无针输液接头或肝素帽：使用前要进行预冲，至少每 7 天更换 1 次；输血或输注胃肠外营养液，应每 24 小时更换 1 次；如有血液残留、完整性受损或任何原因从输液装置取下，均应更换新的无针输液接头或肝素帽。

2）冲管和封管

（1）冲、封管原则：生理盐水→给药→生理盐水→肝素盐水（SASH）或生理盐水→给药→生理盐水（SAS）。

（2）冲管时机：静脉给药前后宜用生理盐水 5～10 mL 冲洗所有管腔，限制生理盐水用量的患者减半；在采血、输血、输注胃肠外营养液等高黏滞性药物后，应立即用生理盐水 10～20 mL 冲管；治疗间歇期至少每 7 天冲、封管 1 次。

（3）冲、封管技术：脉冲式冲管，正压封管。

（4）封管液浓度与量：可用 0～10 U/mL 肝素盐水 2～3 mL。

3．固定方法

（1）导管固定应以穿刺点为中心、无张力固定，以不成角、患者舒适为原则，体外导管应完全覆盖于无菌透明敷贴下，突起部分做桥式固定，禁止将胶带直接贴于导管上（彩图 2-69）。

（2）多腔导管宜使用固定装置固定。

4．更换时间

（1）导管留置时间：监测静脉导管穿刺部位，并根据患者病情、导管类型、留置时间、并发症等因素进行评估，尽早拔除导管，不宜超过 1 年或遵照产品使用说明书。

（2）敷料更换时间：宜使用专用护理包；穿刺置管后 24 小时更换 1 次；以后无菌透明敷贴至少每 7 天更换 1 次，纱布敷料应每 48 小时更换 1 次；穿刺部位发生渗血或渗液，敷料松动、污染等完整性受损时应及时更换；如有固定装置，与敷料同时更换。敷料更换后应在标签上注明更换日期、外露长度并签名。

5．注意事项

（1）输注药物前应通过回抽血液来评估导管功能，如遇阻力或者抽吸无回血，应进一步确定导管的通畅性，不应强行冲洗导管。

（2）应使用一次性专用冲洗装置或 10 mL 及以上注射器冲洗导管。

（3）应用脉冲方式冲管，不可依赖重力滴注方式冲管。

（4）如使用双腔或多腔导管应用生理盐水冲洗所有管腔，每次封管时各腔道均应用封管液进行封管。

（5）持续给药期间，微量泵或便携式微量泵推注速度应＞3 mL/h。

（6）不宜用于高压注射泵注射对比剂和血流动力学监测（耐高压导管除外）。

（7）如导管内移，应在皮肤消毒后将导管拔至原刻度；如导管脱出，确定导管尖端位置及药物性质等，判断是否继续使用该导管，不应将导管再送入体内。

（8）皮肤消毒宜选用 2% 葡萄糖氯己定乙醇溶液、有效碘浓度不低于 0.5% 的碘伏和 75% 乙醇。以穿刺点为中心、由内向外用力摩擦消毒皮肤至少两遍，直径＞12 cm，包括外露导管和导管连接部位；消毒液须自然干燥。

（9）导管接口用 75% 乙醇棉片消毒，要求多方位用力摩擦，时间不少于 15 秒。

（10）不宜在穿刺部位使用抗菌油膏。

（11）每日观察重力滴速，发现滴速减慢时应及时查明原因并及时处理。

（12）置管后在护理记录单上记录导管的长度、外露长度、X 线片显示的导管尖端位置；导管名称、型号、规格；所穿刺的静脉名称、臂围；穿刺过程描述及并发症预防，将导管条形码粘贴在知情同意书上。导管维护情况记录在 PICC 维护卡上，如有并发症，其临床表现、处理措施及转归同时记录在护理记录单上。

6. 健康教育

（1）置管后早期功能锻炼以握拳为主，置管侧肢体减少活动。置管 24 小时后可进行日常活动，但应避免过度用力、过度高举及做外展动作，如提过重物品、引体向上、俯卧撑、托举哑铃、拄拐杖等。

（2）置管侧上臂避免测量血压，不可在置管上方行静脉穿刺。

（3）沐浴：可以擦身、淋浴，不可盆浴及游泳。淋浴时建议使用专用保护装置，也可用干毛巾包裹，再用保鲜膜在置管部位缠绕 2～3 圈，上下用胶带粘紧；沐浴时置管侧手臂旁举，避免水淋到穿刺部位；沐浴后检查敷贴下有无潮湿，如有则需更换敷贴。

（4）家务、日常活动：可进行日常工作和活动，如煮饭、扫地等轻体力劳动，但应避免用力搓衣服、抱小孩、拖地板等活动。

（5）维护时间：维护间隔时间最长不能超过 7 天，根据具体情况缩短维护间隔时间。维护应由经过培训的医务人员完成。

（6）观察：每日观察穿刺点及周围皮肤、敷料、导管内有无回血、外露长度等。

（7）发生以下情况，立即至医院就诊：不明原因的体温升高（体温＞38℃）；穿刺部位或沿静脉走向出现红、肿、热、痛，有炎性分泌物；穿刺点渗液、渗血、皮疹，导管内有回血；敷料松脱、卷边、潮湿、污染；置管侧手臂麻木、疼痛、手臂肿胀；导管滑出、回缩。

（8）紧急情况的处理方法：导管离断或破损，将体外部分的导管在破损处上方反折后固定，防止导管尾端回缩至体内，立即到医院进一步处理。

（9）导管一般不用于 CT、MRI 等检查的高压注射。

三、完全植入式静脉输液港

（一）概念

完全植入式静脉输液港（implantable venous access port，IVAP）是一种完全植入体内的闭合静脉输液装置，由输液港座和放射显影的静脉导管系统组成。可用于任何性质的药物输注，尤其适用于长期静脉输液的患者，不宜用于高压注射泵注射对比剂（耐高压导管除外）。

（二）适应证

（1）需长期或重复静脉输注药物的患者。

（2）可用于任何性质的药物输注。

（三）护理

1. 解释

1）操作目的

（1）进行长期和反复静脉输液，减少反复静脉穿刺的痛苦和难度。

（2）防止刺激性药物对外周静脉的损伤，维护方便，增加患者日常生活自由度，可以沐浴，提高生活质量。

2）告知患者置管过程、配合要求以及可能出现的情况，取得患者的理解和合作。

3）讲解置管后护理及注意事项

（1）观察伤口敷料是否干燥，有无渗血、渗液，局部有无红肿等。

（2）植入初期患者可自觉伤口酸痛不适，2～3 天后自行消失。

（3）术后 48 小时切口需换药，如有渗血、渗液及时更换敷料，术后 7～10 天拆线。

2. 护理要点

1）应使用无损伤针穿刺后进行输液。选择合适型号的无损伤针，针尖应位于储液槽基底部。

2）插针方法：无损伤针使用前应预冲，穿刺前应轻触输液港判断穿刺座有无翻转。穿刺时用拇指、示指、中指三指触诊港座边缘，定位穿刺点（勿过度绷紧皮肤），嘱患者深吸气后屏气，固定穿刺针垂直穿刺，有落空感即可。穿刺动作轻柔，如感觉有阻力不可强行进针，以免针尖与注射座底部摩擦，形成倒钩。穿刺成功后，应妥善固定穿刺针，不可任意摆动，防止穿刺针从穿刺隔膜中脱出。

3）输注药物前应通过回抽血液来评估导管功能。

4）冲管和封管

（1）应使用一次性专用冲洗装置或 10 mL 及以上注射器。

（2）给药前后宜用生理盐水脉冲式冲洗导管，如果遇到阻力或者抽吸无回血，应进一步确定导管的通畅性，不应强行冲洗导管。

（3）冲、封管时机：每次使用输液港后，采血或输注高黏滞性液体（输血、白蛋白、脂肪乳剂等）后，两种有配伍禁忌的液体之间，治疗间歇期每 4 周冲、封管 1 次。

（4）冲、封管技术：脉冲式冲管，正压封管。

（5）冲管液量：应用生理盐水 5～10 mL 脉冲式冲管，限制生理盐水用量的患者减半。

（6）封管液量：可用 100 U/mL 肝素盐水 3～5 mL 正压封管。

5）拔针方法：如是安全型无损伤针，用两指固定蝶翼向下，同时向上拔针，听到"click"声提示针完全拔出锁住针尖；普通型无损伤针，则用拇指、示指和中指三指固定港座拔针。拔针后关注患者的面色、呼吸及皮肤情况。

3. 固定方法

（1）在无损伤针针尾下方垫小纱布，不遮挡穿刺点。

（2）导管固定应以穿刺点为中心，无张力固定无菌透明敷贴。

（3）延长管及输液接头处桥式固定（彩图 2-70）。

4. 更换时间

（1）导管留置时间：监测静脉导管穿刺部位，并根据患者病情、治疗、留置时间、并发症等因素进行评估。

（2）无损伤针更换时间：治疗期每 7 天更换，治疗间歇期每 4 周维护时使用。

（3）敷料更换时间：术后 48 小时换药，以后根据伤口情况换药，7～10 天拆线。输液治疗期间每 7 天更换 1 次。如敷料污染、松动或潮湿等，随时更换。

5. 注意事项

（1）输注药物前应通过回抽血液评估导管功能，如遇阻力或者抽吸无回血，应进一步确定导管的通畅性，不应强行冲洗导管。患者如有胸部疼痛、心悸情况则必须进行 X 线摄片检查，重新评估整个装置。

（2）应使用一次性专用冲洗装置或 10 mL 及以上注射器推注药液和冲洗导管。

（3）必须采用脉冲方式冲管，不可依赖重力滴注方式冲管。

（4）持续给药期间，微量泵或便携式微量泵推注速度应 > 3 mL/h。

（5）严禁用于高压注射泵注射对比剂和血流动力学监测（耐高压导管除外）。

（6）皮肤消毒宜选用 2% 葡萄糖氯己定乙醇溶液、有效碘浓度不低于 0.5% 的碘伏和 75% 乙醇溶液。皮肤消毒范围应超过敷料大小，待消毒液自然干燥。

（7）导管接口用 75% 乙醇棉片消毒，要求多方位用力摩擦，时间不少于 15 秒。

（8）每日观察重力滴速，发现滴速减慢时应及时查明原因并及时处理。

6. 健康教育

（1）保持局部皮肤清洁干燥，观察输液港周围皮肤有无红、肿、热、痛等炎性反应。

（2）留针期间，要注意保护输液港，局部避免受压迫、碰撞，不要过度使用置有输液港侧的上肢。

（3）可以从事一般性日常工作、家务劳动和轻松运动。避免使用输液港同侧手臂提过重的物品、引体向上、托举哑铃、打球、蝶泳、仰泳等活动度较大的体育锻炼。

（4）治疗间歇期每4周维护1次，维护应由经过培训的医务人员完成。

（5）严禁用于高压注射对比剂，防止导管破裂（耐高压导管除外）。

第9节　儿科管道护理

一、儿童及新生儿经鼻高流量鼻塞导管

（一）概念

经鼻高流量氧疗（HFNC）是通过不同形式的空氧混合器、加温加湿装置、无需密闭的鼻塞将一定氧浓度的高流量空氧混合气体输送给患儿的氧疗方法。经鼻高流量氧疗时需配置专用鼻塞导管，呈细小的锥形导管，常常短于1 cm，通过该装置将加热到接近人体温度、100%湿度且氧浓度恒定的医用空氧混合气体输送给患儿，具有佩戴方便、舒适度高，易于被患儿接受的优点。

（二）适应证

（1）轻中度低氧血症、没有紧急气管插管指征、生命体征相对稳定的患儿。如早产儿、婴幼儿急性毛细支气管炎、急性呼吸窘迫综合征、心脏术后呼吸衰竭、儿童阻塞性睡眠呼吸暂停、急性哮喘发作等。

（2）对轻度通气功能障碍（pH≥7.30）患儿也可以谨慎应用，但要做好更换为无创正压通气（NPPV）或气管插管有创正压通气的准备。

（三）护理

1. 解释

（1）操作目的：改善氧合状态，减少呼吸做功。波动的低水平呼气末正压，降低死腔通气。给予适宜的加温、加湿，保护气道的纤毛清除功能，增加了患儿的舒适感和依从性。

（2）告知患儿及家属进行经鼻高流量氧疗时的配合及注意事项，用鼻塞导管氧疗会觉得呼气相有点顶气，属正常现象。

2. 护理要点

1）遵医嘱选择相应的机型并安装好管道，调节相应的 FiO_2、氧流量及湿化温度参数，检查各个接口连接准确、无漏气，确保供氧装置通畅。

2）正确佩戴鼻塞导管，防止佩戴过松，导致鼻导管易脱落，达不到设置的吸氧浓度和吸气流速，影响治疗效果。或者佩戴过紧，则会对鼻翼、脸颊造成压力性损伤，给患儿增加痛苦、不舒适。

3）及时添加湿化液，保证加温湿化的连续性和效果。

4）应用 HFNC 之前应对患儿进行适当的心理护理和健康宣教，减轻患儿的焦虑和紧张。

5）及时处理报警

（1）鼻塞堵塞：由于鼻塞打折引起，需及时发现并重新佩戴鼻塞。

（2）化水不足：及时添加灭菌注射用水。

（3）空气过滤片更换：由于病房空气中的尘埃易堵塞空气过滤器，出现报警及时更换。

（4）漏气：最可能的原因是水罐取下后没有安装到位，鼻导管与加热导管连接漏气，或是空气过滤器未安装到位。

（5）氧浓度过高或过低：需检查氧源是否连接正确，测得的氧浓度是否低于或高于允许的限值。

6）保持气道通畅，鼓励并指导深呼吸锻炼，协助患儿取半坐卧位及翻身叩背；鼓励患儿咳嗽咳痰，指导其有效咳嗽，咳痰无力者给予吸痰。也可给予胸部物理治疗。

7）每次使用结束后应彻底终末处理，清洁并消毒仪器。治疗仪表面用消毒液擦拭消毒；鼻塞、加热导管和湿化罐为一次性物品，使用后丢弃于黄色医用垃圾袋中。

3. 固定方法　正确佩戴鼻塞导管，绕在患儿面部，胶带桥式固定（彩图 2-71）。

4. 更换时间

（1）管道 14 天，鼻塞导管 7 天更换 1 次。如有肉眼可见的污渍或湿化罐水位过高应及时更换。

（2）空气过滤纸片应定期更换，建议 3 个月或 1000 小时更换一次。

（3）使用期间，每日更换灭菌注射用水，并注明更换时间。

5. 注意事项

1）HFNC 应用禁忌证类似于无创通气，但与无创通气不同的是对于伴有高碳酸血症的急性呼吸衰竭患儿（Ⅱ型呼吸衰竭），需慎重选择。

2）HFNC 使用不当可造成肺损伤（如气胸和纵隔气肿等），与流量设定过大导致气道压过高有关，设定气流流量需十分谨慎。

3）正确调节参数

（1）吸入气体温度：要根据痰液性状和患儿耐受情况调节。

（2）吸气流速：从高到低设置，只有设置适合患儿的吸气流速，才不会导致患儿憋气，不会因为吸入鼻塞以外的空气而造成湿化不足，氧浓度不够。

（3）氧浓度：根据患儿动脉血气的氧分压调整。

4）鼻导管管径的选择：应根据患儿年龄选择使用外径小于 50% 鼻内径的最大型号，可以减少鼻塞周围漏气，防止不良反应发生，提高气道正压。鼻塞不应堵塞鼻孔，且在每个鼻塞和鼻孔周围应可以看到明显的间隙，如果婴儿适合两个尺寸时，选择较小的尺寸。

5）固定鼻塞导管时应利用鼻塞的弧度，顺势插进患儿鼻孔，将鼻塞导管绕在患儿面部，这样可以使鼻塞导管内冷凝水的形成减少到最低。

6. 健康教育

（1）在临床中患儿往往因为呼吸费力而张口呼吸，为保证治疗效果，在使用过程中要不断地提醒患儿尽量用鼻呼吸，不能张口呼吸。

（2）告知患儿及家属活动时避免牵拉，不要擅自取下鼻塞导管，如有不适及时告知医护人员。

二、新生儿 CPAP 鼻导管

（一）概念

持续气道正压（continous positive airway pressure，CPAP）是在自主呼吸的条件下，提供一定的压力水平，使整个呼吸周期内呼吸道均保持正压的通气方式。使用 CPAP 时需要特殊的仪器及管道，新生儿 CPAP 鼻导管是用于经鼻 CPAP 支持的专用导管。

（二）适应证

（1）早产儿出生后不久，出现呼吸窘迫。

（2）头罩吸氧时，不能维持正常氧浓度。

（3）在近期拔除气管插管者，出现明显三凹征和（或）呼吸窘迫。

（4）早产儿呼吸暂停。

（5）应用于肺泡功能残余气量减少和肺顺应性降低的肺部疾病，如肺透明膜病、吸入性肺炎、肺水肿、肺出血及心脏术后等。

（三）护理

1. 解释

（1）操作目的：保持气管通畅，增加功能残气量，防止肺不张，改善肺部氧合，主要用于治疗早产儿新生儿呼吸窘迫综合征（NRDS）及有创呼吸机撤机过程。

（2）告知患儿及家属进行经鼻CPAP治疗时的必要性和重要性，治疗过程的配合及注意事项。患儿哭闹会影响治疗效果，因此要尽量保持患儿安静。

2. 护理要点

1）调整好患儿体位，连接好无创通气装置，正确佩戴CPAP鼻塞导管，重点安置好与患儿的连接部，以免过紧压迫局部，引起鼻黏膜、鼻中隔组织缺血坏死。

2）呼吸道管理

（1）确保管道的密闭和通畅，避免导管扭曲、折叠或漏气。患儿哭闹也会导致压力变化使肺容积减小最终影响治疗，可以给予安慰奶嘴或者遵医嘱给予镇静剂使患儿安静。

（2）保持呼吸道的通畅，保证湿化效果，及时清理呼吸道分泌物。依据患儿病情需要，进行口咽部、鼻腔吸痰。

3）并发症的预防及处理

（1）鼻部皮肤损伤：可采用水胶体敷料预防压疮的发生。每隔4小时松动鼻塞并检查鼻中隔皮肤情况，鼻塞和鼻罩交替使用。

（2）腹胀：空气进入胃内引起的腹胀，使膈肌上升而影响呼吸，如有需要应留置胃管进行胃肠减压。

4）密切观察患儿症状和体征，准确评估判断患儿氧合情况及病情变化，发生异常情况立即向医生汇报，及时处理。

（1）患儿口唇和口腔黏膜有无发绀。

（2）出现呼吸急促和胸廓凹陷的患儿通常肺顺应性下降。患儿呈现桶状胸，深呼吸，呼吸频率正常或低可能提示气道阻力增加。

（3）拔管后的患儿出现胸廓逐渐凹陷、吸气性喘鸣，提示有上呼吸道阻塞的可能，可通过听诊判断是否存在气道阻力增加或分泌物的存在。

5）做好CPAP呼吸回路管道和接头的消毒以及手卫生，保持室内空气新鲜，做好物体表面消毒和空气消毒，预防感染。

6）为患儿营造良好的环境，可以实施鸟巢式护理，尽量进行集中化护理操作，以减少刺激诱发肺血管的收缩，保持患儿安静。

3. 固定方法

（1）先固定CPAP帽子：正面过前额，背面包后脑，侧面过耳垂，左右对称，松紧适宜，根据患儿情况适当调整。

（2）鼻塞/鼻罩安放正确，CPAP导管位置合适，松紧适宜。帽前檐搭扣固定送气管及测压管，发生器两侧绳子分别由后向前、由内向外穿于帽子两侧（彩图2-72），固定于帽子左右侧搭扣上，松紧适宜；CPAP发生器排气管固定于帽顶，对于鼻塞患儿，应将排气管固定成拱形，减少对患儿鼻中隔的压迫。

4. 更换时间 CPAP管道、湿化罐均为一次性使用，表面应保持清洁，发现被血液、体液污染及时用 1000 mg/L 含氯消毒液或酸化水擦拭消毒。

5. 注意事项

（1）每次使用前检查呼吸机管道连接情况，避免破损漏气，保持呼气口通畅，使用过程中检查呼吸机管道及接头是否漏气。

（2）固定松紧适宜，避免张力过高引起不适。

（3）保护受压部位皮肤，必要时使用减压贴。

（4）在治疗前或治疗中给予患儿翻身叩背，适当间歇饮水。

（5）加强气道湿化，掌握气道吸引的技巧，吸引前后增加氧浓度，减少由于气道吸引导致的心肺功能紊乱、低氧血症、心率过缓和高血压等，每次经鼻塞吸痰时间越短越好。

（6）注意呼吸机管道的消毒及鼻罩或面罩的清洁，鼻罩或面罩专人专用。

（7）避免在饱餐后使用呼吸机，一般在餐后 1 小时左右为宜。

（8）若使用后出现不适，如胸闷、气短、剧烈头痛、鼻或耳疼痛时，应停止使用呼吸机，并通知医生。

6. 健康教育　告知患儿家属无创通气的目的、方法，可能出现的不适及如何避免，取得患儿家属的配合。

第 10 节　其他管道护理

一、吸氧管

（一）概念

吸氧管为患者提供经鼻吸氧的细长导管，分为单鼻塞和双鼻塞导管。

（二）适应证

（1）呼吸系统疾病影响肺活量者。

（2）心脏功能不全，使肺部充血导致呼吸困难者。

（3）中毒后氧不能由毛细血管渗入组织而产生缺氧者。

（4）昏迷患者，如脑血管意外等。

（5）某些外科手术后患者、大出血休克或颅脑疾患者、产程过长或胎心音异常等。

（三）护理

1. 解释

（1）操作目的是提高动脉血氧分压和血氧饱和度，增加血氧含量，纠正缺氧。

（2）告知患者吸氧期间注意用氧安全，做好"四防"（防火、防油、防热、防震）。避免自行摘除鼻导管或调节氧流量。保持导管通畅，避免导管扭曲、受压。及时清除呼吸道、鼻腔分泌物。如感到鼻咽部干燥或胸闷等不适时，及时告知医护人员。

2. 护理要点

（1）根据病情选择合适的氧流量：低流量 1～2 L/min，中等流量 2～4 L/min，高流量 4～6 L/min，小儿 1～2 L/min。

（2）吸氧过程中观察患者脉搏、血压、呼吸、精神状态，面部、口唇、甲床颜色，必要时可测定动脉血气分析判断用氧效果，发现异常及时处理。

（3）急性肺水肿患者，可在湿化瓶内加入 20%～30% 乙醇溶液，以降低肺泡内泡沫表面张力，改善肺部气体交换。

（4）持续吸氧患者，每日清洁鼻腔黏膜和吸氧管鼻塞，观察鼻腔黏膜是否干燥及有无红肿溃疡，发现异常及时处理。

（5）新生儿吸氧应严格控制用氧浓度和用氧时间，尤其早产儿对氧敏感度高，易发生支气管肺发育不全、眼晶状体后纤维增生，甚至引起永久性失明等严重并发症，因此应严密监测动脉血氧分压和二氧化碳分压，防止氧中毒和二氧化碳潴留。

3. **固定方法** 放松导管固定圈，将鼻塞置入患者鼻腔，导管固定于患者两侧耳后，调节固定圈松紧适宜。

4. **更换时间** 持续吸氧患者，每天更换湿化液（灭菌蒸馏水／纯化水），每周更换过滤管、湿化瓶和鼻导管。

5. **注意事项**

（1）严格遵守操作规程，注意用氧安全，做好"四防"（防火、防油、防热、防震），氧气筒上有医用氧合格标志、有效期及"四防"标识。

（2）用氧过程中需调节氧流量时，应先取下鼻导管，调节好流量后再插入鼻导管。停止吸氧时，先取下鼻导管，再关闭流量表。

（3）保持吸氧管松紧适宜、管道通畅，避免扭曲、受压。

（4）注意观察患者吸氧后缺氧症状无改善，应及时检查管道连接有无漏气，吸氧管是否通畅，发现问题及时处理，并及时清除呼吸道分泌物，防止无效吸氧。

6. **健康教育**

（1）向患者及家属解释吸氧的必要性。

（2）指导患者进行有效呼吸。

二、创面负压封闭引流管

（一）概念

创面负压封闭引流技术（VSD）指将传统负压引流与现代封闭性敷料相结合，使局部创面形成密闭环境，通过可控制的持续负压吸引以清除创面坏死组织与渗出物，从而促进创面愈合的一种全新的治疗方法。VSD技术需要的材料和设备包括泡沫材料、引流管、透性粘贴薄膜及负压源。

（二）适应证

（1）重大软组织挫裂伤及软组织缺损、溃疡（糖尿病溃疡）、压力性损伤等。

（2）大血肿及积液。

（3）骨筋膜室综合征、开放性骨折可能或合并感染、关节腔感染、急慢性骨髓炎。

（4）体表脓肿和化脓性感染。

（5）手术切口感染。

（6）植皮术后植皮区。

（三）护理

1. **解释**

（1）操作目的：具有清除创面坏死组织与渗出物的作用，可以减少换药频率，减轻患者痛苦，简单易行、效果可靠。

（2）告知患者及家属，翻身时不能牵扯、压迫、折叠引流管。引流处出现瘙痒疼痛不适时，不能随意搔抓及揭开敷料。管道出现异常声音、破损时，应及时告知护士。

2. **护理要点**

（1）四肢使用时抬高患肢，观察患肢末梢血液循环，保持患肢功能位。

（2）正确连接负压引流装置，妥善固定管道，避免牵拉、扭曲、折叠引流管，保障引流持续通畅，及时观察引流液的颜色、性质、量和气味。

（3）维持有效负压，调节负压为 0.02～0.06 MPa（125～450 mmHg），负压过低或过高均可导致引流管堵塞，负压过高还可导致出血、张力性水疱等并发症的发生。密切观察负压情况，检查负压源是否正常，引流管内液体柱是否流动。一旦发现负压失效立即查找原因并报告医生，必要时重新封闭被引流区或更换引流装置。

（4）保持管道的密闭和无菌，严格执行无菌技术操作，引流管的位置应低于出口，引流量达到引流瓶 2/3 时应更换引流瓶。

（5）长期卧床患者应经常协助更换体位，早期进行床上活动。更换体位时，防止引流管被压迫或折叠而阻断负压源。

3. 固定方法

（1）创面负压置管后，防止牵拉、压迫、折叠引流管，一般不需要胶带额外进行固定。如管道较长可采用管道固定夹子，将引流管环绕两圈后调整合适的长度固定在床单上。

（2）引流管道妥善放置，标签纸上标注管道名称、时间并贴于管道上。

4. 更换时间

（1）创面负压引流装置：一般为 5～7 天，一般在 7 天后拔除或更换。

（2）敷料更换时间：敷料更换时间与引流装置同步，每 5～7 天更换 1 次，定时观察创面愈合情况。

（3）引流瓶更换时间：引流量达到引流瓶 2/3 时应及时更换引流瓶。

5. 注意事项

（1）不可按压敷料，以免吸附的液体被挤压到周围皮肤，不利于粘贴。

（2）更换负压吸引瓶时，为了防止引流管内的液体反流到敷料内，先钳夹住引流管，关闭负压源，然后进行更换。

（3）透性粘贴薄膜密封的创面，禁止接触热源，如宽谱仪照射、神灯、热水袋等。

（4）重点观察敷料是否塌陷、引流管管形是否存在，判断负压是否有效，观察有无大量新鲜血液被吸出、负压管的负压压力是否在规定范围内。

6. 健康教育

（1）告知患者及家属创面负压引流管引流的重要性及配合方法。

（2）告知功能锻炼的重要性及方法。

（3）指导保持管道通畅，避免扭曲、折叠、受压的方法。

（4）指导观察创面负压引流管有效的引流方法。

三、腹膜透析管

（一）概念

腹膜透析管指肾脏病患者治疗终末期，在患者腹腔内置入的导管，该导管一端留置于患者腹腔内，另一端位于腹腔外，是腹膜透析液进出腹腔的通路。治疗时向腹腔内灌入一定量的生理性腹膜透析液，利用腹膜的半渗透膜特性，通过弥散、渗透作用，以达到清除体内代谢产物、毒性物质及纠正水、电解质平衡紊乱的目的，是一种有效的肾脏替代治疗方式，因此，腹膜透析管是腹膜透析患者的生命线。

（二）适应证

（1）急、慢性肾衰竭。

（2）急性药物和毒物中毒。

（3）水、电解质失调。

（4）高尿酸血症。

（5）多发性骨髓瘤、甲状腺功能亢进、急性肝损伤、急性胰腺炎等。

（三）护理

1. 解释

1）操作目的

（1）通过置入导管，定时输入腹膜透析液，利用人体自身的腹膜作为透析膜，通过不断更新腹透液清除体内潴留的代谢产物和过多的水分，达到肾脏替代或支持治疗的目的。

（2）安全、简便、有效，易于操作，较血液透析受地点、空间和人员的限制相对较小，透析治疗后生活和工作自由度较高，可以居家治疗，交叉感染概率低。

2）告知患者置管后不可自行调整，妥善固定，防止牵拉或扭曲。

3）住院期间示范并教会患者及家属有关腹膜透析操作的基本步骤及日常护理。

2. 护理要点

1）注意检查透析管道与外接管道之间连接紧密，避免脱落及腹腔外管道扭曲。

2）腹膜透析操作护理：每次操作前需仔细检查管道有无破损，一经发现应立即更换；分离各连接导管应注意消毒和无菌操作，避免接头污染；观察透析管出口处有无渗血、漏液、红肿等，若有上述情况应予以处理。

3）观察患者腹透液灌入和引流是否流畅、引流液有无絮状物及浑浊。

4）注意保护透析管道。

（1）在接触管道前洗手，谨防细菌通过管道进入腹腔。

（2）将管道妥善固定于皮肤，防止牵拉。

（3）避免损伤出口处皮肤造成感染。

（4）勿在管道附近使用利器，如刀、剪等，防止管道机械性损伤。

（5）遵医嘱护理管道出口处皮肤，在每次淋浴后都应进行出口护理，忌盆浴。

5）做好导管出口处护理及观察有无感染

（1）出口处护理应在清洁的房间进行，环境要求同腹透操作。

（2）首先揭下出口处敷料，对出口处皮肤进行检查。看：观察出口处有无红、肿，有无结痂。按：用手指环形按压出口周围皮肤，看是否有压痛。挤压：顺着透析管管道的方向，由切口处向出口挤压，看是否有疼痛，并检查出口处有无渗液。如有渗液还应观察性状（脓性、血性或水性）及颜色，并打电话咨询医务人员。

（3）用碘剂消毒出口周围皮肤：由内向外，避免碘剂接触出口破损皮肤，防止肉芽组织生长。

（4）出口外周皮肤消毒后，使用生理盐水清洁出口，如有结痂不可用力揭下，需用生理盐水将结痂泡软后轻轻洗掉。

（5）如有感染须在医务人员的指导下使用药物。

6）腹膜炎观察及处理

（1）密切观察腹膜炎的三个典型症状：腹部压痛、反跳痛和腹肌紧张，以及有无腹透液浑浊。

（2）保留浑浊的透析液。

（3）立即冲洗腹腔：在引流结束后将新鲜的腹透液灌入腹腔并立即引流出来，如此反复冲洗数次。

（4）指导患者出现腹膜炎症状后应取坐位或半卧位休息，使炎症局限。

7）透出液异常的观察与处理

（1）透出液为粉红色：冲洗腹腔，方法同腹膜炎的处理，反复冲洗直至透出液清亮。

（2）透出液浑浊：警惕腹膜炎的发生。将浑浊的透析液标本保留下来，冲洗腹腔后，携带浑浊的透析液到医院就诊。

（3）出现蛋白凝块：提示透析液中细胞或纤维增多，也是炎症的表现之一，应打电话到医院告知医务人员，或直接到医院就诊。

8）透析管引流不畅或透析管堵塞：常见原因有腹膜透析管移位、受压、扭曲、纤维蛋白堵塞、大网膜的粘连等。处理方法如下：

（1）改变患者的体位。

（2）排空膀胱。

（3）服用导泻剂或灌肠，促使患者肠蠕动。

（4）腹膜透析管内注入肝素、尿激酶、生理盐水、透析液等可使堵塞透析管的纤维块溶解。

（5）可在 X 线透视下调整透析管的位置或重新手术置管。

3. 固定方法

（1）置管出口处使用无菌敷料覆盖。

（2）外接短管固定方法：可采用特制小腰带对腹膜透析外接短管进行固定，腹膜透析完毕后，可将外接短管及碘伏帽自缺口处装入小腰带中。在小腰带连接处装上尼龙搭扣，可根据患者的腰围大小进行适当的调节，使用时以能放进一个手指为宜，不可过紧，以免增加腹压，影响腹腔血液供应（彩图 2-73）。

4. 更换时间

（1）腹膜透析管一旦置入且功能良好，只要患者需要透析，就将持续留置于体内。

（2）腹膜透析外接短管一般 3～6 个月更换 1 次，如有破损或开关失灵时应立即更换。

（3）早期透析管出口处使用无菌敷料覆盖，一般每周换药 1 次。

（4）居家患者透析管出口处使用无菌敷料覆盖，一般隔天换药 1 次，有污染或者洗澡后及时更换。

（5）碘伏帽一次性使用，不能重复使用。

5. 注意事项

（1）腹膜透析管置入后常规需等伤口愈合才能启用。

（2）更换透析液时，要注意环境清洁、光线充足，交换透析液的场所要定期打扫卫生并定期空气消毒。

（3）做好透析液每次进出腹腔的时间、液量、性质的记录，定期送检做细菌培养及药物敏感试验。

（4）做好记录。

6. 健康教育

（1）向置管前期的患者讲解腹膜透析的相关知识，使患者了解透析的目的、原理和优点等。

（2）对于置管后的患者，示范并教会患者及家属有关腹膜透析操作的基本步骤及日常护理，包括腹膜透析的换液操作、导管及出口处的护理方法、液体平衡及饮食指导、合理的运动方式、腹膜透析并发症及原发病药物治疗并发症的防治、腹水及水肿部位皮肤的护理等。

（3）对出院前患者相关操作及理论知识进行再培训及考核，确保患者居家腹膜透析的质量及安全。

（4）定期随访、及时发现问题。如出现腹膜炎时需及时就医，虽然自行冲洗腹腔后由于腹腔内的细菌被稀释，会感觉症状缓解而忽略就医，实际上炎症并没有得到控制，需及时携带浑浊的腹透液就医。

（5）淋浴时应注意保持伤口清洁、干燥。伤口未愈合前，淋浴时使用肛袋保护伤口，忌盆浴；伤口愈合后，可在无保护下淋浴，每次淋浴后必须进行伤口护理。

四、硬膜外 / 鞘内自控镇痛导管

（一）概念

硬膜外自控镇痛（patient controlled epidural analgesia，PCEA）指将局麻药和（或）阿片类镇痛药注入硬脊膜外腔产生节段性脊神经阻滞，使其支配的相应区域产生镇痛作用的方法。硬膜外镇痛导管指在术中留置或经腰椎穿刺置入硬膜外，用以实施患者自控镇痛（patient controlled analgesia，PCA）的导管。

鞘内镇痛（intrathecal analgesia）指将镇痛药物注入蛛网膜下隙，经脑脊液循环直接作用于脊髓、脑产生镇痛作用的技术，具有起效快、镇痛效果确切、药物用量小、药物不良反应少等优点，临床上在难治性癌痛及非癌痛治疗中的应用日益广泛。鞘内镇痛导管指在术中留置或经腰椎穿刺置入蛛网膜下隙，用以实施 PCA 的导管。

（二）适应证 / 禁忌证

1. 适应证

（1）患者愿意接受 PCA 技术，并且能够配合硬膜外 / 蛛网膜下隙穿刺操作。

（2）手术后疼痛患者，如胸部或腹部手术患者和骨科手术患者。

（3）产妇的分娩镇痛。

（4）癌性疼痛。

（5）难治性非癌性疼痛。

（6）其他如慢性难治性心绞痛、肌强直和痉挛等。

2. 禁忌证

（1）患者不愿意接受 PCA。

（2）穿刺部位感染。

（3）血液病或正接受抗凝治疗的患者。

（4）严重的低血容量、严重贫血及休克患者。

（5）明显的脊柱畸形、强直性脊柱炎、过度肥胖患者。

（6）药物依赖或成瘾。

（7）心理状态不稳定。

（8）药物输注系统植入禁忌证，如脑及椎管内占位病变、严重全身或局部感染、脓毒血症、凝血功能障碍等。

（三）护理

1. 解释

（1）操作目的：进行经硬膜外 / 蛛网膜下隙持续或自控注入局麻药和（或）阿片类药物，及时、灵活、有效控制疼痛。

（2）向患者介绍置管的步骤以及需要患者配合的注意事项，特别是术中体位，在置管过程中如有不适，及时汇报医护人员。

（3）告知患者注意管道的保护，避免打折、牵拉，防止管道松脱。注意镇痛泵的保护，避免浸湿和剧烈碰撞。

2. 护理措施

（1）硬膜外置管前要开放静脉通道和生命体征监测，取得患者配合，护士应了解镇痛泵各项参数，保持输液通畅。

（2）妥善固定管道，防止搬运患者或患者活动时出现非计划性拔管。

（3）确认管道在位、通畅，确保镇痛泵运行良好，观察储液囊中的药量与所用时间或按压次数相符，当储液囊中的药量＜30 mL，应通知医生及时补充药液。

（4）硬膜外／鞘内自控镇痛泵放置于患者枕边或垂直悬挂于床头，下床活动时可置于上衣口袋内。

（5）观察置管前后疼痛缓解情况及阿片类药物输注后的疗效与不良反应，患者若有头痛、头晕等脑脊液漏的发生，立即汇报医生。

（6）观察置管处皮肤情况，保持伤口敷料清洁干燥，发现红肿、渗出，及时汇报。

3．固定方法

（1）穿刺点置于透明敷贴中心，无张力固定；导管从置管处向远端用无菌敷料覆盖并固定，防止牵拉扭曲等导致导管脱出。

（2）标签纸上标注更换敷料时间、更换者姓名并贴于透明敷贴边缘。

（3）镇痛泵与穿刺导线各端口连接紧密，必要时胶带固定。

4．更换时间

（1）硬膜外导管用于术后镇痛一般放置 2～3 天，慢性疼痛不超过 15 天。

（2）固定硬膜外导管的敷料及胶带无特殊情况（出血、漏液、脱落），一般不予更换。如穿刺点敷料出现浸湿，及时更换。

（3）硬膜外导管接头部位脱落且无法确保无菌原则时应拔除导管，终止 PCEA。

（4）鞘内泵蝶形针定期更换（2～4 周）。

5．注意事项

1）观察镇痛效果：及时评估、记录疼痛变化、发作规律，便于医生调整药物剂量。

2）防止管道脱出：由于导管留置于易受压的腰背部，当翻身不当敷料易脱落而导致置管脱出或扭曲，应注意观察背部敷料固定情况及导管有无打折、扭曲、滑出。

3）根据药物性质，观察相应药物的作用及不良反应，必要时监测生命体征。及时发现呼吸抑制、尿潴留、皮肤瘙痒等不良反应，及时处理并记录。

4）做好皮肤护理。

（1）因硬膜外导管留置在易于受压的腰背部，应注意避免长期受压导致皮肤压力性损伤。

（2）应用程控镇痛装置者，注意观察局部皮肤情况，皮下埋泵处避免体位受压。

（3）止痛泵的应用，使皮肤肌肉对疼痛、压痛反应迟钝，加之长时间卧床，易产生压疮，应按时协助翻身并做好骨突出部位的防护。

6．健康教育

（1）指导患者多休息，适当活动，增加营养，提高免疫力。

（2）指导患者正确穿脱衣服，翻身或者擦身时，避免牵拉，保护管道，如有松脱，及时汇报医生。

（3）指导患者出现爆发痛时，使用镇痛泵自控给药。

（4）院内其他科室患者，若持续镇痛，告知患者及家属药物维持时间，药物快耗尽及时通知麻醉科／疼痛科拔管或更换药盒。

（5）带鞘内泵出院患者管理：用药量稳定后患者出院；配好 PCA 泵，到医院换泵。

五、外周／中心静脉镇痛导管

（一）概念

经静脉自控镇痛（patient controlled intravenous analgesia，PCIA）指将阿片类药物、非甾体抗炎药等通过静脉途径给药的镇痛方法。临床上 PCIA 操作简单，起效快，疗效好，适应证广，可用于手术后镇痛以及癌痛的综合治疗等。外周／中心静脉镇痛导管指在经外周静脉或中心静脉置入的导管，用以实施 PCIA 的导管。

（二）适应证

（1）术后急性疼痛。

（2）分娩镇痛。

（3）癌性疼痛。

（4）烧伤性疼痛。

（5）内科疼痛患者。

（6）创伤性疼痛。

（7）儿童患者的疼痛治疗。

（8）其他急性疼痛的治疗 急性发作的腰、下肢疼痛、神经痛等亦可应用。

（三）护理

1. 解释

（1）操作目的：进行经静脉途径持续或自控注入阿片类药物或非甾体抗炎药等，及时、灵活、有效控制疼痛。

（2）向患者介绍置管的步骤以及需要患者配合的注意事项，取得患者配合。

（3）告知患者注意管道的保护，避免打折、牵拉，防止管道松脱。注意镇痛泵的保护，避免浸湿和剧烈碰撞。

2. 护理措施

（1）评估患者外周血管条件，尽量选择粗、直静脉，避开关节、静脉瓣。

（2）评估患者中心静脉置管，正确判断通路状态。

（3）置管成功后，妥善固定。患者活动、出汗等情况下敷料易脱落而导致导管脱出或扭曲，应注意观察穿刺处敷料固定情况及导管有无打折、扭曲、滑出。

（4）观察穿刺处情况，保持伤口敷料清洁干燥，发现红肿、渗出，及时汇报医生处理。

（5）PCIA 泵机体与穿刺导线各端口连接紧密，严防脱落。

（6）连接镇痛泵后，护士应了解镇痛泵各项参数，特别是每小时药物输注量。

（7）观察镇痛泵是否运行良好，确认管道是否在位、通畅，观察储液囊中的药量与所用时间或按压次数是否相符，当储液囊中的药量＜30 mL，应通知医生及时补充药液。

（8）观察患者疼痛情况，阿片类药物输注后的疗效及不良反应，有无头晕、恶心、呕吐等不适发生，一旦发生嘱患者绝对卧床，并汇报医生。

（9）每小时记录各参数（负荷量、背景剂量、锁定时间、限制剂量），已输入量及剩余量等。

3. 固定方法

（1）穿刺点置于透明敷贴中心，标签纸上标注更换敷料时间、更换者签名并贴于敷料边缘。

（2）静脉穿刺置管或维护后，将导管从近端向远端用无菌敷料固定，防止牵拉扭曲等导致导管脱出。

4. 更换时间

（1）同静脉导管维护规范。

（2）连续输液过程中的 PCIA 导管接头及其他 PCIA 通道每隔 48～72 小时更换 1 次。

5. 注意事项

（1）PCIA 泵导管连接途径不同，泵内镇痛药物不相同，连接前要双人严格核对。根据泵内药液性质，观察相应药物的作用及不良反应，必要时监测生命体征。

（2）如果连接三通开关，则将 PCIA 泵接在延长管近端，严禁接在延长管远端。

（3）患者出现恶心、呕吐，应让其头偏向一侧，防止误吸，及时清除口腔内呕吐物，保持呼吸道通畅，并及时通知医生。

（4）注意药物配伍禁忌，尽可能使用单独通路。若需通过 PCIA 的静脉通路滴注其他液体，必须严格控制最初的给药速度，防止管道内的镇痛药快速进入人体而导致生命危险。

（5）观察镇痛效果，及时评估、记录疼痛变化、发作规律，便于医生调整药物剂量。

6. 健康教育

（1）指导患者多休息，适当活动，增加营养，提高免疫力。

（2）指导患者正确穿脱衣服，翻身或者擦身时，避免牵拉，保护管道，如有松脱，及时汇报医生。

（3）指导患者出现爆发痛时，使用镇痛泵自控给药。

参 考 文 献

［1］ 杨艺. 急危重症护理［M］. 南京：江苏凤凰教育出版社，2013.

［2］ 张波，桂莉. 急危重症护理学［M］. 4 版. 北京：人民卫生出版社，2017.

［3］ 邱海波，黄英姿. ICU 监测与治疗技术［M］. 上海：上海科学技术出版社，2009.

［4］ 赵庆华. 危重症临床护理实用手册［M］. 北京：人民卫生出版社，2014.

［5］ 王欣然，孙红，李春燕. 重症医学科护士规范操作指南［M］. 北京：中国医药科技出版社，2016：37-39.

［6］ 成守珍，高明榕. ICU 临床护理思维与实践［M］. 北京：人民卫生出版社，2012：260-265.

［7］ 吴欣娟，孙红. 重症医学科护理工作指南［M］. 北京：人民卫生出版社，2016：160-163.

［8］ 蔡虹，高凤莉. 导管相关感染防控最佳护理实践专家共识［M］. 北京：人民卫生出版社，2018：25-26.

［9］ 李庆印，陈永强. 重症专科护理［M］. 北京：人民卫生出版社，2018：471-472.

［10］ 马涛洪，韩文军. 麻醉护理工作手册［M］. 北京：人民卫生出版社，2017：228.

［11］ 刘大为. 临床血流动力学［M］. 北京：人民卫生出版社，2013：263.

［12］ 邵小平，杨丽娟，叶向红，等. 急危重症护理技术规范［M］. 上海：上海科学技术出版社，2019：165-169.

［13］ 邓小明，李文志. 危重病医学［M］. 4 版. 北京：人民卫生出版社，2019.

［14］ 邱海波，于凯江，杨毅，等. ICU 主治医师手册［M］. 2 版. 南京：江苏科学技术出版社，2013.

［15］ 龙村. ECMO- 手册［M］. 北京：人民卫生出版社，2007：256-271.

［16］ 郑蔚，张丽. ECMO 应用及管理［M］. 郑州：河南科学技术出版社，2017：30-48.

［17］ 袁勇. 体外膜肺氧合 ECMO 临床实践［M］. 北京：化学工业出版社，2016：150-154.

［18］ JOHN T. DAUGIRDAS, PETER G. BLAKE, TODDS. ING（吴兆涛）. 透析手册［M］. 北京：人民卫生出版社，2017.

［19］ 王质刚. 血液净化学［M］. 北京：北京科学技术出版社，2016.

［20］ 向晶，马志芳. 血液透析专科护理操作指南［M］. 北京：人民卫生出版社，2014.

［21］ 陈香美. 2010 血液净化标准操作规程［M］. 北京：人民军医出版社，2010.

［22］ 刘大为. 实用重症医学［M］. 2 版. 北京：人民卫生出版社，2017.

［23］ 崔焱. 护理学基础［M］. 北京：人民卫生出版社，2001.

［24］ 彭南海，黄迎春. 肠外与肠内营养护理学［M］. 南京：东南大学出版社，2016：59-64.

［25］ 彭南海，高勇. 临床营养护理指南——肠内营养部分［M］. 南京：东南大学出版社，2012.

［26］ 李乐之，路潜. 外科护理学［M］. 6 版. 北京：人民卫生出版社，2017.

［27］顾恺时. 胸心外科手术学［M］. 上海：上海科学技术出版社，2003：557-560.

［28］汪小华，杨小芳，胡雁秋. 心血管系统疾病护理实践手册［M］. 北京：清华大学出版社，2016：201.

［29］汪小华，惠杰，沈振亚. 心血管护理学［M］. 苏州：苏州大学出版社，2013.

［30］ROBERT M. BOJAR. 成人心脏外科围手术期处理手册［M］. 高长青等，译. 北京：科学出版社，2012.

［31］霍孝蓉. 护理常规［M］. 南京：东南大学出版社，2013：93-94.

［32］沈梅芬，徐岚. 神经系统疾病护理实践手册［M］. 北京：清华大学出版社，2015.

［33］王海芳，潘红英，孟华. 临床护理常规手册［M］. 北京：清华大学出版社，2017.

［34］李小寒. 基础护理学［M］. 6版. 北京：人民卫生出版社，2017：334.

［35］郭振华，那彦群. 实用泌尿外科学［M］. 2版. 北京：人民卫生出版社，2017.

［36］施锡恩，吴阶平. 泌尿外科学［M］. 北京：人民卫生出版社，1963：2132-2136.

［37］那彦群，叶章群，孙光. 泌尿外科指南［M］. 北京：人民卫生出版社，2011：364-368.

［38］那彦群，叶章群. 中国泌尿外科疾病诊断治疗指南手册：［M］. 北京：人民卫生出版社，2014.

［39］许秀芳，李晓蓉，刘玉金. 肿瘤介入护理学［M］. 北京：科学出版社，2011：170-176.

［40］李麟荪，徐阳，林汉英，等. 介入护理学［M］. 北京：人民卫生出版社，2015.

［41］莫伟，李海燕. 外周血管疾病介入护理学［M］. 北京：人民卫生出版社，2017.

［42］苏晔. 心血管病护理及技术专业知识——心血管介入护理分册［M］. 北京：北京大学医学出版社，2019：184-188.

［43］罗健，刘义兰. 消化内科临床护理思维与实践［M］. 北京：人民卫生出版社，2013：481-482.

［44］蔡小红. 成人护理［M］. 北京：人民卫生出版社，2006.

［45］尤黎明，吴瑛. 内科护理学［M］. 6版. 北京：人民卫生出版社，2017：348.

［46］王海芳，孟华，杨益群. 苏州市静脉治疗护理临床实践指南［M］. 苏州：苏州大学出版社，2015：6.

［47］张玉侠. 实用新生儿护理学［M］. 北京：人民卫生出版社，2015：301.

［48］吴本清. 新生儿危重症监护诊疗与护理［M］. 北京：人民卫生出版社，2009.

［49］中华人民共和国卫生部、中国人民解放军总后勤部卫生部. 临床护理实践指南（2011）［M］. 北京：人民军医出版社，2011.

［50］杨惠花，眭文洁，单耀娟. 临床护理技术操作流程与规范［M］. 北京：清华大学出版社，2016：59-64.

［51］裘华德. 负压封闭引流技术［M］. 北京：人民卫生出版社，2003：54-57.

［52］赵继军. 疼痛护理学［M］. 2版. 北京：人民军医出版社，2010.

［53］谭冠先. 疼痛诊疗学［M］. 3版. 北京：人民卫生出版社，2011.

［54］刘延青，崔健君. 实用疼痛学［M］. 北京：人民卫生出版社，2013.

［55］丁淑贞. 实用临床护理应急预案与流程［M］. 北京：中国协和医科大学出版社，2014.

［56］韩济生. 疼痛学［M］. 北京：北京大学医学出版社，2012.

［57］谭冠先，邓遂封，傅志俭. 疼痛诊疗学［M］. 北京：人民卫生出版社，2005.

［58］樊碧发，刘延青. 疼痛科医师手册［M］. 北京：人民卫生出版社，2017.

［59］郭政. 疼痛诊疗学［M］. 4版. 北京：人民卫生出版社，2016.

［60］刘俐，李芸，谢徐萍. 疼痛科护理手册［M］. 北京：科学出版社，2015.

［61］BJØRG MARIT ANDERSEN. Peritoneal Dialysis(PD)and Diagnostic Peritoneal Lavage [M]. Springer International Publishing: 2019.

［62］MIGNON MCCULLOCH, SIDHARTH KUMAR SETHI, ILANAWEBBER, et al. Acute Peritoneal Dialysis (PD) [M]. Singapore: Springer, 2019.

［63］SARAH JENKINS, BADRI M. SHRESTHA, MARTIN E. WILKIE. Complications of Peritoneal

Dialysis and How to Avoid Them [M]. London: Springer, 2014.

［64］重症监护病房医院感染预防与控制规范 WS/T 509-2016［S］. 北京：中华人民共和国国家卫生和计划生育委员会，2016.

［65］医院感染预防与控制评价规范 WS/T 592-2018［S］. 北京：中华人民共和国国家卫生和计划生育委员会，2018.

［66］静脉治疗护理技术操作规范 WS/T 433-2013，［S］. 北京：中华人民共和国国家卫生和计划委员会，2013.

［67］气管切开非机械通气患者气道护理 T/CNAS 03-2019［S］. 北京：中华护理学会，2019.

［68］中华医学会神经外科学分会，中国神经外科重症管理协作组. 中国神经外科重症患者气道管理专家共识（2016）［J］. 中华医学杂志，2016，96（21）：1639-1642.

［69］何冠华. 口咽通气管开放气道在急诊急救中的应用效果观察［J］. 临床合理用药杂志，2017，10（6）.167-168.

［70］韦宏文，闭金玉. 两种通气管道在全麻术后舌后坠患者中的护理进展［J］. 护理实践与研究，2016，13（10）：15-17.

［71］朱越，孙建宏，王林. 全身麻醉期间喉罩通气质量的研究进展［J］. 医学综述，2018，24（13）：2656-2660.

［72］中华医学会呼吸病学分会呼吸治疗学组. 成人气道分泌物的吸引专家共识（草案）［J］. 中华结核和呼吸杂志，2014，37（11）：809-811.

［73］QUINTARD H, L'HER E, POTTECHER J, et al. Experts'guidelines of intubation and extubation of the ICU patient of French Society of Anaesthesia and Intensive Care Medicine (SFAR) and French-speaking Intensive Care Society (SRLF): in collaboration with the pediatric Association of French-speaking Anaesthetists and Intensivists(ADARPEF), French-speaking Group of Intensive Care and Paediatric emergencies (GFRUP) and Intensive Care physiotherapy society(SKR) [J]. Ann Intensive Care, 2019, 9 (1): 13.

［74］王珂，孙琳，武燕，等. 颅脑损伤患者人工气道分泌物吸引护理实践的最佳证据总结［J］. 护理学杂志，2019，34（23）：82-85.

［75］中华医学会呼吸病学分会呼吸治疗学组. 人工气道气囊的管理专家共识（草案）［J］. 中华结核和呼吸杂志，2014，37（11）：816-819.

［76］中华医学会呼吸病学分会感染学组. 中国成人医院获得性肺炎与呼吸机相关性肺炎诊断和治疗指南（2018 年版）［J］. 中华结核和呼吸杂志，2018，41（4）：255-280.

［77］RAIMONDI N, VIAL M R, CALLEJA J, et al. Evidence-based guidelines for the use of tracheostomy in critically ill patients [J]. J Crit Care, 2017 (38): 304-318.

［78］杨毅，黄英姿，邱海波. 呼吸机相关性肺炎：重在预防［J］. 中华医学杂志，2014，94（5）：326-328.

［79］赵浩天，王光英，龙玲，等. 呼吸机相关性肺炎预防的研究进展［J］. 中国急救医学，2017，37（8）：762-766.

［80］HIGGS A, MCGRATH B A, GODDARD C, et al. Guidelines for the management of tracheal intubation in critically ill adults [J]. Br J Anaesth, 2018, 120 (2): 323-352.

［81］TROUILLET J L, COLLANGE O, BELAFIA F, et al. Tracheotomy in the intensive care unit: guidelines from a French expert panel [J]. Ann Intensive Care, 2018, 8 (1): 37.

［82］景新华，邵咏华，柏慧华，等. 鼻腔冲洗预防重型颅脑损伤患者医院获得性鼻窦炎［J］. 护理学杂志，2012，27（18）：40-41.

［83］TROUILLET J L, COLLANGE O, BELAFIA F, et al. Tracheotomy in the intensive care unit: Guidelines from a French expert panel: The French Intensive Care Society and the French Society of Anaesthesia and Intensive Care Medicine [J]. AnaesthCrit Care Pain Med, 2018, 37 (3): 281-294.

［84］MOUREAU N, CHOPRA V. Indications for peripheral, midline and central catheters: summary of the MAGIC recommendations [J]. Br J Nurs, 2016, 25 (8): S15-S24.

［85］BISHOP L, DOUGHERTY L, BODENHAM A, et al. Guidelines on the insertion and management of central venous access devices in adults [J]. Int J Lab Hematol, 2007, 29 (4): 261-278.

［86］中心静脉血管通路装置安全管理专家组，陈伟. 中心静脉血管通路装置安全管理专家共识（2019版）［J］. 中华外科杂志，2020，58（4）：261-272.

［87］Practice Guidelines for Central Venous Access 2020: an Updated Report by the American Society of Anesthesiologists Task Force on Central Venous Access [J]. Anesthesiology, 2020, 132 (1): 8-43. https://doi.org/10.1097/ALN.0000000000002864

［88］GORSKI L A. The 2016 Infusion Therapy Standards of Practice[J]. Home Healthc Now, 2017, 35(1): 10-18.

［89］蒋争艳，张玲. 集束化护理在ICU留置PICCO动脉导管病人中的应用［J］. 循证护理，2017，3（6）：622-624.

［90］江霞，梁志平，邓炳青，等. PICCO监测技术在重症休克患者中的应用［J］. 护理实践与研究，2017，14（17）：8-10.

［91］中国老年医学学会烧创伤分会. 脉搏轮廓心排血量监测技术在严重烧伤治疗中应用的全国专家共识（2018版）［J/CD］. 中华损伤与修复杂志（电子版），2018，13（6）：416-420.

［92］王乔硕. 心脏瓣膜置换术后患者应用Swan-Ganz导管的临床观察与护理［J］. 天津护理，2014，22（1）：41-42.

［93］林琼瑜，杨满青，程云清，等. 心脏疾病并存肺动脉高压手术患者应用漂浮导管的护理［J］. 护理学杂志，2012，27（10）：41-43.

［94］谢益丽，赵初环，冯霞飞，等. CCU患者漂浮导管相关性血流感染的危险因素分析［J］. 中华现代护理杂志，2016，22（9）：1298-1301.

［95］张春艳，王淑芹，权京玉，等. 5例应用体外膜肺氧合治疗重症急性呼吸窘迫综合征的护理［J］. 中华护理杂志，2011，46（1）：46-48.

［96］中国医师协会呼吸医师分会危重症医学专业委员会，中华医学会呼吸病学分会危重症医学学组. 体外膜式氧合治疗成人重症呼吸衰竭推荐意见［J］. 中华结核和呼吸杂志，2019，42（9）：660-684.

［97］屠国伟，罗哲，王春生，等. 复旦大学附属中山医院心源性休克VA-ECMO治疗规范（v1. 2019）［J］. 中国临床医学，2019，26（4）：667-672.

［98］CHAVES F, GARNACHO-MONTERO J, DEL P J, et al. Diagnosis and treatment of catheter-related bloodstream infection: Clinical guidelines of the Spanish Society of Infectious Diseases and Clinical Microbiology and (SEIMC) and the Spanish Society of Spanish Society of Intensive and Critical Care Medicine and Coronary Units (SEMICYUC) [J]. Med Intensiva, 2018, 42 (1): 5-36.

［99］SINDERBY C, NAVALESI P, BECK J, et al. Neural control of mechanical ventilation in respiratory failure [J]. Nat Med, 1999, 5 (12): 1433-1436.

［100］PHAM T, BROCHARD L J, SLUTSKY A S. Mechanical Ventilation: State of the Art [J]. Mayo Clin Proc, 2017, 92 (9): 1382-1400.

［101］金秋，王宏飞，王勇强，等. 神经调节辅助通气对慢性阻塞性肺疾病患者炎性反应及脱机的影响［J］. 中华急诊医学杂志，2015，24（5）：530-535.

［102］潘红，李国宏，朱艳萍，等. 神经电活动辅助通气模式对患者睡眠质量的影响［J］. 国际呼吸杂志，2015，35（20）：1567-1572.

［103］周平波，马雨慧，周瑞红. "Y"型宽胶布鼻梁固定胃管的临床应用121例［J］. 实用护理杂志，

2002，18（6）：63．

［104］　周俊芳，张琴．留置胃管不同固定方法的临床护理研究［J］．实用临床护理学电子杂志，2019，4（11）：163．

［105］　王莹，王兵，宋文静，等．应用神经调节辅助通气模式机械通气患者的护理［J］．中华护理杂志，2013，48（10）：939-940．

［106］　中华医学会呼吸病学分会呼吸危重症医学学组，中国医师协会呼吸医师分会危重症医学工作委员会．成人经鼻高流量湿化氧疗临床规范应用专家共识［J］．中华结核和呼吸杂志，2019，42（2）：83-91．

［107］　SPOLETINI G, ALOTAIBI M, BLASI F, et al. Heated Humidified High-Flow Nasal Oxygen in Adults: Mechanisms of Action and Clinical Implications [J]. Chest, 2015, 148 (1): 253-261.

［108］　FRAT J P, THILLE A W, MERCAT A, et al. High-flow oxygen through nasal cannula in acute hypoxemic respiratory failure [J]. N Engl J Med, 2015, 372 (23): 2185-2196.

［109］　ISCHAKI E, PANTAZOPOULOS I, ZAKYNTHINOS S. Nasal high flow therapy: a novel treatment rather than a more expensive oxygen device [J]. Eur Respir Rev, 2017, 26 (145): 170028.

［110］　MESSIKA J, BEN AHMED K, GAUDRY S, et al. Use of High-Flow Nasal Cannula Oxygen Therapy in Subjects With ARDS: A 1-Year Observational Study [J]. Respir Care, 2015, 60 (2): 162-169.

［111］　刘晓瑜，胡艳宁．经鼻高流量湿化氧疗的临床应用研究进展［J］．护理研究，2017，31（30）：3786-3788．

［112］　魏文举，张强，那海顺．经鼻高流量氧疗在成人患者中的应用进展［J］．中华护理杂志，2016，51（7）：853-857．

［113］　刘嘉琳，经鼻高流量氧疗的临床应用［J］．中华结核和呼吸杂志，2016，39（9）：660-662．

［114］　李妍，石玉慧，贾兰萍．采用"双工"型鼻贴固定胃管及肠内营养管的护理效果观察［J］．中日友好医院学报，2017，31（2）：128．

［115］　吕晓燕，申林，夏京花，等．肠内营养指南中鼻胃管位置判断方法的质量评价［J］．中华护理杂志，2018，53（9）：1115-1121．

［116］　汪志明．肠内营养支持途径的建立与管理［J］．肠外与肠内营养，2017，24（3）：68-71．

［117］　杨曾桢，柏晓玲，楼婷，等．成人鼻胃管位置判断方法的证据总结［J］．肠外与肠内营养，2019，26（1）：56-60．

［118］　冯丽梅，沈梅芬，梅彬彬，等．护士胃管定位方法现状及影响因素分析［J］．护理学杂志，2018，33（8）：5-8．

［119］　李晨露，程云，赵丽蓉，等．经鼻胃管喂养临床实践指南的临床应用［J］．中华护理杂志，2017，52（8）：905-910．

［120］　张婷婷，尹安春，张端凤．成人鼻胃管置管插入长度测量方法的研究进展［J］．护理实践与研究，2016（2）：42-43．

［121］　王小玲，蒋雪妹，戴垚．鼻肠管的运用及护理研究进展［J］．中华护理杂志，2014，49（12）：1506-1510．

［122］　陈丽，张然．鼻肠管临床应用及护理进展［J］．护理实践与研究，2016，13（7）：21-24．

［123］　陈星，葛亚明，王洁．神经外科危重患者留置鼻空肠管肠内营养的护理研究进展［J］．中国实用护理杂志，2017，33（z1）：92-94．

［124］　徐文芳，陈凤，王小芳，等．鼻肠管联合胃管营养支持对长期机械通气患者预防误吸的影响［J］．中国实用护理杂志，2016，32（10）：765-766．

［125］　王濯，沈梅芬，吴超，等．鼻肠管与鼻胃管在神经外科重症患者中应用效果的 Meta 分析［J］．中

国实用护理杂志，2015，31（8）：601-605.

[126] 聂丹，皮红英. 腹部按摩对提高老年患者鼻肠管置管成功率的影响［J］. 中国实用护理杂志，2015，31（14）：1040-1042.

[127] 郭燕梅，林雁娟，邵菲，等. 三种鼻空肠管置管方法在机械通气患者中的应用研究［J］. 中华护理杂志，2018，53（5）：558-561.

[128] 马婷. 三种不同鼻空肠管置入方式的比较及术中配合［J］. 护士进修杂志，2016（21）：1997-1999.

[129] 万怡冰，姚丽凤. 胃癌手术后胃肠减压临床应用与研究进展［J］. 上海护理，2014（6）：65-68.

[130] 李芬，虞萍，张继红. 改良经骨性标志测量胃肠减压插管深度的可行性研究［J］. 护理实践与研究，2017，14（5）：119-121.

[131] 胡延秋，程云. 成人鼻饲护理相关临床实践指南现况及内容分析［J］. 中华护理杂志，2014，49（10）：1177-1183.

[132] 胡延秋，程云，王银云，等. 成人经鼻胃管喂养临床实践指南的构建［J］. 中华护理杂志，2016，51（2）：133-141.

[133] 王丽媛. 老年胃造瘘患者的家庭护理干预［J］. 解放军护理杂志，2015，32（15）：39-41.

[134] 何静婷，喻姣花，杨晓霞，等.《成人患者经皮内镜胃造瘘及空肠造瘘护理管理的临床实践指南》解读［J］. 中国实用护理杂志，2019，35（24）：1841-1845.

[135] ROVERON G, ANTONINI M, BARBIERATO M, et al. Clinical Practice Guidelines for the Nursing Management of Percutaneous Endoscopic Gastrostomy and Jejunostomy (PEG/PEJ) in Adult Patients: an Executive Summary [J]. J Wound Ostomy Continence Nurs, 2018, 45 (4): 326-334.

[136] 郝少龙，刘新承，马纪红，等. 甲状腺术后引流液 PTH 监测的临床意义［J］. 中华内分泌外科杂志，2018，12（1）：39-42.

[137] 袁强，孙亮，崔伟，等. 一次性闭合高负压引流系统在甲状腺次全切除术引流中的应用［J］. 临床外科杂志，2015，23（7）：505-507.

[138] 张红梅. 负压引流技术在甲状腺手术后伤口引流中的应用及护理分析［J］. 实用医技杂志，2019，26（6）：787-789.

[139] 谢志芬，魏清风，郑晓玲，等. 尿路造口袋连接一次性引流袋对胃肠肿瘤术后腹腔引流的影响［J］. 重庆医学，2017，46（29）：4054-4056.

[140] 周静，皮红英，潘立茹，等. 腹部术后腹腔引流液分析及其临床意义［J］. 护理研究，2017，31（1）：77-79.

[141] 黄秋霞，王瑞兰，韩湘华，等. 3 种固定腹腔引流管方法在肝胆外科护理应用中的效果研究［J］. 实用临床医药杂志，2015，19（10）：37-39.

[142] 沈鸣雁，卢芳燕，卢婕楠. 前馈控制在外科持续腹腔冲洗安全管理中的应用［J］. 中华护理杂志，2016，51（3）：280-283.

[143] 吴冬玲，德红，叶桂连，等. 医用T管塞的研制与应用［J］. 中国实用护理杂志，2014，30（2）：30.

[144] 尤素杰. 胆道手术T管引流患者的临床护理［J］. 中国医药指南，2017，15（22）：236-237.

[145] 朱绍凤，张立娟，刘奇，等. 腹腔镜胆总管切开T管引流术胆道压力测定的护理［J］. 中国微创外科杂志，2020，20（2）：191-192.

[146] 龙菲菲，杜月娥. 改良自制双套管在直肠癌低位前切除中的应用［J］. 护士进修杂志，2016，31（21）：2001-2002.

[147] 黄秋霞，王瑞兰，韩湘华，等. 3 种固定腹腔引流管方法在肝胆外科护理应用中的效果研究［J］. 实用临床医药杂志，2015，19（10）：37-39.

[148] 洪小芳，谢玲女，汪和美，等. 中心静脉导管骶前留置在直肠癌术后吻合口瘘中的应用及护理［J］.

护士进修杂志，2014（5）：463-464.

[149] 张卫兵，刘华，颜朝晖，等. 超声引导下经皮穿刺置管引流联合聚桂醇硬化治疗巨大肝囊肿 [J]. 江苏医药，2016，42（13）：1463-1465.

[150] 褚延魁，王胜智，刘育蕾，等. 穿刺置管、多次注射无水酒精治疗肝囊肿 37 例分析 [J]. 胃肠病学和肝病学杂志，2015，24（5）：553-555.

[151] 邵春晖，李培英，文超. 超声引导下 16G PTC 针穿刺与 8F 猪尾巴引流导管置管引流无水酒精注射治疗肝囊肿的疗效对比 [J]. 世界最新医学信息文摘（电子版），2019（12）：109，111.

[152] 由继瑜. 彩超引导下经皮无水酒精硬化治疗肝囊肿的临床效果分析 [J]. 中国实用医药，2016，11（25）：111-112.

[153] 吴宝强，江勇，朱峰，等. 腹腔镜下改良无水酒精硬化并开窗治疗肝囊肿的体会 [J]. 肝胆胰外科杂志，2016，28（3）：219-221.

[154] 孟春英. 肝囊肿经超声介入置管引流并注射硬化剂的治疗[J]. 影像研究与医学应用，2019，3（7）：239-240.

[155] 谷涛，邓晓涛，于经瀛. 经皮经肝胆囊穿刺置管引流术治疗高龄老年人急性非胆石性胆囊炎的应用价值 [J]. 中华老年医学杂志，2016，35（6）：640-641.

[156] 任爱军. 急性重症胆囊炎患者行胆囊穿刺引流术的护理体会 [J]. 护士进修杂志，2014，29（1）：93-94.

[157] 拓小英. 急性重症胆囊炎患者行胆囊穿刺引流术的护理价值分析 [J]. 临床医学研究与实践，2017，2（24）：174-175.

[158] 许超丽，郁新，周莉萍. 经皮经肝胆囊穿刺置管引流患者带管出院后的微信随访效果观察 [J]. 中西医结合护理（中英文），2018，4（6）：140-142.

[159] 曾娟琴，周燕红，高露，等. 胸腔闭式引流患者应用集束化护理的效果研究 [J]. 护士进修杂志，2017，32（12）：1059-1062.

[160] ALRAIYES A H, DHILLON S S, HARRIS K, et al. Medical thoracoscopy: technique and application[J]. Pleura, 2016(3): 1-11.

[161] T J P B, RASBURN N J, ABDELNOUR-BERCHTOLD E, et al. Guidelines for enhanced recovery after lung surgery: recommendations of the Enhanced Recovery After Surgery (ERAS®) Society and the European Society of Thoracic Surgeons (ESTS) [J]. Eur J Cardiothorac Surg, 2019, 55 (1): 91-115.

[162] GAO S, ZHANG Z, ARAGÓN J, et al. The Society for Translational Medicine: clinical practice guidelines for the postoperative management of chest tube for patients undergoing lobectomy [J]. J Thorac Dis, 2017, 9 (9): 3255-3264.

[163] 谢宏亚，徐凯，马海涛，等. 单操作孔胸腔镜肺癌根治术后胸腔引流管拔除指征的前瞻性随机对照研究 [J]. 中华胸心血管外科杂志. 2015，31（2）：79-83.

[164] 廖梅兰，李里英. 胸腔闭式引流中导管固定方法的探讨 [J]. 护士进修杂志，2013，28（22）：2093-2094.

[165] 吴少珠，於雪英，刘燕飞. 中心静脉导管胸腔闭式引流三种固定方法的效果比较 [J]. 护士进修杂志，2016，31（24）：2289-2290.

[166] SATOH Y. Management of chest drainage tubes after lung surgery [J]. Gen Thorac Cardiovasc Surg, 2016, 64 (6): 305-308.

[167] 万珍，刘萍. 闭式体外循环下二次心脏手术的护理 [J]. 护士进修杂志，2017，32（9）：822-824.

[168] 张洪斌. 陆超，梁正. 肺部手术后数字式胸腔引流系统与传统三联瓶引流的病例对照研究 [J]. 中国胸心血管外科临床杂志，2018，25（4）：289-292.

［169］ 李举，张尊胜，贺琳，等. 猪尾巴导管置管引流胸腔积液在危重患者中的应用［J］. 中国医药科学，2016，6（17）：215-217.

［170］ 王庆淮，谭宁. 102 例良性原发性纵隔肿瘤的治疗分析［J］. 中华胸部外科电子杂志，2020，7（1）：36-39.

［171］ 吴少玲. 预见性护理在中心静脉导管引流胸腔积液中的效果观察［J］. 中国实用医药，2016，11（17）：245-246.

［172］ 郑瑞霞. 37 例肺癌患者的围手术期护理与分析［J］. 中国实用医药，2014，9（30）：186-187.

［173］ 陈柯宇，颜美琼. 促进术后恢复综合方案在胸腔镜肺癌根治术围手术期护理的应用［J］. 中国实用护理杂志，2018，34（24）：1866-1869.

［174］ PETEL D, L I P, EMIL S. Percutaneous pigtail catheter versus tube thoracostomy for pediatric empyema: A comparison of outcomes [J]. Surgery, 2013, 154 (4): 655-661.

［175］ SEBASTIAN R, GHANEM O, DIROMA F, et al. Percutaneous pigtail catheter in the treatment of pneumothorax in major burns: the best alternative? Case report and review of literature [J]. Burns, 2015, 41 (3): e24-e27.

［176］ SATOH Y. Management of chest drainage tubes after lung surgery [J]. Gen Thorac Cardiovasc Surg, 2016, 64 (6): 305-308.

［177］ 王蕾，李方. 数字式胸腔引流系统在胸腔镜术后肺漏气患者中的应用［J］. 上海护理，2018，18（9）：55-57.

［178］ 王领会，赵华，李伟静，等. 胸腔数字引流系统在胸腔镜肺叶切除术后患者中的应用［J］. 护理实践与研究，2019，16（4）：75-77.

［179］ 金鑫，王若天，钱坤，等. 数字化胸腔引流系统在胸腔镜下肺结节楔形切除术中的应用价值［J］. 中国微创外科杂志，2018，18（12）：1115-1117.

［180］ VARELA G, JIMENEZ M F, NOVOA N M, et al. Postoperative chest tube management: measuring air leak using an electronic device decreases variability in the clinical practice [J]. Eur J Cardiothorac Surg, 2009, 35 (1): 28-31.

［181］ BRUNELLI A, SABBATINI A, XIUME'F, et al. Alternate suction reduces prolonged air leak after pulmonary lobectomy: a randomized comparison versus water seal [J]. Ann Thorac Surg, 2005, 80 (3): 1052-1055.

［182］ NOVOA N M, JIMENEZ M F, VARELA G. When to Remove a Chest Tube [J]. Thorac Surg Clin, 2017, 27 (1): 41-46.

［183］ COSTA A D JR, BACHICHI T, HOLANDA C, et al. An initial experience with a digital drainage system during the postoperative period of pediatric thoracic surgery [J]. J Bras Pneumol, 2016, 42 (6): 444-446.

［184］ DE WAELE M, AGZARIAN J, HANNA WC, et al. Does the usage of digital chest drainage systems reduce pleural inflammation and volume of pleural effusion following oncologic pulmonary resection-A prospective randomized trial [J]. J Thorac Dis, 2017, 9 (6): 1598-1606.

［185］ MILLER D L, HELMS G A, MAYFIELD W R. Digital Drainage System Reduces Hospitalization After Video-Assisted Thoracoscopic Surgery Lung Resection [J]. Ann Thorac Surg, 2016, 102 (3): 955-961.

［186］ PEREZ-EGIDO L, GARCIA-CASILLAS M A, SIMAL I, et al. Digital thoracic drainage: a new system to monitor air leaks in pediatric population [J]. J Pediatr Surg, 2019, 54 (4): 693-695.

［187］ 中华医学会神经外科学分会，中国神经外科重症管理协作组. 神经外科脑脊液外引流中国专家共识（2018 版）［J］. 中华医学杂志，2018，98（21）：1646-1649.

［188］ 邱炳辉，包赟，漆松涛. 脑室外引流相关感染预防的相关问题探讨［J］. 中华创伤杂志，2019，

35（3）：204-206.

［189］ 冯毅，朱晓波，高显峰，等. 腰大池引流在神经外科的应用现状［J］. 中国老年学杂志，2014，34（4）：1151-1153.

［190］ 杨平，孙建军，李长栋，等. 腰大池引流在动脉瘤性蛛网膜下腔出血的应用研究进展［J］. 解放军医药杂志，2019，31（1）：113-116.

［191］ 吴中华，王斌，史锡文，等. 腰大池引流的并发症及处理措施［J］. 中国实用神经疾病杂志，2016，19（7）：93-95.

［192］ 杨阳，隋建美. 神经外科术后引流管的使用［J］. 癫痫与神经电生理学杂志，2016，25（1）：59-61.

［193］ 罗雪，王飞，甘正凯，等. 不同术式及引流管引流治疗老年亚急性硬膜下血肿的疗效［J］. 中国老年学杂志，2017，37（9）：2239-2241.

［194］ 孙涛，韩易，姜之全，等. 改良护脑双腔引流管在慢性硬膜下血肿外引流术中的应用［J］. 中华医学杂志，2018，98（45）：3681-3685.

［195］ 中华医学会神经病学分会神经重症协作组，中国医师协会神经内科医师分会神经重症专业委员会. 难治性颅内压增高的监测与治疗中国专家共识［J］. 中华医学杂志，2018，98（45）：3643-3652.

［196］ 中华医学会神经外科学分会. 神经外科重症管理专家共识（2013版）［J］. 中华医学杂志，2013，93（23）：1765-1779.

［197］ 邱勇，胡飞. 持续颅内压监测在神经外科中的应用进展［J］. 中华神经外科疾病研究杂志，2018，17（5）：478-480.

［198］ WILDE M H, MCMAHON J M, CREAN H F, et al. Exploring relationships of catheter-associated urinary tract infection and blockage in people with long-term indwelling urinary catheters [J]. J Clin Nurs, 2017, 26 (17-18): 2558-2571.

［199］ FENELEY R C, HOPLEY I B, WELLS P N. Urinary catheters: history, current status, adverse events and research agenda [J]. J Med Eng Technol, 2015, 39 (8): 459-470.

［200］ PARKER V, GILES M, GRAHAM L, et al. Avoiding inappropriate urinary catheter use and catheter-associated urinary tract infection (CAUTI): a pre-post control intervention study [J]. BMC Health Serv Res, 2017, 17 (1): 314.

［201］ EVELYN L O, LINDSAY E. NICOLLE, SUSAN E. COFFIN, et al. Strategies to Prevent Catheter-Associated Urinary Tract Infections in Acute Care Hospitals: 2014 Update [J]. infection control and hospital epidemiology, 2014, 35 (5): 464-479.

［202］ 热伊拜·亚迪仸尔，LOVEDAY H P, WILSON J A，等. 英国预防医院感染循证指南——预防留置导尿管相关感染的指南（Ⅲ）［J］. 中国感染控制杂志，2014，13（10）：639-640.

［203］ 胡力云，周芬，赵菁，等. 导尿管相关尿路感染预防指南的现状分析［J］. 中华现代护理杂志，2016，22（20）：2813-2818.

［204］ WANG L H, TSAI M F, HAN C S, et al. Is Bladder Training by Clamping Before Removal Necessary for Short-Term Indwelling Urinary Catheter Inpatient? A Systematic Review and Meta-analysis [J]. Asian Nurs Res (Korean Soc Nurs Sci), 2016, 10 (3): 173-181.

［205］ WILDE M H, MCMAHON J M, MCDONALD M V, et al. Self-management intervention for long-term indwelling urinary catheter users: randomized clinical trial [J]. Nurs Res, 2015, 64 (1): 24-34.

［206］ BAYNE D, TAYLOR E R, HAMPSON L, et al. Determinants of nephrostomy tube dislodgment after percutaneous nephrolithotomy [J]. J Endourol, 2015, 29 (3): 289-292.

［207］ DRAGANSKI E, STERMAN E, MORRIS K. Percutaneous Nephrostomy Infusion: Nursing

Considerations for Treatment of Upper Urinary Tract Urothelial Carcinoma [J]. Clin J Oncol Nurs, 2017, 21 (6): 759-761.

［208］ TIRTAYASA P M W, YURI P, BIROWO P, et al. Safety of tubeless or totally tubeless drainage and nephrostomy tube as a drainage following percutaneous nephrolithotomy: a comprehensive review [J]. Asian J Surg, 2017, 40 (6): 419-423.

［209］ SHUAIBIN W, HAIQI M, QIN F, et al. An Unusual Complication of Suprapubic Catheter Migration into the Left Ureter [J]. Urol J, 2018, 15 (3): 140-142.

［210］ FLYNN B J, LARKE R J, KNOLL P B, et al. Prospective study of the Transurethral Suprapubic endo-Cystostomy (T-SPEC(®)): an 'inside-out' approach to suprapubic catheter insertion [J]. Int Urol Nephrol, 2015, 47 (2): 257-262.

［211］ STONIER T,SIMSON N, WILSON E, et al. Bowel perforation presenting three months after suprapubic catheter insertion [J]. BMJ Case Rep, 2017 (2017): bcr2017220791.

［212］ 王晓润，杜彩素，侯金兰. 双固定导管法在腹部手术留置腹腔引流管患者中的应用［J］. 齐鲁护理杂志，2017，23（22）：100-102.

［213］ 朱丽娜，刘丽丽，马晶晶，等. 双蝶翼高举平台法固定腹腔引流管的效果观察［J］. 中国实用护理杂志，2018，34（3）：208-211.

［214］ 何雄伟. 超声引导下经皮肝胆道穿刺引流术治疗梗阻性黄疸的应用价值［J］. 中国实用医药，2016，11（33）：73-75.

［215］ 郭韵，王红霞. 经内镜处理肝移植术后胆道并发症的围手术期护理［J］. 实用临床护理学杂志（电子版），2018，3（10）：65，67.

［216］ 胡芳，杨波，刘晓玲. 经皮肝穿刺胆道引流及内支架置入治疗恶性梗阻性黄疸术后并发症的护理［J］. 中国医药指南，2016，14（9）：14-15.

［217］ 肖丽娜，李骁，耿冲，等. 内镜治疗肝移植术后胆道并发症的疗效［J］. 中国普外基础与临床杂志，2020，27（1）：53-57.

［218］ 金龙，邹英华. 梗阻性黄疸经皮肝穿刺胆道引流及支架植入术专家共识（2018）［J］. 中国介入影像与治疗学，2019，16（1）：2-7.

［219］ 黄凯鹏，李哲，赵龙栓. 两种不同经皮肝穿刺胆道引流术的疗效观察［J］. 中华普通外科杂志，2018，33（5）：385-387.

［220］ 马益敏，肖玲，傅荣春，等. 基于舒适管理的经皮肝穿刺胆道引流术后切口渗液的护理效果探讨［J］. 介入放射学杂志，2018，27（7）：691-694.

［221］ 阳秀春，秦月兰，胡进晖，等. 延续性护理模式在经皮肝穿刺胆道引流患者的应用［J］. 介入放射学杂志，2017，26（2）：180-183.

［222］ 蒋冰歆，钱多. 胆道外引流储存袋的设计及应用［J］. 中华护理杂志，2019，54（2）：316-318.

［223］ 中国医师协会介入医师分会，中华医学会放射学分会介入专业委员会，中国静脉介入联盟. 下肢深静脉血栓形成介入治疗规范的专家共识（第2版）［J］. 中华医学杂志，2018，98（23）：1813-1821.

［224］ 中华医学会外科学分会血管外科学组. 深静脉血栓形成的诊断和治疗指南（第三版）［J］. 中华血管外科杂志，2017，2（4）：201-208.

［225］ 盖其梅，于英. 护理干预在经股动脉置管溶栓治疗下肢动脉硬化性闭塞症中的应用［J］. 实用临床护理学电子杂志，2019，4（19）：35，40.

［226］ 王猛，王寿春，孙晓飞. 介入置管溶栓与患肢静脉加泵溶栓治疗下肢深静脉血栓的疗效及血管通畅率［J］. 血管与腔内血管外科杂志，2019，5（5）：446-449，457.

［227］ 李海燕，王敏，李琴，等. 持续动脉置管溶栓治疗下肢缺血性疾病的观察与护理［J］. 中华护理

杂志，2012，47（1）：28-30.

[228] 项葆，齐少春. 介入治疗下肢深静脉血栓形成 160 例综合护理［J］. 齐鲁护理杂志，2014，20（2）：72-74.

[229] 广东省护理学会外科专委会血管组. 广东省深静脉导管接触性溶栓护理实践 专家共识［J］. 中国血管外科杂志（电子版），2019，11（3）：176-191.

[230] 国家心血管病中心，中国医学科学院护理理论与实践研究中心，中华护理学会重症专业委员会. 冠状动脉旁路移植术后置入主动脉内球囊反搏护理专家共识［J］. 中华护理杂志，2017，52（12）：1432-1439.

[231] 甘凤霜，黄丽萍，岑爱丽，等. 鼻胆管固定的护理研究进展［J］. 循证护理，2019，5（6）：510-512.

[232] 中国医师协会内镜医师分会消化内镜专业委员会，中国医师协会胰腺病专业委员会，中华消化杂志，等. 内镜下逆行胰胆管造影术围手术期用药专家共识意见［J］. 中华消化杂志，2018，38（10）：704-712.

[233] 中华医学会消化内镜学分会 ERCP 学组，中国医师协会消化医师分会胆胰学组，国家消化系统疾病临床医学研究中心. 中国经内镜逆行胰胆管造影术指南（2018 版）［J］. 临床肝胆病杂志，2018，34（12）：2537-2554.

[234] 唐健，李家速（译）.《2019 年欧洲胃肠内镜学会指南：经内镜逆行胰胆管造影相关不良事件》摘译［J］. 临床肝胆病杂志，2020，36（4）：766-771.

[235] 朱振中，汤亲青，张剑林，等. ERCP 治疗急性胆源性胰腺炎疗效的临床研究［J］. 肝胆外科杂志，2016，24（1）：29-31.

[236] 迟长昆，宋树楼，张坤. PTCD 术与 ERCP 术治疗高位恶性梗阻性黄疸的临床效果及对肝功能的影响对比［J］. 肝胆外科杂志，2019，27（4）：285-288.

[237] 王爱霞，包雪青，徐春燕. 经 PTCD 途径胆道支架置入治疗恶性梗阻性黄疸的围手术期护理［J］. 肝胆胰外科杂志，2018，30（3）：253-255.

[238] 杨金伟，陈昊，苏锐良，等. 内镜逆行胰胆管造影术后主要并发症的防治［J］. 中华肝胆外科杂志，2019，25（2）：149-154.

[239] 王振文，朱亮. 经内镜逆行胰胆管造影术后并发症防治研究进展［J］. 中国实用内科杂志，2019，39（11）：998-1002.

[240] 徐小元，丁惠国，贾继东，等. 肝硬化门静脉高压食管胃静脉曲张出血防治指南（2015）［J］. 中华胃肠内镜电子杂志，2015，2（4）：1-21.

[241] 孙红. 静脉治疗护理实践研究进展［J］. 中国护理管理，2016，16（6）：723-728.

[242] Infusion Nurses Society. Policies and Procedures for Infusion Therapy, 5th edition [J]. J Infus Nurs, 2016, 39 (S1): S1-S141.

[243] O'GRADY N P, ALEXANDER M, BURNS L A, et al. Guidelines for the prevention of intravascular catheter-related infections [J]. Am J Infect Control, 2011, 39 (4 Suppl 1): S1-S34.

[244] ROCA O, HERNANDEZ G, DIAZ-LOBATO S, et al. Current evidence for the effectiveness of heated and humidified high flow nasal cannula supportive therapy in adult patients with respiratory failure [J]. Crit Care, 2016, 20 (1): 109.

[245] 唐龙，张晓文，蔡盈. 经鼻高流量氧疗作用机制及其在儿科中的应用现状［J］. 齐鲁护理杂志，2018，24（20）：97-100.

[246] 李丽莉，代冰，董新新. 患者拔除气管插管后应用经鼻高流量氧疗效果的 Meta 分析［J］. 中华护理杂志，2018，53（12）：1492-1497.

[247] 史菲菲，任启芳，于磊，等. 封闭负压引流术在糖尿病足治疗和护理中的应用［J］. 中华全科医

学，2015，13（12）：2057-2059.

［248］ NIU X F, YI J H, ZHA G Q, et al. Vacuum sealing drainage as a pre-surgical adjunct in the treatment of complex (open) hand injuries: Report of 17 cases [J]. Orthop Traumatol Surg Res, 2017, 103 (3): 461-464.

［249］ 中华医学会烧伤外科学分会，《中华烧伤杂志》编辑委员会．负压封闭引流技术在烧伤外科应用的全国专家共识（2017 版）［J］．中华烧伤杂志，2017，33（3）：129-135.

［250］ BIRKE-SORENSEN H, MALMSJO M, ROME P, et al. Evidence-based recommendations for negative pressure wound therapy： treatment variables（pressure levels, wound filler and contact layer）—steps towards an international consensus [J]. J Plast Reconstr Aesthet Surg, 2011 (64 Suppl) S1-S16.

［251］ 方亮，编译．负压创伤治疗的循证推荐（压力水平、创面填充物、接触材料）——迈向达成国际共识的一步［J］．中华普通外科学文献（电子版），2012，6（4）：53-59.

［252］ 刘粉玲，郭燕．负压疗法治疗难愈性伤口研究进展［J］．中国老年学杂志，2018，38（10）：2548-2551.

［253］ Kantak N A, Mistry R, Halvorson E G. A review of negative-pressure wound therapy in the management of burn wounds [J]. Burns, 2016, 42 (8): 1623-1633.

［254］ 张华，陆皓，杏玲芝，等．构建封闭式负压引流护理技术考核评价内容的研究［J］．中华护理杂志，2015，50（6）：762-765.

［255］ 王惠琴，张凤英，金静芬，等．持续性腹膜透析患者的延续护理［J］．中国护理管理，2012，12（09）：15-17.

［256］ 周剑英，戴珍娟，庄翠芳，等．三元联动延续护理服务模式在腹膜透析患者中的实践［J］．中国护理管理，2018，18（11）：1462-1466.

［257］ 王萍，俞雨生．2016 ISPD 关于腹膜透析相关腹膜炎防治指南的解读［J］．肾脏病与透析肾移植杂志，2017，26（3）：282-286.

［258］ 赵慧萍，王梅．2014 年《急性肾衰竭的腹膜透析治疗》指南（成人部分）解读［J］．中国血液净化，2015，14（7）：395-399.

［259］ 陈龙梅，王珩．经鞘内镇痛系统按需注射吗啡治疗癌性疼痛患者的护理［J］．护理学杂志，2014，29（10）：7-19.

［260］ 丁群芳，黄静，江子芳，等．癌症疼痛规范化管理信息平台的构建及应用［J］．中华护理杂志，2020，55（3）：387-391.

［261］ 潘晓晓．植入性鞘内给药系统输注吗啡治疗晚期胰腺癌顽固性疼痛患者的护理［J］．护理学杂志，2015，30（12）：64-65.

［262］ BERGERON N, DUBOIS M J, DUMONT M, et al. Intensive care delirium screening checklist: evaluation of a new screening tool [J]. Intensive Care Med, 2001, 27 (5): 859-864.

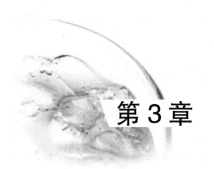

第3章
管道护理不良事件案例分享

管道护理是临床护理工作的重要内容，在管道护理过程中，保证管道护理安全、减少并发症及不良事件发生尤为重要。但临床实际工作中由于危重患者多、置入管道复杂、种类繁多等原因，不可避免会出现一些安全隐患或不良事件，最常见的是非计划性拔管、导管相关性感染等。一旦发生不良事件，将会给患者带来一定的伤害，甚至危及生命。本章收集了管道护理中的并发症及不良事件，通过分析总结，探讨管道护理风险因素和防范对策，以期给临床护理人员在管道安全护理时起到警示作用，从而减少和避免管道不良事件的发生，保障患者安全。

第1节　非计划性拔管及脱管案例

一、检查途中气管插管意外脱出

在某三甲医院 CT 室，工作人员将患者由病床转移至 CT 床过程中，气管插管不慎脱落，刹那间耳边传来呼吸机、监护仪此起彼伏尖锐的报警声。"不好，气管插管脱落，快将简易呼吸器给我，快打电话给麻醉医生气管插管"。医生急促的语气使得周围的气氛立刻变得紧张起来。此时患者呼吸浅而慢，面色逐渐变紫，经简易呼吸器辅助呼吸后患者 SPO$_2$ 维持在 90% 左右。8 分钟后，麻醉医生到场给予患者行气管插管后呼吸机辅助治疗，患者面色逐渐变得红润，心电监护示生命体征平稳，所有在场人员都松了一口气，继续陪同患者完成相关检查后安返病房。

【事件描述】

患者，男，67 岁，诊断为"左侧颞顶枕脑梗死、高血压"，入院当日在急诊全麻下行去骨瓣减压术，术毕转入 ICU 进一步治疗。入 ICU 时患者生命体征显示：心率（HR）80 次 / 分，血压（BP）130/70 mmHg，血氧饱和度（SPO$_2$）100%。神志全麻未醒，瞳孔为（2 mm，2 mm），对光反射均灵敏，经口气管插管行呼吸机辅助呼吸，气管插管置入刻度为 23 cm，气囊压力为 30 cmH$_2$O，呼吸机参数设置为压力支持（PS）/ 持续气道内正压通气（CPAP）模式，PS 12 cmH$_2$O，呼气末正压（PEEP）5 cmH$_2$O，氧浓度（FiO$_2$）40%。术后 3 小时遵医嘱给予患者行头颅 CT 检查，床位护士小王（层级 N$_1$）联系家属、护工后，携带急救药箱，在便携式呼吸机辅助呼吸、转运监护仪严密监测下，与床位医生一同护送患者前往 CT 室进行检查。在 CT 室将患者由病床转移至 CT 床过程中，气管插管不慎脱落，患者呼吸变得浅而慢，面色变紫，血氧饱和度下降至 80%。医生立即停止搬运患者并开放气道给予简易呼吸器进行辅助通气，同时联系麻醉科医生行紧急气管插管。在行简易呼吸器辅助通气时发现，氧气连接管与便携式氧气瓶接头不相匹配，于是启用 CT 室备用氧气瓶，调节氧流量为 10 L/min，患者 SPO$_2$ 维持在 90% 以上。8 分钟后，麻醉医生到场行气管插管等紧急抢救措施后，患者转危为安，继续完成 CT 检查并返回病房。尽管此次气管插管脱出事件未对患者造成明显不良后果，但患者家属对此表示不满，后经沟通后家属能够理解未再有异议。

【原因分析】

ICU 护士长召集全科人员对该事件进行讨论分析发现，尽管科室医护人员平时进行过患者院内转运应急预案演练，但是实际操作中还有一些细节未予关注，比如患者气管插管固定有效性的评估、搬运人员的相互配合、转运物品准备等。

（1）气管插管固定不规范，患者手术回室后未及时更换气管插管的固定胶带，术中采用纸质胶带固定气管插管，容易被分泌物浸湿，导致黏性下降，另外胶带与皮肤接触的面积少，固定牢固度差、抗牵拉力低。

（2）转运流程制定欠完善，对机械通气的患者，搬运换床过程中搬运者未能分工明确，无统一指挥者。无专人负责气管插管并按照操作规范进行搬运，导致搬运过程中搬运者未能有效配合，保持一致性，从而导致气管插管牵拉而脱出。

（3）医护人员转运前评估实施不到位，途中防管道滑脱的意识不强，未能发现气管插管固定存在风险，未在转运前进行有效固定。

（4）转运物品准备不充分，氧气连接管与便携式氧气瓶接头不相匹配，耽误抢救。

（5）家属是外出检查过程中的主要参与者，但由于缺乏相关医学知识，在搬运过程中往往会导致一些意外事件的发生。

【整改措施】

（1）全科医护人员共同探讨院内转运风险因素，根据指南和科室实际情况制定院内转运流程及核查单，降低转运风险。

（2）对科内医护人员进行院内转运相关知识培训并考核过关，对患者院内转运进行演练，同时模拟转运过程中一些突发事件的发生，从而提高医护处理事件的应急能力。

（3）着重对气管插管患者过床操作流程进行培训考核。

（4）规范气管导管固定要求，对术后患者气管插管均需按照规范进行重新固定，外出检查前再次对所有管道进行检查并加强固定。

（5）机械通气的患者院内转运应备好两个氧气瓶，一个连接呼吸机，一个接流量表便于接氧气管。

（6）根据患者实际病情，合理安排具有相当资质的转运陪检人员，院内高风险级别的转运，护士层级应为 N_2 级及以上，医生的资质为中级职称及以上。

（7）加强患者及家属的健康宣教，使家属在协助转运过程中发挥正确有效的作用。

【经验与体会】

危重症患者具有管道多、监护仪器多等特点，其院内转运集监护、治疗、护理于一体，会因治疗环境突然改变或转运途中治疗资源缺乏等原因出现不良事件，存在着更多安全隐患和更高风险。

（1）危重患者留置任何管道（气管插管、中心静脉管道、引流管等）均对患者的救治起到关键性作用，在转运前务必要妥善固定管道，确定管道的位置及固定方式，防止转运途中管道移位的发生。

（2）对不同的管道采取不同的固定及搬运方式，同时转运过程中要合理放置，避免管道脱落。机械通气患者搬运时一定要有专门人员负责人工气道的安全。

（3）转运装备一定要准确、齐全，转运箱里的急救器材及药品处于备用状态。

（4）转运人员应当是熟悉转运设备且有丰富急救经验的专业人员。转运过程中分工明确，有条件者可建立专业的转运团队，培养专职转运护士，使患者院内转运实现同质化管理，提高患者安全转运率，有效降低危重患者的转运风险。

（5）与患者家属进行充分有效的沟通，签署知情同意书，详细告知家属在转运途中的配合要点及患者可能出现的情况。

（6）多部门高效协作配合可以降低转运过程中不良事件后果的严重程度，发现异常后紧急启动应急预案，采取针对性措施进行处理，如果患者出现窒息、心搏骤停、呼吸困难等突发生命危险时，必须马上实施就地抢救。

（7）转运流程的制定与转运核查单的应用，可保证每个核查点高质量完成，减少遗漏，降低危重患者转运风险，提高转运效率，确保患者安全。

总之，危重患者院内转运频繁，一旦发生不良事件危险性极高，认真细致做好转运工作，加强观察与护理，可有效降低外出检查转运途中不良事件的发生率，保障患者安全转运。

二、床边摄片引发的气管插管内脱管

2019 年某日，患儿苗苗行床边摄片后，护士回到床边时，发现其血氧饱和度下降至 80%，心率 170 次 / 分，呼吸机报警提示潮气量不足。气管插管固定在位，呼吸机管道连接紧密，无漏气。怎么回事？该如何处理？

【事件描述】

患儿，女，8 月龄，因"咳嗽 5 天，呼吸困难 1 小时"入院，入院诊断：重症肺炎、呼吸衰竭。入院后给予经口气管插管、呼吸机辅助呼吸、抗感染等治疗。治疗第 12 天，给予床边拍摄胸片复查肺部感染情况。床位护士协助放射科医生放置好成像板后，再次评估患儿情况：生命体征平稳，气管插管固定良好，SAS 镇静评分 0 分，双上肢约束带约束中。确认患儿安全后床位护士到病房外面等待摄片。几分钟摄片结束后，护士回到患儿床边时，发现患儿的血氧饱和度下降至 80%，心率 170 次 / 分，呼吸机报警提示潮气量不足。护士立即通知医生抢救，并检查气管插管固定及呼吸机管道情况。气管插管固定在位，刻度 11 cm，气囊压力正常，呼吸机管道连接紧密，无漏气。医生听诊患儿双肺无呼吸音，考虑患儿的气管插管发生了移位，可能是由于摄片结束后取成像板时牵拉呼吸机管道所致。立即协助医生拔除气管插管，重新插管，同时予以扩容、纠正酸中毒等处理后，患儿氧合情况得到改善。

【原因分析】

气管插管是抢救危重患儿、挽救生命的重要手段。婴儿因气道短、颈部肌肉发育不完全等生理特点，对气道护理有特殊的要求和标准，护理不当易造成脱管。意外拔管的发生会给患儿造成严重的伤害，甚至会威胁患儿的生命。床边摄片是重症监护室常见的操作，为避免辐射，摄片时医务人员会站在铅板后或房间外，导致摄片期间不能对患儿进行及时有效的监护，存在一定的安全隐患。为避免类似事件再次发生，护士长召集科室所有护理人员进行讨论分析，对事件的原因总结如下：

1）患儿因素

（1）婴儿气道生理特点：头大颈短，颈部肌肉发育不完全，患儿在翻身或烦躁的情况下头部左右转动易使气管插管脱出气管滑入食管。

（2）气道问题：患儿上机时间长，气管平滑肌松弛，容易脱管。

2）医务人员因素

（1）当事护士工作年限低，缺乏风险意识。

（2）行床边摄片，护士未能进行有效的监护。

（3）放射科技师对管道滑脱高风险患者撤板操作不当。

3）管道因素

（1）插管方式：文献报道，经口气管插管非计划性拔管发生率明显高于经鼻气管插管。

（2）管道固定：呼吸机管道固定缺乏缓冲长度，当患儿体位变动时造成管道牵拉。

4）医务人员缺乏床边摄片相关知识及操作配合培训，科室射线防护用品不足。

【整改措施】

1）加强年轻护士风险意识培训，提高预见性护理能力。

2）完善床边摄片工作制度及流程。

（1）摄片前，责任护士通知组长，做好患儿的风险评估。对高危管道固定进行重点评估，保证其固定的牢固性及搬动患儿时管道有足够的缓冲长度。

（2）摄片时，加强与放射科沟通，床边摄片前后放、取成像板，体位调整等操作均需由技师与床位护士双人合作完成，其中护理人员负责管道安全。增加射线防护用品，保证曝光时医护人员做好自身防护的同时，能观察到受检者和其他患儿的情况。

（3）摄片后，护理人员及时对患儿的生命体征及管道进行再次评估。

3）因婴幼儿经口气管插管较易发生移位，宜选用弹性胶带固定气管插管和牙垫，必要时可采用两种方法联合固定，固定时注意皮肤保护。气管插管及呼吸机管道接头处可使用充气乳胶手套支撑，避免因呼吸机管道的重量牵拉造成的气管移位。在移动患儿时，尤其在颈部伸展时需要用手固定气管插管，避免发生移位。

4）邀请放射科专业人员讲解放射线的危害、防护措施；讲解床边摄片时的正确配合方式，保证摄片的顺利完成。

【经验与体会】

床边X线摄片可以及时有效地为危重患儿实施检查，减少转运途中的风险。摄片过程虽说短暂，但拍摄时因需搬动患儿，同时医务人员需要暂时回避，存在一定的安全隐患。因此，需要医护人员共同做好风险评估，提高预见性护理能力，保证摄片顺利完成。

（1）严格把控床边X线检查的适应证，摄片前后做好床边摄片患儿及其他床位患儿的风险评估。

（2）曝光时，工作人员应做好自身防护，合理选择安全位置，保证曝光时能观察到受检者和其他患儿的情况；同时对毗邻床位（2 m范围内）患儿采取防护措施，配备遮挡铅帘等防护用品。

（3）床边摄片前，护士必须评估所有管道放置的位置及固定情况，如静脉通路、气管插管、鼻饲管、胸腔引流管等；评估是否存在不安全因素，如患儿病情变化、患儿情绪、镇静情况、痰液情况、约束是否有效，特别是清醒不配合的患儿，严防意外拔管。

（4）非计划性拔管的发生直接影响患儿的治疗效果，可能造成患儿气道损伤、住院时间延长，甚至窒息死亡。婴儿因其生理特点还需要严防移位，在进行吸痰或翻身叩背、更换体位时，应单手固定管道进行操作，如果患儿躁动，应该双人操作，动作不可过猛。

三、气管套管意外脱出致患者心搏骤停

2018年某日，在某综合医院ICU，一名患者因气管套管意外脱出，在进行抢救的过程中患者出现心搏骤停，情况万分危急。医护人员立即行心肺复苏后患者自主心率恢复，最终转危为安。气管套管脱出在非计划性拔管中虽然发生率并不高，但却可能带来非常严重的后果，那我们就一起来看看究竟是什么原因导致这起事件的发生，我们又应该在这起事件中吸取什么教训呢？

【事件描述】

患者，男，55岁，因头面部、躯干及双上肢等部位浅Ⅱ°～深Ⅱ°烧伤，烧伤面积60%，2018年某日收入ICU救治。入院当天09：00患者在局麻下行气管切开，置入8号气管套管接呼吸机辅助通气，局部纱布填塞止血，固定良好。遵医嘱给予镇痛、镇静治疗，目标维持CPOT评分0～1分，RASS评分-2～-1分。非计划性拔管评分显示拔管风险中度危险，双上肢给予保护性约束。次日12：10床位护士在为患者抽取动脉血气标本时，患者突然出现烦躁，全身扭动，床位护士立即呼唤其他护士及护理员协助处理并汇报医师，遵医嘱立即给予镇静药单剂量静脉推注后患者安静。此时，呼吸机持续报警，显示：每分钟通气量3.0 L/min，监护仪显示：氧饱和度（SPO₂）82%，护士立即检查呼吸机管道及气管套管，发现气管套管脱出约

2 cm，无法回纳，护士准备置入吸痰管确认气管套管是否通畅，发现密闭式吸痰管尾端夹子卡在床栏缝隙处。随后密闭式吸痰，插管不畅，触及患者颈部有皮下气肿。床位医生查看患者后确认气管套管已脱出，立即拔除气管套管。切口可见少量渗血，立即封闭气管切口，使用简易呼吸器经口鼻行辅助通气，并通知麻醉科气管插管。但因患者本身肥胖、头颈短粗属于困难气道，并且烧伤第2天头面颈肿胀明显，导致插管不顺利，插管过程中患者出现心搏骤停，立即行心肺复苏同时气管插管，2分30秒后插管成功，自主心率恢复。

【原因分析】

ICU护士长召集科室所有护理人员以及管道组成员针对此案例进行回顾、讨论及分析。大家一致认为此案例发生的根本原因是由于患者躁动导致气管套管脱出，在进行紧急气管插管时又因为患者肥胖、颈部短粗、颈部肿胀等原因而致插管不顺利，最终使患者出现心搏骤停，带来较为严重的后果。护士长在听当事护士小王详细描述事件过程后，指出以下几个关键环节：①该患者进行镇痛、镇静治疗，上午患者CPOT评分2～3分，RASS评分−1～1分，小王觉得患者没有明显烦躁就没有调整药物的输注剂量。②密闭式吸痰管未妥善放置，吸痰管尾端滑落并卡在床栏缝隙处，患者扭动身体时导致牵拉，可能是导致脱管的直接原因。③患者气管切开后出血较多，气管切开处给予多层纱布填塞止血，第二天床位护士行气管切开护理时发现出血已止就将填塞止血的纱布撤去，常规垫了一层气垫，但未评估气管切开系带松紧度并未及时调整。④这名患者本身肥胖，颈部粗短，医师在气管切开时未预见性的使用加长型气管套管也是导致脱管的原因之一，并且患者属困难气道也致使脱管后重置发生困难。协助处理事件的床位组长小刘汇报说她在检查拔出的气管套管时发现气管套管的气囊充气不足，怀疑气囊漏气。

因此，结合以上事实可以看到此事件发生的原因：

（1）护士对镇痛镇静治疗的评估及护理落实不到位，没有严格按照医嘱进行调节药物输注速度，维持正确的镇痛镇静目标，患者疼痛未及时处理，镇静程度不够，患者因疼痛、舒适度改变等导致躁动。

（2）缺乏密闭式吸痰管放置位置的详细规定，护理人员操作后未妥善放置并检查吸痰管尾端位置。

（3）气管切开护理操作不规范，在去除多层止血纱布后未及时评估并调整系带松紧程度，导致气管套管受到牵拉时脱出。

（4）针对该患者肥胖，颈部粗短，未能预见性选择加长型的气切套管，未充分评估到普通气管套管不适用于该患者。

（5）气管套管气囊压力过低，未达25～30 cmH$_2$O，易脱管。

【整改措施】

气管切开置入气管套管是临床建立人工气道的常用手段之一，对保持呼吸道通畅、维持有效通气和充分的气体交换起到重要作用。人工气道非计划性拔管是严重并发症之一，一旦发生可致患者窒息、气道损伤等。文献报道，人工气道非计划性拔管的发生率为3%～16%，若不及时处理，可危及患者的生命。经分析上述事件寻找原因后，科室护士长组织相关人员制定了以下整改举措：

（1）正确评估患者，对颈部较短、肥胖及头面部烧伤等困难气道患者，在气管切开时可使用加长型气管套管（图3-1）。如未使用加长型气管套管，应严密监测套管固定及在位情况，严格做好交接班。管道避免牵拉，体位改

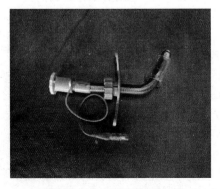

图3-1　加长型气管套管

变时，防止外力致气管套管意外脱出。

（2）规范气管切开护理操作流程，增加评估气管切开伤口处敷料厚度的环节，根据气管切开伤口处敷料厚度及时调整固定系带松紧度，以能容纳1～2指为宜。

（3）完善密闭式吸痰管使用规范，规定密闭式吸痰管U型摆放，尾端置于患者肩部位置，避免患者躁动、翻身时意外滑落至床栏缝隙处（图3-2）。

（4）合理镇痛镇静，遵医嘱使用药物，严密观察药效，特别关注操作时疼痛的程度，依据医疗目标动态调整用药剂量，减少躁动的发生。

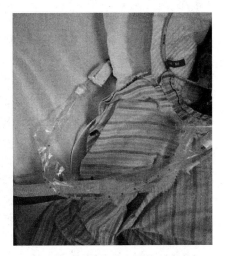

图3-2　密闭式吸痰管使用规范

【经验与体会】

（1）患者气管切开1周内，床旁应常规备好急救物品。

（2）患者气管切开早期因窦道未形成，脱管后无法从原切口置入气管套管，必须立即封闭气管切开伤口，简易呼吸器辅助通气并配合医生紧急气管插管。对困难气道患者，早期更应该进行严密的观察及护理，避免发生气管套管脱出。

（3）保证气囊充气的有效性，压力维持在25～30 cmH$_2$O，除封闭气道、防止误吸外，还可起到固定套管的作用。

（4）密闭式吸痰管较长且持续连接于人工气道，容易误牵拉导致人工气道移位，应妥善放置密闭式吸痰管。

（5）定期进行气管切开意外脱管应急预案处理的演练，提高护士应急处理能力，可以有效降低此类事件发生后所带来的危害。

四、胸腔闭式引流管管道脱开

胸腔闭式引流是临床上治疗胸腔内积气、积液、积血的有效方法，胸外科术后常规进行胸腔引流以排出胸腔内气体和液体，促进肺复张。但是如果出现引流管意外滑脱，若观察不及时、处理不到位，可直接导致气胸的发生或使原有气胸加重，严重者会引起纵隔移位，导致呼吸、循环系统功能障碍，甚至休克。在某家医院的胸外科病房内，就发生了1例患者胸腔闭式引流管不慎脱开的事件，幸亏处理及时，未导致严重后果。我们一起来看到底是怎么一回事。

【事件描述】

患者，女，65岁，因"右上肺占位"收治入院，在全麻下行右上肺肿瘤切除术，术后留置胸腔闭式引流管及导尿管。术后第1日，患者生命体征平稳，床位护士小刘遵医嘱停用心电监护，拔除导尿管，胸腔引流管继续保留。护士告知患者及家属管道自护的方法，并协助患者下床进行病室内活动。术后第2日，晨间接班时小刘观察患者胸腔引流管水柱波动2～3 cm，咳嗽时无气泡逸出。09：20患者便意明显，急需下床如厕，家属便搀扶患者下床。患者见胸腔引流瓶摆放于地面上，便一手提起胸管，欲步行至洗手间。此时，胸腔引流瓶内已有约400 mL液体。患者刚提起胸管，胸腔引流管与胸腔引流瓶接头处便脱开连接，患者及家属惊慌失措，紧急按响床头铃。护士赶至患者床边，立即用床边备用止血钳夹闭近胸端胸腔引流管，指导并协助患者卧床，呼叫医生，更换新的胸腔引流瓶，同时，检查患者伤口敷料及管道固定情况。医生查看患者伤口情况并给予肺部听诊，嘱患者咳嗽，咳嗽时胸腔引流管内有气泡逸出。患者无胸闷、气急等不适主诉，置管处缝线固定良好，局部伤口无皮下气肿。护士再次对患者及家属进行宣教胸腔引流管的自护方法，下床活动时胸腔引流瓶的安置方法，并给予心理安慰。指导患者多进行深呼吸及咳嗽锻炼，2小时后胸腔引流瓶内无气泡逸出。术后第4日，给予拔除胸腔引流管。胸腔引流管置管期间无再次脱管发生。

【原因分析】

通过对此案例进行讨论分析，我们可以发现这次事件的发生有其偶然性，也有其必然性。偶然性是因为患者在活动时直接提起引流管，没有提引流瓶，这样直接导致引流瓶与引流管连接处松脱；间接导致引流管脱开是由于引流瓶内液体量较多。必然性是术后第2天小刘交班时虽然检查了胸腔引流瓶内水柱波动的情况，但是没有检查引流管与引流瓶的连接是否紧密，而且这种现象在科室中甚为普遍。同时这次事件的发生也暴露出护士在对患者及家属进行管道自我护理宣教时，虽然提到了要保护管道、防止意外拔出，但相关重点注意事项未多加提醒，患者及家属并未掌握重点环节。因此，经过讨论后总结以下为事件发生原因：

（1）胸腔引流管护理常规不完善，对胸腔引流瓶与引流管连接处的观察及护理规定不详细。

（2）交接班制度执行不到位，护士交接班时对管道检查不仔细。

（3）护士在胸腔引流瓶内液体增多时，未及时更换胸腔引流瓶。

（4）护士健康教育不到位。护士虽告知患者管道的重要性，但对意外脱管应对措施宣教不到位。

（5）患者及家属对置管的重要性认识及重视度不够，对管道的自护方法及意外脱管的应急方法掌握不全面。

【整改措施】

维持胸腔闭式引流装置的密闭性是保证治疗有效的基础，虽然此次事件仅为引流管与引流瓶之间的连接脱开，并未直接发生胸腔引流管的意外拔管，但我们要认识到，一旦发生胸腔引流管非计划性拔管或密闭性被破坏，将会导致患者治疗不及时，可能会增加医疗费用、延长患者住院时间，也可能带来重新置管的痛苦，若得不到及时救治，甚至危及患者生命健康。通过此事件的总结，护士长组织相关人员制订了整改措施：

（1）完善胸腔引流管护理常规及术后护理常规，规定患者手术回室及更换胸腔闭式引流瓶时，护士应仔细检查各连接处是否连接紧密，并用胶带加强固定各连接处，防止意外脱管。每班交班时检查各处固定是否牢固。

（2）胸腔引流瓶内液体增多时，及时按需更换胸腔引流瓶。

（3）告知患者及家属管道的自护方法，管道容易脱开的各个部位、原因，意外脱管时可采取的应急措施，并及时评价，针对患者及家属的掌握程度进行针对性的指导。

（4）向患者及家属强调胸腔置管的重要性及非计划性拔管可能产生的后果。护患双方共同维护管道，减少不良事件的发生。

【经验与体会】

（1）床边备好血管钳，发生此类事件时，医护人员不要惊慌，安慰患者及家属，立即用床边备用血管钳夹闭胸腔引流管，防止空气进入，指导并协助患者卧床。

（2）详细宣教，告知患者留置胸腔引流管时的注意事项、引流管的自护方法及意外脱管时可采取的措施，并及时反馈评价，给予个性化的健康指导，使患者及家属真正掌握相关知识。

（3）加强病房巡视，及时发现患者需求，给予帮助及指导。

（4）胸外科护士必须进行胸腔引流管意外脱管的应急预案与流程的培训，做到人人掌握，考核过关。

五、又见胸腔闭式引流管非计划性拔管

一天半夜，某医院外科ICU内，一名胸腔镜术后患者突然大声呼唤，说自己的管子掉了，床位护士连忙赶到床边查看，发现患者术后留置的胸腔闭式引流管已经从置管处全部拔出，护士

顾不上询问到底怎么回事，立即用手捏闭引流管置管处皮肤并呼叫医生处理。虽然处理及时，患者并没有出现严重不良后果，但护士惊出一身冷汗，回想起来还是后怕不已。

【事件描述】

患者，男，76岁，体型肥胖，体重达90 kg，因"左上肺占位"收治入院，在全麻下行左上肺肿瘤切除术，术后留置有胸腔引流管及导尿管。术后第2日，停用心电监护，并拔除导尿管。但患者术后持续肺漏气，胸腔引流管内咳嗽时有大量气泡逸出，因此保留胸腔引流管继续行闭式引流。这天晚上，患者感觉一切都很正常，护士在巡视患者后再次告知患者引流管的重要性，患者表示明白并入睡。23：30，护士正在写交班报告，忽听患者大声呼喊说自己管子掉出来了，护士赶至床边，立即捏闭胸腔引流管置管处皮肤，安慰患者，同时呼叫医生。医生到场后给予凡士林纱布覆盖置管处，换药后，胸带加压包扎胸部，患者无胸闷、气急等不适主诉，伤口局部少量皮下气肿。护士协助医生再次置管。事后经了解，患者因一直保持床头抬高半卧位非常不舒服，想自己稍微变换一下卧位。由于患者体型肥胖，移动身体非常困难，双手用力撑床往上坐时，按住了胸腔引流管，管道从伤口处脱出。患者发现管道脱出后立即呼叫护士。护士紧急处理完毕后，再次向患者强调胸腔引流管的自护方法，特别是坐床及下床活动的方法。术后第17日，拔除患者胸腔引流管。二次置管后未再次发生非计划性拔管。

【原因分析】

护士长召集科室所有护理人员对此案例进行讨论分析发现：这次事件的发生主要是由于患者自己活动时未保护好管道所致。但是深入分析发现，胸外科患者术后无特殊情况需保持半卧位，甚至坐位，以保证引流效果。但是该体位时患者比较劳累，睡眠差。护士未及时关注患者的不适而予以帮助。另外，护士在进行健康宣教时，虽然告知患者管道的自护方法，包括活动时管道的安置方法及注意事项，但是没有针对肥胖患者、活动不便的个体特征进行体位改变时的指导。而且患者既往体健，个性比较好胜，认为自己能独立完成日常活动，不愿麻烦护士，反而导致了引流管脱出。另外护士长还注意到，该患者由于出汗较多，胸管的二次固定胶带脱落后未再次进行固定。因此，该事件发生的主要原因：

（1）护士对患者的舒适度关注不够，患者不适未得到及时发现和解决。

（2）护士健康教育不到位，未针对患者个性特点进行宣教。对活动不便的患者，更换体位时，应由护士协助，保证患者安全。

（3）管道二次固定落实不到位。

（4）患者对置管的重要性认识及重视度不够。

【整改措施】

通过这次事件的回顾分析，科室制定了以下整改措施：

（1）健康宣教应针对患者的掌握程度及个性特点进行针对性的指导，及时评价宣教效果，保证患者理解并配合各项措施的落实。

（2）加强巡视，及时评估患者的舒适度，发现患者不适并协助处理。夜间可根据患者实际情况，适当降低床头，使患者卧位舒适，保证患者休息。

（3）对于年老体弱或特殊体型的患者，应告知活动时需有护理人员协助，避免出现意外。

（4）规范管道固定方法，除置管部位妥善固定外，应进行二次固定，若因特殊原因无法二次固定，应采取置管部位双"E"字形固定增加牢固度，并加强巡视，提高风险意识，及时识别风险隐患并处理。

【经验与体会】

（1）加强培训胸腔引流管意外脱管的应急预案与流程。胸外科护士应做到人人掌握，考核过关。发生此类事件时，应立即用手捏闭置管口或用油纱等封闭置管口，防止空气继续进入，造成更大的伤害。

（2）了解患者个性特点，制订个性化健康指导方案，以此提高健康教育的有效性。

（3）告知患者胸腔引流管的自护方法及意外脱管时可采取的措施，减轻患者焦虑恐慌情绪。

（4）关注患者不适及需求，充分认识到患者舒适、休息及睡眠的重要性，提供一切可能的帮助及指导，减少非计划性拔管。

六、不翼而飞的深静脉管道

2019 年某日，在一家三级综合医院的重症监护室内，发生了一起因颈内深静脉置管意外脱管致患者血压急剧下降的事件，回顾整个过程，不禁让当班医护人员深感惊心动魄。

【事件描述】

患者，老年女性，因"胆道感染、感染性休克、糖尿病、高血压"于 22 日 18：00 入住 ICU，入室后经过积极的液体复苏等措施后患者血压仍处于 85/50 mmHg 左右。护士立即配合医生给予右侧颈内静脉置入双腔深静脉导管，置入深度 16 cm，遵医嘱给予去甲肾上腺素静脉泵入。在去甲肾上腺素 0.8 μg/（kg·min）维持下，患者血压稳定在 130/60 mmHg 左右。当天夜班 03：47，床位护士小林在给其他患者做治疗时，听到张阿姨床旁的监护仪响起报警声，立即赶去患者床边，发现其右颈内静脉管道已经完全脱出，检查发现敷贴仍固定在穿刺处，但管道尾端固定处松动，管道完整，尖端位于敷贴内，置管处无出血。患者血压降至 75/37 mmHg，神志淡漠，全身冷汗。床位护士立即呼叫其他护士报告值班医生，并于右上臂置入外周留置针，将去甲肾上腺素泵移至外周静脉泵入。通过调整剂量，患者血压维持在 81/39 mmHg 左右。值班医生赶到床边时立即行右股静脉置管。04：15 置管完毕，护士再次将去甲肾上腺素泵连接至深静脉置管处。之后，床位护士在床边密切观察患者血压变化，半小时后，去甲肾上腺素泵调整以 0.8 μg/（kg·min）维持，患者血压波动在 120/60 mmHg 左右。

【原因分析】

ICU 护士长召集全科人员及管道护理小组成员对该事件进行讨论分析发现，患者深静脉置管时医生未给予缝线固定，床位护士也未使用免缝胶带固定深静脉管道，仅用透明敷贴固定管道存在很大风险。夜班护士未仔细评估患者深静脉置管的刻度、固定等情况，接班时仅仅查看了管道置入在位，而对置入深度没有仔细查看；由于出汗等因素致敷贴固定松脱，护士没有及时发现并更换敷贴。患者使用了多种药物，双腔深静脉置管处接有多个三通接头，用于治疗及监测 CVP，床位护士按规定使用治疗巾保护三通接头，但未妥善固定，导致深静脉置管因三通接头重力作用而意外脱出。因此，发生此事件的原因：

（1）医护人员对管道的重视度不够，管道固定不规范。

（2）深静脉管道接多个三通，由于重力牵拉存在隐患，科室未对多个三通接头的摆放及固定方法作统一规定。

（3）护士对管道的评估不够，每班未仔细检查管道置入深度及固定情况；患者出汗、皮肤潮湿致无菌敷贴固定不牢，护士未及时发现并更换敷贴。

（4）护士风险意识不强，未意识到该患者管道固定存在隐患，容易发生脱管。

【整改措施】

中心静脉置管是危重患者建立静脉通路的重要手段之一，既满足了患者用药的需求，又避免反复穿刺给患者带来痛苦，也减轻了护士的工作量。相关文献报道，中心静脉管道非计划性拔管的发生率为 1.0%～20.7%，意外拔管后会影响患者治疗进程，严重者可导致患者死亡。尤其本案例中患者经中心静脉导管输注血管活性药物时发生脱管，导致药物无法正常输入而血压骤降，严重影响了患者的治疗，经抢救才使患者转危为安。通过原因分析，提出以下整改措施：

（1）静脉治疗组及科室护士长每月对护士进行中心静脉管道系统的理论、操作规范的培训和考核。

（2）规范中心静脉导管无缝线固定方法，必须使用免缝胶带将中心静脉的固定翼高举平抬法粘贴于皮肤上（图3-3），再进行透明贴膜固定。

（3）中心静脉管道接有多个三通接头时，在三通接头末端给予弹性宽胶带高举平抬法加强固定（图3-4）。

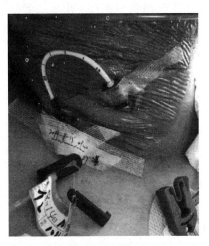
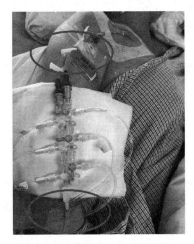

图3-3　中心静脉管固定翼高举平抬法　　图3-4　三通接头给予高举平抬法固定

（4）重视对新入院、新置管患者的风险评估，以便及时发现高危患者及脱管高危因素，采取个体化护理措施。

（5）严格落实交接班制度，重视非计划性拔管发生高危时段，加强巡视，强化防范意识，对存在的危险因素及时采取护理干预。

【经验与体会】

（1）当遇到此类事件时，医护人员需保持镇静，安慰患者，迅速做好抢救工作。

（2）规范中心静脉管道患者的交接班及记录要求，护士每班定时巡视评估中心静脉管道的刻度、固定的有效性和安全性等，避免中心静脉管道意外脱管的发生。

（3）使用血管活性药物，需保证药物持续泵入，用药过程中，护士应具有风险意识。一旦脱管，应迅速选择上臂粗直静脉进行外周静脉置管，保证血管活性药物的泵入，维持生命体征，并协助医生尽快建立中心静脉通路。

（4）护士应严密观察患者的生命体征及病情变化。

（5）中心静脉置管后的维护操作流程及相关理论知识定期培训考核。

七、"触目惊心"的血透管滑脱

某医院重症监护病房，下午17：30左右，中班与白班护理人员正在有条不紊地交接班。突然听见一阵尖锐的血透机器报警声以及护士的惊呼声"血透管脱出来了"，反应迅速的床位护士立即按压出血部位，而血透机器里残存血液随着血泵的转动染红了一大片白色的床单，场面触目惊心。

【事件描述】

患者，男，50岁，因"急性重症胰腺炎、急性呼吸窘迫综合征、急性肾衰竭"入院。入院后立即建立静脉通路进行液体复苏，血管活性药物维持血压，气管插管呼吸机辅助通气，抗感染治疗。由于患者尿少、肌酐升高、血钾高等，即给予右股静脉置入血透管，并于当天下午

14：30 开始行血液净化治疗。当时血透管置入深度为 20 cm，床位护士按照深静脉置管护理标准进行透明敷贴固定，血透治疗进行顺利。17：30 进行床边交接班，交接完病情及管道后，给予患者左侧翻身，查看患者尾骶部皮肤时，突然血透机报警，立即停止翻身并检查，发现血透深静脉管道由于牵拉脱出体外，置管处血液冒出，而血透机器里的血液因为血泵运转立刻染红了床单。床位护士立即用无菌纱布按压穿刺处压迫止血，同时另一护士停止血透机器的运转，与医生沟通后弃去管道中仍残存的约 150 mL 的血液。此时测量患者血压降至 93/50 mmHg，遵医嘱给予加快补液输入，并抽血检查血常规、联系输注红细胞等处理。由于患者仍有血液净化治疗指征，医生重新置入左侧股静脉血透管，更换血透管道继续行连续肾脏替代治疗（CRRT）。

【原因分析】

通过回顾本次事件的发生，我们可以看到这是一起由于管道意外滑脱而导致的 CRRT 意外下机的案例。在本次事件中，由于护士在为患者翻身时没有做好管道的保护，最终出现非计划性拔管。针对此次事件的发生，主要存在以下几个原因。

（1）该患者入院时高热，出汗较多，导致右股静脉置管处敷贴松动，黏性下降，护士没有及时发现并更换。

（2）由于血透连接管道较长且较重，容易牵拉，护理人员未给予多重固定保护。

（3）改变患者体位前未能充分评估管道固定情况，也未能预留出足够活动空间，以至于翻身过程中血透管道拖曳导致深静脉从体内滑脱。

（4）为行 CRRT 治疗患者翻身时翻身方法掌握不熟练，操作不规范。

（5）护理人员对血透期间存在的各种风险意识不强，未能及时预见性发现问题并采取措施预防。

【整改措施】

（1）规范固定方法，妥善有效固定管道。血透期间深静脉置管处除采用常规敷贴固定外，同时使用弹性胶带分别桥式固定管道的动脉端和静脉端。体外循环血透管道预留一定长度后固定在床边，既可以满足患者的一些基本活动又可避免管道的牵拉导致脱落。所有胶带如有松动或潮湿及时更换从而保证固定的有效性。

（2）充分评估管道，及时处理意外情况。协助患者进行体位改变前一定要充分评估各管道固定的有效性，及时发现问题及时处理。对于出汗多或渗血渗液较多的患者，敷贴易出现固定不牢、脱落等情况，翻身或变换体位前应先更换敷贴。

（3）培训护士熟练掌握特殊患者的翻身操作，如对行 CRRT 治疗的患者进行体位改变时，应双人配合，其中一人负责保护管道，翻身时应单手固定住血透管道，同步移动相关管道，预防脱管的发生。

（4）血透期间定期检查各管道及连接部位，保证管道的安全性。

（5）加强风险意识及应急能力培训，增强护士对风险的评估及识别，掌握意外脱管的防范措施及应急处理。

（6）护士长加强现场质量监控，随时发现护理工作中的薄弱环节，发现问题后制定有效的解决对策，保障患者的治疗安全。

【经验与体会】

随着 CRRT 技术的日益成熟，其临床应用范围也在日益扩大，尤其在严重感染、创伤、中毒及多脏器衰竭等危重疾病的救治中起到重要作用。但在 CRRT 使用中血液透析置管的脱落导致出血是血液透析过程中较为严重的并发症，严重者可造成患者急性失血导致休克，甚至死亡。因此，CRRT 过程中对各管道的固定及护理显得尤为重要。

（1）血透期间一定要妥善固定血液透析静脉置管及体外循环管道，而且要拧紧管道的各个连接部位，避免打折、松动、脱落，保证管道的通畅。

（2）为避免因患者活动不当导致血透管道脱出，加强与患者的沟通交流，告知患者配合治疗的重要性，必要时适当镇痛镇静。

（3）严密监测患者生命体征，及时处理血透机器的各种报警及运转过程中的突发事件，定期检查穿刺部位及各管道情况。

（4）不断优化 CRRT 实施流程，制订突发状况应急预案并学习演练，增加护理人员血透期间的风险防范意识。

（5）护士是 CRRT 治疗顺利实施的重要保障，可根据科室实际情况成立 CRRT 护理小组，选拔专业知识扎实、技术精湛的护理人员，接受专业培训。对行 CRRT 的患者可进行专人护理。

八、棉被遮盖下脱落的血透连接管

2019 年某日的晚上，在某监护室内，一位患者因烦躁不安致血透管回血端连接管脱落，而血透机未报警，仍以 120 mL/min 的速度向外引血，而这一切还静悄悄地发生在厚厚的棉被遮挡之下……

【事件描述】

患者，男，63 岁，既往有慢性肾功能不全病史 10 年，在门诊规律血透每周 1～2 次。本次因心脏衰竭于 2019 年某日 03：30 收住入院，入科时尿素氮、肌酐均升高，呼吸困难明显无法平卧，Ⅲ°水肿，具备血透指征，立即配合医师给予右侧股静脉置入血透管，并于 06：00 开始行床边血液净化治疗。置管顺利，整个白天血滤机运转正常，未出现异常报警。17：00 床边交接班时查看了血透管各管道在位，妥善固定。19：50 患者出现烦躁，护士至床旁检查患者，患者主诉寒冷，床位护士给患者加盖棉被并安抚患者情绪，患者安静配合。20：00 床位护士再次巡视患者发现床单上有血迹，掀开被子，见血迹面积约 15 cm×15 cm，检查发现血透管回输端输注碳酸氢钠输液器与三通（图 3-5）处脱开，立即

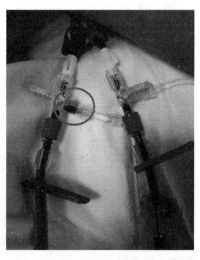

夹闭血透管、暂停 CRRT 治疗，并呼叫医生。监测生命体征，

图 3-5 血透管回输端与三通处脱开

血压 92/51 mmHg，心率 123 次 / 分（患者之前收缩压维持在
120 mmHg、心率 100 次 / 分左右）。值班医生查看安抚患者。因体外循环血透管道有凝血，给予下机，同时给予加快补液速度、联系血库输血等处理，3 小时后患者生命体征恢复至出血前水平。

【原因分析】

此次事件发生后，第 2 天护士长立即组织所有护理人员及血液净化品管圈成员进行讨论分析。此次事件的发生可能与以下几个环节有关：第一，该患者使用含钙透析液进行 CRRT 治疗，碳酸氢钠不能加入透析液，必需通过血透管静脉端连接三通输注。患者血透置管选择股静脉置入，输液系统位于患者头侧，输液器长度有限，导致与血透管三通连接处受到牵拉。第二，中班护士接班时，只是查看管道是否在位，并未仔细检查各处连接的紧密性，所以没有及时发现碳酸氢钠输液器与三通连接不紧。第三，CRRT 时因体外循环及大量置换液进入回路导致患者体热丢失，通常使用血透机加温装置进行管道加温，为保证血透机加温的有效性，科室规定加温管路末端（图 3-6）禁止置于棉被内（因管道置于棉被内导致散热减慢，温度容易达到设置目标温度，管道即停止加热，但此时棉被外管道实际温度并未达到目标值，从而降低加温效果）。当班护士将加温管道末端置于棉被内，血透外管道加温效果不佳，患者主诉寒冷，虽然加盖棉被，但根本问题未解决，反而因棉被的遮挡增加了隐患。第四，由于各种置管以及体位的限制等加重了患者的

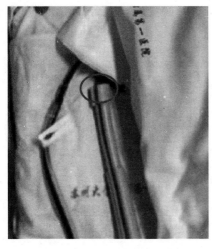

图 3-6　加温管路末端禁止置于棉被内

不适，镇痛镇静未及时调整，未达到医疗目标，患者不舒适频繁活动身体，三通连接处反复摩擦、松动最终脱落。此外，监护仪心率报警上限过高（120 次／分），护士未根据患者实际情况进行调整，导致当患者生命体征发生改变时，未及时起到警示作用。因此，结合以上事实得出此类事件发生的原因：

（1）护士交接班制度落实不严，接班时未检查管道连接的有效性，护理组长监管欠缺。

（2）加温管道置于棉被下，未按规定定时查看管道情况。

（3）对患者的舒适度关注不够，镇痛镇静理念欠缺，患者不适未得到及时处理。

（4）对管道安全隐患意识不够，患者躁动后，护士未再检查血透管道，巡视不仔细，未及时发现接头处脱开。

（5）监护仪报警设置不合理，未及时调整报警界限。

【整改措施】

床边行 CRRT 治疗时，血透管静脉端连接三通后分别与碳酸氢钠及血透机回血管道相连。碳酸氢钠接头脱落在临床中很少出现，因其脱落后三通管另两端机器与患者连接尚存，当脱开不完全持续少量出血时，体外循环管道内压力缓慢下降，不会在瞬间下降至＋10 mmHg，此时血透机回输端压力感受器并不会出现报警，血透机正常工作，仍以设置的引血速度 120 mL/min 持续向体外引血，而血液在回输端源源不断地流向体外，如未及时发现，将导致失血性休克，甚至危及患者生命。为了杜绝此类事件再次发生，护士长组织相关人员制定了整改举措：

（1）护士长及血液净化组对监护室护士进行 CRRT 相关知识及技能（上机、维护等）的培训与考核，做到人人过关。

（2）严格执行交接班制度，将交接班时检查血透管道各连接部位紧密性作为交班内容，定时打开棉被检查连接部位是否紧密、妥善固定。检查加温管路末端是否置于棉被外。

（3）关注患者主诉，特别是烦躁多动的患者，查找原因如寒冷、疼痛等，及时发现并处理，增加风险意识。

（4）血透管置于股静脉者，输液泵可置于床侧或床尾，便于管道合理放置，减少牵拉。

（5）制订血透管道脱落应急预案，定期培训考核，出现突发情况得到及时正确处理，将对患者的危害降至最低。

（6）CRRT 期间，密切监测患者生命体征变化，准确设置报警范围，发现异常情况时及时查找原因。

【经验与体会】

（1）CRRT 上机时，护士需要考虑患者体位改变，血透管道留有足够的长度，以防牵拉。

（2）每班交接以及巡视时，除了查看管道是否妥善放置外，必须检查连接的紧密性。

（3）血透患者易出现体温丢失，应提前做好保暖措施，如使用血透机自带加温仪、升温毯、加温输液装置等。

（4）加强医护合作，合理镇痛镇静，保证患者舒适。

（5）遇到此类事件，医务人员要保持冷静，血透管道在正常运转且输注装置未被污染的情况下，可继续 CRRT 治疗。该患者如处理得当可避免下机重上，也不会因弃掉回路中的血液而导致失血。

九、两根管道的"脱岗"事件

某日下午,一个寻常的交接班过程进行中。床位护士小李拖着一天跑下来像灌铅的两条腿,和中班伙伴逐一交接病情。交接到昨日手术的13床患者时,颅内压监测仪显示的数值让小李和接班者都睁大了眼睛。两人立即查看引流管,怎么引流管一点引流液都没有呢?仔细一看,小李被惊到了,患者脑室内引流管和颅内压监测管啥时候脱出来了?怎么补救?

【事件描述】

患者,52岁,因突发意识不清1小时,CT示:蛛网膜下腔出血于12月13日急诊入院,DSA示左侧大脑中动脉瘤,立即在全麻下行左额颞开颅大脑中动脉瘤夹闭术+脑室外引流术及颅内压监测管道置入术。术后第1天,患者神志浅昏迷,脑室外引流液为血性液体,24小时引流量约150 mL,颅内压波动在13~19 mmHg。术后第2天,患者神志浅昏迷,间断性躁动,给予生理盐水46 mL+右美托咪定0.4 mg以2 mL/h静脉泵入维持,RASS评分0~+1分。床位护士小李16:05分巡视时患者仍时有躁动,脑室外引流管引出血性液体,白班引流量约55 mL,倾倒引流液至储液袋,颅内压15 mmHg。当17:10床边交接班时,中班护士发现患者脑室外引流管无液体流出,而颅内压监测仪显示为42.5 mmHg。床位护士立即查看发现脑室引流管和颅内压监测管已脱出,立即汇报医生并换药,同时复查头颅CT提示颅内无明显异常出血。遵医嘱加强患者神志、瞳孔、生命体征及床边颅内脑动脉血流监测,积极防治颅内高压、脑水肿及脑血管痉挛等并发症,该患者12月28日神志由浅昏迷转为清醒,于术后第20天康复出院。

【原因分析】

科室护士长召集所有护理人员针对此事件进行讨论分析,发现当班护士已经评估到该患者意识不清伴烦躁,是非计划性拔管的高危人群,而且也清楚术后置入脑室外引流和颅内压监测的重要性,但是并没有加强对引流管及监测管的观察。护士评估脑室外引流管及颅内压监测管的时间是在下午13:00。14:00医生换药后,由于固定方法不同,使脑室外引流管和颅内压监测管导线均处于较为绷紧状态。床位护士在巡视时没有关注到引流管和监测导线预留活动余地较小,可能会在患者躁动、翻身时存在拔管风险,因此未与医生及时联系,查看头部伤口换药后敷料包扎是否有效、规范。另外,护士对患者的镇静效果未动态评估到位,患者右美托咪定用量为2 mL/h泵入,RASS评分0~+1分,患者仍有烦躁,但护士未及时汇报医生调整用药剂量。患者由于躁动,头部移位导致管道牵拉而使引流管及监测管脱出。因此,结合以上事实可以看到该事件发生的原因:

(1)科室部分护士对患者留置脑室外引流管、颅内压监测管的重要性虽然有了一定的认识,但是对管道风险评估及管道观察、护理专业知识掌握不够。

(2)医生进行头部伤口换药时护士未能主动参与,也未评估换药后管道固定及安置是否妥善。

(3)护士巡视时未发现引流管道及导线预留活动空间不够,缺乏脱管意识,未及时与医生联系。

(4)护士未动态评估躁动患者镇静效果,调整用药剂量不及时,使患者处于躁动状态,成为非计划性拔管的高危因素。

【整改措施】

重型颅脑损伤者手术后常需留置脑室外引流管和颅内压监测管,留置期间的意外拔管很少见,但一旦发生非计划性拔管可能导致患者颅内出血、脑疝等严重并发症,甚至危及生命。这次事件为大家敲响了警钟,护士长组织相关人员制定了整改措施:

(1)科室规范脑室外引流管及颅内压监测管的固定方法(图3-7)、管道延长部分应预留一定余地避免影响患者翻身等活动,护士长及带教老师对科室护士进行培训与考核。

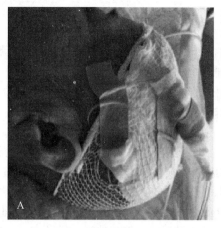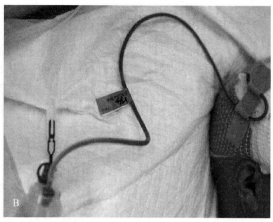

图 3-7　脑室外引流管及颅内压监测管的固定方法（A、B）

（2）加强对危重症患者进行非计划性拔管的评估，对存在拔管风险的患者各班护士应提高安全意识，增加巡视。

（3）规范管道评估与观察，每班接班时检查管道固定情况，每次巡视患者时检查外敷料包扎固定情况及引流管道是否妥善安置。

（4）学习关于危重症患者的合理镇痛镇静相关知识。对躁动患者及时与医生联系，调整药物或剂量，达到有效镇痛镇静效果。

（5）科室制定脑室外引流管非计划性拔管应急流程，对护士进行培训和考核。

（6）医生换药时护士主动参与，换药后检查管道固定及安放是否规范，保证安全。

【经验与体会】

（1）发生此类事件时，床位护士应及时汇报医生，做好应急处理，更应加强神志、瞳孔等病情监测，复查头颅 CT，及时发现颅内血肿、脑疝等严重并发症，协助处理。

（2）对新入院、手术后返病房、病情有变化患者必须进行非计划性拔管评估，对存在拔管风险的患者，床旁悬挂防拔管警示标牌，提醒床位护士加强评估、巡视，及时发现异常情况并处理。

（3）管道固定后除检查穿刺部位或伤口局部固定是否牢固外，一定要检查引流管道或监测导线等是否预留足够的活动余地，避免过紧牵拉。

（4）护士是管道护理的直接管理者，加强医护合作，保证管道安全。

十、空肠营养管脱管的元凶

某医院胃肠科病区一个安静的中午，大多数患者正在午休，连班护士正在治疗室为患者准备需要更换的补液，突然某病房传来呼喊声："护士，护士快来，管子掉了！"。护士马上赶到病房，原来是昨天在全麻下行胃癌根治术＋胆囊切除术的 3 床患者的空肠营养管意外脱出。患者及家属万分紧张，连连问护士怎么办，给予安抚后情绪稳定。经询问，家属和患者都说空肠营养管是被咳嗽咳出来的。那到底咳嗽是不是导致空肠管脱出的元凶呢？

【事件描述】

患者，男，64 岁，1 周前诊断贲门癌，胆囊结石伴胆囊炎，高血压。完善术前准备全麻下行胃癌根治术（D_2，全胃，食管空肠吻合）＋胆囊切除术。术后带回鼻空肠管 1 根，置入深度为 95 cm。术后第 2 天医嘱给予开放饮食，遵医嘱给予生理盐水 500 mL 鼻饲，床位护士将生理盐水软袋接营养泵管后通过营养泵匀速输入，20 mL/h。由于天气较冷，护士将加温器置于泵管末端。

中午，患者咳嗽频繁，由于不适患者自床上坐起，几次咳嗽后突然空肠管意外脱出。护士到场检查发现空肠管已经掉在床上，固定在鼻翼的胶带已经松脱，没有二次固定。为了保证营养摄入，给予 DSA 下留置三腔喂养管。治疗 3 天后患者一般情况好，进食后无不适，排气排便好，复查指标好转，予以出院。

【原因分析】

胃肠外科护士长召集科室护理人员，针对此案例进行讨论分析发现：该患者术中置入鼻空肠营养管，置入深度 95 cm，鼻部外露长度仅剩 5 cm，无法进行二次固定，因此仅在鼻翼用胶带进行"人"字形固定；术后第 2 天开始使用营养泵进行生理盐水鼻饲，并且使用加温器加温。但由于加温器的位置以及重力作用，对鼻饲管造成牵拉，患者卧位的时候影响不大，一旦坐起就造成重力牵拉。患者术前右肺下叶有少许炎症，局限性肺气肿，因术前准备时间较短，炎症未全部控制，术后咳嗽、咳痰频繁，患者咳嗽时体位改变，牵拉空肠营养管。患者雾化吸入、面罩吸氧，潮湿影响胶带黏度，粘贴可能松脱，而护士未在雾化吸入后评估胶带的牢固性。因此，由此看出，咳嗽并不是此次空肠营养管脱出的唯一原因，导致发生此事件的原因：

（1）空肠营养管外露短，无法做到二次固定。

（2）鼻饲时加热器重力牵拉管道。

（3）患者咳嗽时，未注意保护营养管。

（4）护士对空肠营养管的固定评估不到位，雾化吸入后未及时查看空肠营养管固定胶带是否潮湿。

（5）护士宣教时未告知非计划性拔管存在的危险，以及相关注意事项。

【整改措施】

空肠营养管对患者日常营养补给起着重要的作用，非计划性拔管不仅影响营养供给，更可导致术后患者手术部位的损伤，影响手术效果，甚至导致患者的死亡。为了避免此类事件再次发生，护士长组织相关人员制定了改进措施：

（1）向设备科反映空肠营养管长度不足导致外露过短，不能进行二次固定。在未更换产品前，鼻饲时将鼻饲袋输入管进行脸颊处二次固定，减轻加温器重力作用对空肠营养管鼻部固定的直接牵拉。

（2）修订鼻空肠营养管固定流程，患者术后留置空肠营养管，使用系带固定法对管道加强固定或面颊、耳垂双固定。

（3）加强对管道固定的评估观察，及时发现问题并及时处理，保持固定有效。

（4）术前宣教告知患者及家属空肠营养管非计划性拔管后的危害，术后宣教强调非计划性拔管对疾病恢复的影响，引起患者和家属的足够重视，并告知相关注意事项，特别是在更换体位、咳嗽、打喷嚏等时，注意保护营养管，防止脱出。

【经验与体会】

（1）医护人员加强专科知识学习，知晓手术患者的手术方式，解剖知识。宣教时利用自己的专业知识与患者及家属充分沟通，如空肠营养管到达身体的位置，留置管道的作用，相关注意事项（如有更换体位、咳嗽、打喷嚏等情况，注意保护营养管），强调发生非计划性拔管后的严重危害性，引起患者及家属对管道的重视。

（2）根据不同情况进行空肠营养管的二次固定，减少外力牵拉，避免引起固定胶带松脱直接引起管道脱出。

（3）空肠营养管留置期间，如果患者存在雾化吸入、面罩吸氧等，易引起鼻翼部胶带潮湿，增加管道胶带牢固性的评估频次，每次雾化吸入后均需评估，固定胶带潮湿卷边，及时更换，保证固定的牢固性。

（4）一旦发生非计划性拔管，医护人员要保持冷静，床边查看管道的完整性，安慰患者及家属，监测患者生命体征，重视患者主诉及做好相关症状、体征的观察，及时汇报医生，采取处置措施。

十一、泄气的导尿管自行滑脱

2018 年某日，产妇李某平产分娩一女婴，胎盘娩出时发现胎盘粘连，医生徒手剥离胎盘，术后产房给予保留导尿，次日下午产妇主诉尿道内一阵酸痛，床位护士检查发现产妇导尿管已自行脱出。

奇怪，导尿管为何会自行脱出呢？是产品质量问题吗？

【事件描述】

2018 年某日，产妇李某足月平产分娩，顺利娩出一女婴后，胎盘粘连导致胎盘娩出困难，医生予以徒手剥离胎盘，术后为防止尿潴留影响子宫收缩给予保留导尿并妥善固定。次日上午9：20 左右，李某正卧床休息，突然呼叫护士主诉尿道内有酸痛感，床位护士小吴至床旁并检查时发现李某的导尿管已自行脱出。小吴立即汇报床位医生、护士长。经检查导尿管气囊完整，气囊呈未充盈状态，气囊内无液体。产妇主诉腹胀，尿道口无疼痛、无出血，生命体征平稳。遵医嘱更换导尿管，接尿袋后引出淡黄色澄清尿液，予以妥善固定，保持会阴部清洁，加强观察并记录，上报护理不良事件。向产妇及家属解释，取得谅解及配合。

经了解护士长发现是护士小林插的导尿管，遂询问小林在插管过程中是否严格遵守操作流程，有无检查气囊性能，注水量是多少。小林告知操作中检查气囊性能良好，而且并未向气囊内注射适量灭菌注射用水，而是注射了适量空气。因为小林说昨天使用的一次性导尿包内未常规配置注射用水，只有一个空针筒，说明书上未对气囊注水或注气进行说明，小林护士认为既然是空针筒应该是用来给气囊打气使用的。因此，小林护士为患者插好导尿管后未进行气囊注水，而进行气囊注气，注入 15 mL 空气后轻轻拉导尿管有阻力感，小林便妥善二次固定后操作结束。护士长再查看现在科室领用的一次性导尿包，发现就在上月，由于医院更换了一次性导尿包的供应商，目前使用的导尿包内确实没有配置灭菌注射用水。

【原因分析】

产科护士长召集科室所有护理人员以及管道组成员针对此案例进行讨论分析发现：护士对操作流程掌握不全，未按要求进行气囊性能检查，一旦气囊或注气口泄漏即可导致尿管滑脱；相关专业知识欠缺，不知晓一般气囊内主张注水而不主张注气，因气体更易弥散使气囊回缩体积缩小。而此次更换的产品说明书上内容欠缺，未对气囊使用注水或是注气以及注入容量等进行详细说明；护士对于新产品的使用方法有疑问，也未向相关部门咨询，想当然地执行操作；床位护士巡视及交接班时未查看导尿管，有无妥善固定，引流是否通畅等。因此，结合以上事实可以看到此事件发生的原因：

（1）护士对于导尿操作流程掌握不全，未规范操作。

（2）产品说明书上内容欠缺，未对气囊使用注水或是注气、注入容量进行详细说明。

（3）更换新产品后未及时进行培训。

（4）护士巡视不细致，未定期检查导尿管是否进行妥善固定，引流是否通畅。

【整改措施】

留置导尿是临床上一项重要的护理措施，广泛用于排尿困难、麻醉和术后患者的病情观察等。留置导尿多采用气囊导尿管，具有易固定、对黏膜刺激性小、泌尿系统感染发生率低等优点，但是由于各种因素造成的导尿管意外拔除时有发生。尿管意外拔除易造成尿道黏膜的损伤，出现血尿，甚至造成泌尿系统感染；再次放置尿管增加患者的痛苦和感染机会，影响患者的康复。

为了避免同样的情况再次发生，护士长组织相关人员制定了整改措施：

（1）严格执行操作规程，加强科室相关流程的培训考核。留置尿管操作前要认真检查导尿管气囊是否完整，有无漏气，如发现漏气漏水现象立即更换。

（2）导尿管固定时气囊内应注入足量的无菌水（15～30 mL），不注气。注水速度不宜过快，当阻力过大或患者感到不适时可稍停片刻，重新调整尿管位置，以保证尿管的气囊部分在膀胱内。

（3）对护理人员组织导尿管脱出相关知识的培训。在提高护理技能的同时，不断增强防范意识。对于临床经验不足的护理人员，要加强留置尿管护理操作技能的培训，同时加强对患者的巡视，定时检查导尿管在位情况，发现问题及时给予处理，认真做好床旁交接班，以降低管道脱出的发生率。

（4）报告护理部、采购部，督促导尿管生产企业进一步完善产品说明书和标签中的风险提示信息，提高该类产品临床使用的安全性和有效性。采购部门引进新产品时应及时与临床沟通。

（5）护士使用新产品或操作有疑问时应进行相关部门咨询。

【经验与体会】

（1）导致尿管脱出的原因很多，在临床护理工作中，将意外脱管纳入护理管理范畴，定期对脱管原因进行分析，提出预防措施，提高护理人员的预见性，加强细节管理，强化责任心。

（2）护理部及采购部门对于新使用、新更换耗材及时告知，必要时积极联系相关部门进行培训。

（3）加强护士教育，增强防范意识，使用新产品或操作有疑问时应向相关部门咨询，不可盲目执行操作。

第2节　血管通路装置相关并发症案例

一、深静脉置管致血栓形成

2019 年某日，某市一家儿童医院一名噬血细胞综合征患儿历经气管插管、呼吸机辅助呼吸、血液净化、血浆置换等各项治疗病情平稳后，由 PICU 转入血液科继续治疗。当转到血液科时却在彩超下发现患儿下肢深静脉血栓形成。导致深静脉血栓的罪魁祸首是什么？如何避免发生？

【事件描述】

患儿，女，1 岁 11 个月，因"发热近 1 个月，血象异常 23 天"收住 PICU，于 2019 年 7 月确诊为噬血细胞综合征，历经 1 个月的高流量吸氧、机械通气、血液透析、血浆置换等治疗后，病情好转，无需继续血液净化治疗，给予拔除双侧股静脉置管。患儿既往有 DIC 病史，查体：右手拇指及示指可见瘀紫发黑，诊断为缺血性坏疽。8 月 19 日转入血液科病房，下肢血管彩超（图 3-8）检查提示：右侧下肢股总静脉至髂总静脉内血栓形成；左侧下肢髂外静脉内血栓可疑，遂请血管外科会诊，予以患肢制动，每 12 小时一次皮下注射那屈肝素钙注射液 10 mg 抗凝治疗，监测腿围及凝血功能。

PICU 治疗期间，患儿行双侧股静脉置管，右侧股静脉置管行补液治疗，左侧行血浆置换及血液透析，置管外露均为 3 cm，左右两侧大腿围监测均为 29 cm。管道留置过程中，使用依托泊苷化疗、碳酸氢钠碱化血液、那屈肝素钙抗凝、输注血浆、红细胞、血小板、人纤维蛋白原、人血白蛋白、凝血酶原复合物支持，给予 TPN 营养支持以及抗感染等治疗。置管期间，输液前均抽回血证实管道在位，输液前用生理盐水 5～10 mL 冲管，输液完毕先后用生理盐水 5～10 mL 脉冲式冲管和 10 U/mL 肝素生理盐水 2～3 mL 正压封管。用于血液透析和血浆置换的导管每次使用前后均按照正常流程进行开封管。两侧股静脉置管均留置 23 天，拔除管道时双侧大

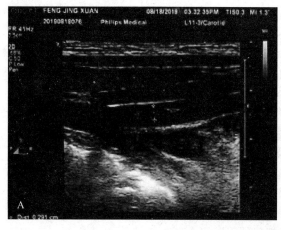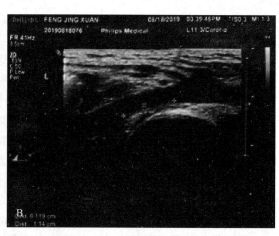

图 3-8　下肢血管彩超（A、B）

腿围均为 24.5 cm。8 月 9 日血栓弹力图试验分析示：凝血功能基本正常。置管期间凝血功能基本正常，凝血酶时间：14.0～21.0 秒；凝血酶原时间：11.0～14.5 秒；纤维蛋白原：2.0～4.0 g/L。

【原因分析】

PICU 护士长召集科室所有护理人员针对此案例进行回顾、讨论及分析。管道相关性静脉血栓（catheter related thrombosis，CRT）是管道外壁或管道内壁血凝块的形成，是血管内置管后常见的并发症之一。该患儿并没有出现明显的深静脉血栓相关的症状、体征，B 超显示：右侧下肢股总静脉至髂总静脉内血栓形成，左侧下肢髂外静脉内血栓可疑。分析结果显示，血栓主要与右侧深静脉置管相关。而右侧深静脉置管主要是补液、输血等治疗。该患儿深静脉血栓的发生，主要与以下因素相关：

1. 患儿因素

（1）年龄：婴幼儿和青春期患儿 CRT 发病率更高，本案例患儿处于幼儿阶段，年龄越小，静脉管径越小，置管难度越大，易造成血管内皮损伤，静脉管道局部湍流，置管后可引起血管机械性阻塞。

（2）置管部位：本案例股静脉置管因下肢血流相对缓慢，易并发静脉血栓。

（3）疾病因素：该患儿为噬血细胞综合征，既往有 DIC 病史。患儿进行血液净化治疗，病情危重，长期卧床血流缓慢，处于高凝状态。

2. 药物因素

（1）化疗药物：该患儿多次接受依托泊苷化疗。研究表明，接受化疗者静脉血栓的风险增高 6.5 倍。腐蚀性、刺激性药物对血管的直接影响，导致静脉血管内膜损伤。

（2）大量输注血浆、纤维蛋白原、TPN 或脂肪乳及甘露醇等高渗性药物，均会造成血液黏稠度增高，导致血流缓慢，增加血栓风险。

3. 管道因素

（1）管道材质：管道虽然是医用高等级硅胶管，与人体组织相容性较好，但毕竟对于静脉是异物，管道管壁不可避免的对深静脉产生机械性刺激，引起局部血管内膜反应性炎症，损害血管内皮，诱发血栓形成。

（2）管道及管腔数目：在静脉血管内置入管道的数目越多，发生血栓的概率越高，本案例患儿双侧股静脉置管，静脉血栓的发生率明显增加。

【整改措施】

为了避免同样的情况再次发生，科室组织相关人员进行静脉血栓发生危险因素知识的学习，制定了整改举措：

1）置管前充分评估。

（1）患儿年龄、合作程度、病情、备选静脉及可行的穿刺部位。

（2）评估穿刺静脉的管径，选择合适的管道。

（3）评估患儿的病史、置管史。

（4）评估患儿的实验室指标：D- 二聚体（本案例受条件限制未检验该项目）、凝血功能等，彩色多普勒血流成像检查。

2）带管期间观察和护理

（1）观察穿刺肢体周径及有无肿胀、疼痛，动态监测肢体周径变化，并做好记录，如有两侧肢体或同侧肢体置管前后周径相差 0.5～2.0 cm，需行彩色多普勒检查。

（2）观察沿血管走向是否出现红、肿、热、痛等症状。

（3）有无肢端活动障碍，有无 Homans 征（直腿伸踝试验）阳性表现。

（4）有无肺栓塞的临床症状和体征：呼吸困难、恐惧感、胸部不适或疼痛、出汗、心动过速或发绀。

（5）每日评估管道存在的必要性，尽早拔除，减少深静脉置管留置时间。

（6）拔管时，注意拔管的手法。管道外拔时，勿先按压穿刺点，待管道拔出后，允许少量血液流出，再按压穿刺点，防止管道外壁血栓遗留在血管内。

3）使用深静脉血栓评估量表，对置入深静脉置管患儿进行班班评估，高危患儿采取必要的预防措施。包括协助进行早期床上主动、被动活动，使用抗血栓弹力袜等。

4）做好管道的使用维护：包括管道功能评估（assess）、冲管（clean）、封管（lock）。输注化疗药物、刺激性药物及高渗性药物输液前后做好冲封管，输液中每 4 小时冲管 1 次，减少管道内壁血栓的形成。

5）一旦发生管道相关性血栓，需要及时汇报并处理。

【经验与体会】

绝大多数患儿的管道相关性静脉血栓形成是隐匿的，没有明显的症状和体征。但是有可能导致肺栓塞，危及生命。

（1）血栓一旦确诊，应立即汇报床位医生及护士长，协助家属安抚患儿，嘱患儿绝对卧床休息，患肢制动并抬高 30°，置患肢于舒适的功能位。注意患肢保暖，不得按摩或做剧烈运动，以防栓子脱落。

（2）请相关专业人员（血管外科、静脉治疗专科护士等）进行多学科会诊，遵医嘱给予抗凝、溶栓治疗及对症护理。

（3）监测出血倾向和凝血指标。行化疗和血液净化的同时接受抗凝治疗，应密切监测血常规、血小板、凝血时间、有无血尿及黑粪。

（4）输注血制品、营养液等黏稠度高的液体后，要用 10 mL 以上的生理盐水注射器进行脉冲式冲管，以减少堵管的发生。

（5）预防患肢压力性损伤。由于患肢血液循环差和制动，导致压力性损伤。故应保持床单元清洁，患肢下方垫软枕，定时更换着力点位置，每班评估局部皮肤情况。

（6）深静脉置管后的维护、并发症处理以及拔管等的流程需要做到人人培训、人人考核合格方可进行独立操作。

二、动脉置管后肢体末端缺血坏死

患儿因先天性心脏病在某儿童医院手术，术后生命体征逐渐平稳，然而术后治疗过程中由于动脉置管后肢体末端缺血导致右侧手指末端出现发黑坏死，家属表示不能理解。发生这一事件的根本原因是什么？我们又应该在这起事件中吸取什么教训呢？

【事件描述】

患儿，2个月龄，诊断：右心室双出口、室间隔缺损、房间隔缺损。行"右心室双出口矫治＋室间隔缺损修补术＋房间隔缺损修补术"，术毕转入 SICU 继续治疗。术后血压低，行右侧桡动脉置管动态监测血压波动。术后第 1 天，患儿无明显诱因出现心脏停搏、脉氧下降，给予心肺复苏一次，心肺复苏后患儿呈昏迷状态。术后第 3 天 09：00，护士发现右侧桡动脉置管穿刺处及右侧手指指端出现青紫，但尺动脉、桡动脉搏动良好，遵医嘱加强观察，暂时保留右侧桡动脉置管。指端发凉，予保暖，11：00 时观察青紫情况稍好转，但 17：00 发现指端青紫情况逐渐加重，护士立即汇报医生，拔除右侧桡动脉置管，汇报护士长。患儿当日凝血常规：D- 二聚体＞2000 μg/L，活化部分凝血活酶时间＞180 秒，凝血酶原时间 33.2 秒；血气示乳酸 16.6 mmol/L；血常规：白细胞 $10.11×10^9$/L，超敏 C 反应蛋白 24.93 mg/L，红细胞 $3.82×10^{12}$/L。术后第 4 天 08：00，为了解患儿病情及调整用药，需继续动态监测血压，更换至左侧再次行桡动脉置管，置管后密切观察穿刺处及末端肢体情况。术后第 5 日 22：00（左侧桡动脉置管后 38 小时）发现穿刺点周围及指端再次出现青紫、皮肤花纹，立即予以拔除左侧桡动脉置管。

右侧桡动脉置管拔除后，予硫酸镁、卡托普利扩血管、皮下注射低分子肝素钙、改善循环等治疗，穿刺处皮肤逐渐好转，但指端发绀情况较严重，拔除动脉置管后第 14 天指端仍呈缺血坏死（图 3-9）。

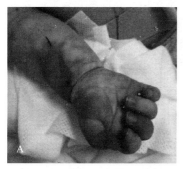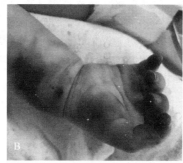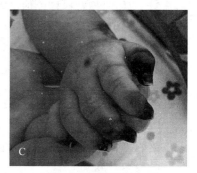

右侧动脉置管拔除第 1 天　　　右侧动脉置管拔除第 2 天　　　右侧动脉置管拔除第 14 天

图 3-9　右侧动脉置管拔除（A、B、C）

左侧桡动脉置管拔除后 10 小时后穿刺点及指端皮肤发绀情况加重。拔除置管第 2 天青紫情况开始逐渐好转，第 7 天基本消退（图 3-10）。

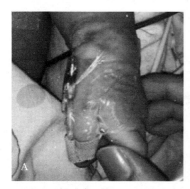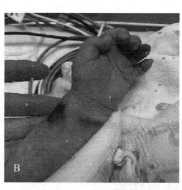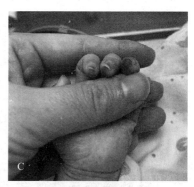

左侧动脉置管 38 小时　　　左侧动脉置管拔除后 10 小时　　　左侧动脉置管拔除后第 7 天

图 3-10　左侧动脉置管（A、B、C）

【原因分析】

外周动脉置管因可以连续监测收缩压、舒张压和平均动脉压，抽取血标本，进行血气分析等优势，在重症监护室应用广泛。桡动脉是首选动脉，但发生严重末端肢体缺血的事件在该院尚属首例。事发后，护理部、科室全体医护人员都给予了高度重视，立即组织会诊讨论，到底是什么原因导致患儿末梢肢体的缺血坏死呢？分析可能的原因有以下几个：动脉栓塞（血栓、空气）、痉挛、感染以及患儿自身原因。面对诸多可能，当事护士对患儿置管情况进行详细的回顾，并搜索文献进行循证。最后发现患儿拔管后按压时间、包扎规范，主要原因还是患儿处于复苏后循环状态欠佳，加上感染、动脉置管等因素导致了事件的发生。置管前未签署知情同意书，未告知家属动脉置管可能存在的风险，家属对事件的发生起初不能理解。结合文献对事件的原因归纳如下：

（1）患儿因素　凝血异常，微循环障碍，心肺复苏后。

（2）医务人员因素：经验不足，风险意识差，置管前评估不到位，置管后对末梢循环观察不到位。

（3）置管规范未及时更新，培训考核不到位。

（4）动脉置管前未与患儿家属签署知情同意书，沟通不足。

【整改措施】

此患儿案例的发生虽然具有一定的特殊性，经过反复的沟通，患儿的父母对事件也给予了理解，但如此沉重的代价不得不让我们反思。为了避免类似事件的再次发生，科室制定了以下整改措施：

（1）修订科室有创血压监测操作规范，增加了动脉置管前动脉功能评估步骤，细化并发症观察与处理措施。对于循环情况差的患儿，需每2小时监测动脉置管及肢体末端循环情况，做好肢体末端保暖工作。发现青紫、末端肢体肿胀等，及时拔除。选择合适的置管部位，儿童动脉置管部位选择包括桡动脉、胫后动脉和足背动脉，由于侧支血流的不充足，不推荐使用肱动脉进行置管。

（2）积极开展超声引导下动脉穿刺置管，提高一次性穿刺成功率，避免反复多次穿刺。置管后按照外周留置针操作规范采用无菌透明敷贴进行无张力固定。拔管后由床位护士局部按压10～15分钟，凝血功能障碍患儿适当延长按压时间，按压时注意观察末梢循环情况，谨慎使用胶带等加压包扎止血方法。

（3）护理组长及护士长加强对有创血压监测护理质量控制，每日评估患儿情况，病情稳定后尽早拔管。置管拔除后，记录置管处皮肤情况及末梢肢体循环情况。

（4）制定动脉置管知情同意书，将动脉穿刺置管及有创血压监测可能发生的并发症提前告知患儿家长，并在取得其同意后再进行置管操作。

【经验与体会】

动脉置管近年来广泛应用于新生儿重症监护病房，置管后肢体急性缺血是较严重的并发症，分为暂时性和永久性，暂时性发生率为1.5%～35%，永久性发生率不足1%，如处理不及时可导致组织缺血坏死。其原因主要与动脉痉挛、血栓形成或栓塞有关。因此在进行桡动脉穿刺或套管置管之前，必须使用改良Allen试验来评估桡动脉、尺动脉的功能是否完整。由于新生儿无法配合指令，故无法进行该试验，但是置管前仍需要评估患儿的循环情况。如果患儿存在体温不升、休克、酸中毒、循环情况差，则需给患儿足够的保暖、积极补液等促进循环改善。置管前评估动脉置管的风险，把控动脉置管的指征，选择合适部位留置管道等，并做好置管后的密切监测，以防置管后导致动脉周围的微循环不畅，局部缺血坏死。

由于动脉置管造成了血管内膜损伤，应尽可能缩短置管时间，严密观察患儿置管肢端皮肤颜色、温度、甲床血液循环等,如出现局部肿胀、肢端皮肤颜色苍白、温度降低等缺血现象应立即拔出套管,并报告医生做相应处理。

三、植入式静脉输液港导致血流感染

2018 年 5 月某医院肿瘤科收治 1 例食管癌、胃癌伴多发转移的老年患者,因需化疗、放疗等后续治疗,在右上臂植入静脉输液港(implantable venous access port,IVAP)。置管后仅半个多月出现管道相关性血栓、血流感染,进而出现休克症状,通过医护人员的积极抢救治疗和护理,患者病情好转。那么,到底是什么原因引起 IVAP 相关血流感染的呢?我们又该如果去避免其发生呢?

【事件描述】

患者,男,73 岁,因食管癌确诊半年入院。2017 年 11 月因进食后胸骨前疼痛,诊断为食管上段癌、胃癌,2018 年 3 月诊断为胰腺癌,先后行 ERCP 术及幽门支架置入术,并口服抗肿瘤药物治疗。这次为进行下一步静脉化疗及放疗于 5 月 29 日入院,在 DSA 下右上臂植入 IVAP,操作顺利,30 日开始行多西他赛静脉化疗,31 日行食管局部放疗,6 月 1 日行重组人血管内皮抑制素治疗。6 月 5 日患者出现粒细胞缺乏症、发热,给予抗感染及升白细胞治疗后恢复正常。6 月 17 日发现置管侧手臂肿胀,紧急联系血管超声示右侧锁骨下静脉、腋静脉、肱静脉、贵要静脉内置管周围血栓形成,3 天后经抗凝治疗后好转。6 月 22 日晨患者体温高达 40 ℃,呼之不应、血压下降,出现感染性休克表现,即予液体复苏后好转,并调整抗生素。下午使用 IVAP 输液后再次出现血压下降 67/37 mmHg,立即给予液体复苏治疗,暂停经 IVAP 输液,停放疗,置入浅静脉留置针,继续用亚胺培南 - 西司他汀钠、盐酸万古霉素静脉滴注;抽取对侧外周血和管道血进行血培养。23 日使用万古霉素进行 IVAP 锁管治疗,盐酸莫西沙星片、亚胺培南 - 西司他汀钠全身抗感染治疗,生命体征恢复正常。26 日血常规示 WBC 9.44×10^9/L,血培养结果提示置管对侧外周血和管道血内均为肺炎克雷伯杆菌阳性,高度怀疑中央导管相关血流感染(central line-associated bloodstream infection,CLABSI),继续给予抗感染治疗,患者生命体征正常。后因家属放弃抗肿瘤治疗,于 7 月 2 日取出 IVAP 输液港后出院。

【原因分析】

患者血培养提示为肺炎克雷伯杆菌,该细菌为革兰阴性杆菌,在健康人的呼吸道和肠道正常菌丛中、自然界水和谷物中均能分离到克雷伯杆菌。一般情况下克雷伯杆菌不致病,发病与寄主防御功能缺陷及诱发因素有关,是重要的条件致病菌和医源性感染菌之一,病死率较高。根据 CLABSI 的诊断标准,结合患者的临床表现、病原体结果,排除其他部位继发感染,因此,高度怀疑是 CLABSI。该患者发生 CLABSI 的原因:

(1)患者老年人,属于感染高危人群。患有食管癌、胃癌,胰腺、肝转移性癌,以及双侧肺大疱、慢性支气管炎、双侧上颌窦炎、左顶部皮下血肿,且 IVAP 植入又增加了感染风险。

(2)患者存在感染的高危因素,包括长期大剂量肠外营养,放、化疗后骨髓抑制;期间发生 IVAP 植入周围血栓形成,又促进感染的发生。

(3)护理人员在 IVAP 维护或经 IVAP 输液操作过程中手卫生不规范,或者冲封管不符合要求,或接头消毒不彻底等均可导致感染。

(4)液体药物的污染 如肠外营养液、静脉用药或血制品。比较少见,但在生产过程(内在污染)中或其制备过程中或在患者护理环境中进行输液时(外源性污染),液体药物可能会被污染。

【整改措施】

针对本次事件,科室医护人员进行了案例讨论,分析其发生的原因,提出整改措施,具体如下。

(1)IVAP 维护和使用是技术要求比较高的操作,2016 年美国输液护理指南明确提出,应采用专业团队进行护理，可以降低并发症的发生。因此，科室制定了相应操作人员准入制度，并专人维护、插针的集中管理。

（2）加强科室医护人员的培训和考核，落实手卫生、无菌技术等感染控制措施。进行 IVAP 专业人员的培训和考核，提高其风险评估能力，能及早发现感染高危风险，正确识别感染征象。

（3）落实输注静脉药物、血制品等无菌操作规范，避免药物配置及输液环境中的药物污染。

（4）进一步落实发热患者血培养抽取规范，为诊断提供病原体依据。如果怀疑产生管道相关性血流感染，若要拔除输液港时，输液港底部应该随着管道尖端一同送检。

（5）如果怀疑 CLABSI 发生，不应经该管道进行给药。及时咨询专家，采取挽救措施。

【经验与体会】

植入式静脉输液港作为一种可植入皮下、长期留置体内的输液装置，自 1982 年尼德胡伯（Niederhuber）等首次应用以来，因携带方便、维护费用低、提高患者生活质量等优点，常用于需长期输液治疗及化疗的患者。随着技术的推广及患者需求的增长，其主要并发症如 CLABSI、血栓形成、管道堵塞、药物外渗、管道移位或断裂也越来越受到广泛关注，其中 CLABSI 最为常见。费歇尔（Fischer）等、纳尔杜奇（Narducci）等报道 IVAP 应用过程中装置取出患者46.2% 是因为发生 CLABSI，该比例远高于血栓形成或其他功能障碍等并发症。CLABSI 常见于恶性血液疾病年轻患者，可能是高强度化疗及长期低中性粒细胞血症所造成。

CLABSI 是中心静脉管道相关的严重并发症之一，甚至威胁生命。因此，在置管前应进行科学评估，合理选择血管通路，严格无菌操作，对于高危患者应提前进行风险环节干预，严密观察病情变化，及时识别和处理感染、血栓的发生。应积极进行多学科合作，使患者得到更优的治疗和护理。同时，应做好质量指标的数据监测，包括手卫生依从率、管道植入和维护集束化措施执行依从率，以及 CLABSI 发生率，并及时进行反馈，做到从过程到结果的质量控制。

四、输液港脱管后进入心脏事件

某儿童医院血液科，输液港维护人员小何给患儿输液港插针，发现抽不出回血，推注时亦阻力大，怀疑管道堵塞，使用尿激酶溶栓无效后给予放射科管道定位，发现输液港管道断离港体，脱落于心室内。血液科护士长立即汇报科室主任，并邀请心内科、护理部静脉输液治疗小组、介入科进行会诊，最终通过介入将进入心脏的管道取出，患儿病情稳定并予以出院。

输液港管道为何会掉入心室内？令人费解又让人后怕。

【事件描述】

患儿，男，1 岁 8 个月，诊断：急性髓系白血病，因化疗需要，于 2018 年 6 月植入胸壁静脉输液港，前期化疗顺利，目前处于最后一个化疗疗程，患者粒细胞低下抗感染治疗阶段。输液港置入已 7 个月，隔天正常输液完成，插入的蝶翼针满 1 周给予拔出。次日早晨重新蝶翼针插针，有明显穿入隔膜的突破感，回抽无回血，轻推生理盐水有明显阻力，护理人员首先怀疑输液港管道堵塞，给予尿激酶溶栓处理，但无效果。护士长建议 X 线胸片检查定位，胸片下发现输液港脱管，管道掉入心室内（图 3-11）。邀请心内科、血液科、麻醉科、静脉输液治疗护理小组、介入科会诊，经多学

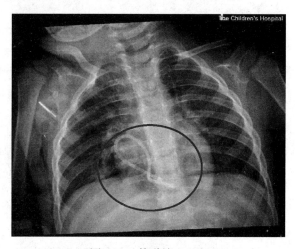

图 3-11　管道掉入心室

科专家联合会诊，一致认为如果断裂管道不及时取出，一旦游离到肺动脉，将会造成呼吸困难、剧烈胸痛、咯血，甚至晕厥而危及生命。最佳处理方法是通过介入途径完整取出。随后，医护人员详细讨论并确定取出方案，并与患儿母亲充分沟通后，于当日在全身麻醉下行右心室异物取出术。从右股静脉插入 5 F 造影管道 1 根，经下腔静脉、右心房到达右心室，使用圈套器套住异物完整地拉出体外，取出断裂管道 12 cm，再行胸壁上的输液港港体取出术。手术顺利，核对取出管道长度与植入记录相符，断裂口为输液港底座与管道连接处。患儿术后生命体征平稳，复查心脏彩超，心室内未见异物。患儿于术后第 3 天出院，出院 1 个月后随访，无并发症发生。

【原因分析】

输液港脱管临床上并不常见，患儿为什么会出现脱管呢，大家都非常困惑，是输液港的质量有问题吗？事件发生后，血液科护士长召集科室所有护理人员以及静脉输液治疗护理组成员，针对此案例讨论分析，认为发生脱管的原因如下：

（1）患儿性格活泼，活动度大，近阶段生长迅速，置管后 7 个月内身高增长近 10 cm，因此考虑生长牵拉是管道断裂的主要原因。

（2）管道断裂处为港体与管道的连接处，不排除手术过程中固定管道与港座的手法粗暴造成管道损伤，而后在使用过程中出现脱管。

（3）疗程过程中由于经常输注血制品、营养液等黏稠度高的液体，在冲管时存在冲管手法不正确或暴力冲管的可能，进而对管道造成损伤。

【整改措施】

虽然输液港脱管并发症较少见，一旦发生却极为危险，若得不到及时救治，会危及患者生命。为了避免再次发生此类事件，护士长组织相关人员制定了整改举措：

（1）静脉输液治疗护理组及科室护士长对血液科护士进行输液港维护的操作培训与考核。严格按照操作规程进行相关操作。

（2）对于输液港使用时出现的异常情况应及时分析可能的原因并处理，如有必要及时进行相关检查确认问题。

（3）规范处理输液港相关并发症，回抽无回血时，触摸锁骨上有无管道痕迹，快速判断是否发生输液港脱管，切忌盲目冲管或溶栓。

（4）输注血制品、营养液等黏稠度高的液体后，使用 10～20 mL 生理盐水注射器进行脉冲式冲管，以减少堵管的发生。冲管时注意手法，避免暴力冲管。

（5）宣教家属掌握输液港维护知识，检查家属知识的掌握率。

【经验与体会】

（1）发生此类事件时，医护人员一定要镇静，安慰家属，立即嘱患儿卧床。

（2）请相关专业人员（介入科、心内科、麻醉科、静脉治疗专科护士等）进行多学科会诊。

（3）介入手术后要进行股静脉穿刺点加压包扎，双下肢制动 6 小时，卧床休息 12 小时。观察伤口有无渗血，周边皮肤有无青紫，双下肢有无肿胀，嘱咐家属看护好患儿，并告知家属按摩患儿双下肢，防止血栓形成。

（4）应充分考虑到患儿生长发育的客观原因，对置入较长时间的输液港应加强输液港在位等情况的确认，避免再次出现由于生长牵拉导致脱管的发生。

（5）输液港维护、并发症处理以及拔管等的流程需要做到人人培训、人人考核合格方可进行独立操作。

五、PICC 管道异位

在放射科门口，患儿和妈妈安静地等待着 PICC 置管后的影像结果，当拿到片子时放射科大夫跟她们说管道到颈部血管了。患儿妈妈吓了一跳，管道怎么往脖子里去了，护士不是告诉我们管子会在心脏上面一点吗，她们立即回到了置管室，经护士重新调整 PICC 末端位置，重新摄片定位，管道末端处于正常位置。

那么，PICC 管道为何会到脖子里去了呢？是怎样发生的，又该如何解决呢？

【事件描述】

患儿，女，9 岁，于 2019 年 9 月确诊为横纹肌肉瘤，下一步将进行化疗。患儿家属经过护理人员的介绍和周围病友的推荐后选择置入 PICC 管道，并且了解了 PICC 管道的相关知识。9 月 18 日，PICC 维护门诊的专科护士充分评估了患儿全身情况、实验室检查结果及治疗需要，选择在患儿的右上肢贵要静脉置管。当天在 B 超引导下行塞丁格技术置入 4 Fr 单腔 PICC 管道，置管后常规放射科 PICC 定位时发现管道末端位于颈内静脉（图 3-12），考虑 PICC 管道异位。患儿及家长再次来到 PICC 门诊寻求解决方法。

置管护士重新建立无菌屏障，在无菌操作下撤出管道到锁骨下静脉，患儿转头，下颌靠近肩膀，重新送管到规定的刻度。B 超观察颈内静脉无明显亮点，重新入放射科定位，PICC 管道调整到位（图 3-13）。患儿妈妈对管道为什么会到颈部存在疑问，是护士的置管技术不熟练吗？

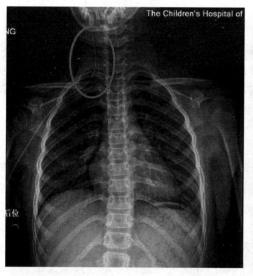
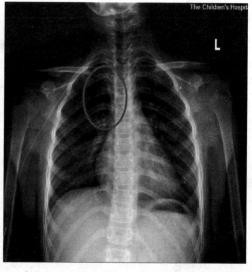

图 3-12　管道末端位于颈内静脉　　　　图 3-13　PICC 管道调整到正确位置

【原因分析】

针对此次事件，PICC 维护门诊的人员进行分析，并向家属做了解释。为了使管道能顺利进入上腔静脉，一般在置管时需要患者体位配合，如侧头压迫颈内静脉等，并且置管后要进行 X 线摄片定位。在患儿置管过程中可能存在以下问题导致管道异位。

（1）在管道置管进入锁骨下静脉时患儿侧头方式不到位，未能压迫颈内静脉的入口。

（2）患儿置管过程中有深度抽咽哭泣现象，造成静脉内压力的变化。

【整改措施】

随着 PICC 广泛应用于临床，管道异位是常见的并发症之一。文献报道，PICC 异位发生率达 6.7%～10%，管道异位可导致肢体肿胀、静脉炎、血栓，也可引起患者出现疼痛、头颈部不适等症状，如管道尖端误入心脏，可引起心律失常、心脏压塞、心脏瓣膜损伤等严重的并发症。这些并发症，可导致患者不能按计划完成治疗。为了减少 PICC 管道异位发生，采取如下改进措施：

（1）专业置管人员应熟练掌握置管技术，以及各环节重点关注内容。

（2）患儿置管前，家属需签署 PICC 置管同意书。护理人员详细告知患儿及家属 PICC 的优缺点和术中配合方式。

（3）保持患儿情绪稳定，如患儿哭闹严重可适当等待片刻。

（4）用 X 线确定管道尖端位置前可以先通过 B 超排查颈内异位，以提高成功率。

【经验与体会】

（1）PICC 穿刺术前充分评估患儿的病情，接受置管程度。和患儿进行良好的沟通，降低患儿对置管的恐惧心理，从而达到最大程度的配合。必要时实施全身麻醉置管。

（2）管道置入 10 cm 左右时，协助置管人员帮助患儿充分侧头，耳朵紧贴手术台面，下颌贴近肩膀，通过体位改变压迫颈静脉入口，使管道进入上腔静脉。还可通过增加穿刺肢体与颈部之间的角度，从而降低颈内异位的概率。此外，PICC 送管入锁骨下静脉时，提前撤出导丝 3～5 cm 使管道头端沿血流方向进入上腔静脉也是一种有效的方法。

（3）置管过程中需关注患儿反应，冲管时患儿耳后有水流冲击感和温度感变化，B 超显示颈内静脉内出现亮点，或推注液体时静脉内显示有漩涡，均可预先评估出 PICC 管道颈内异位。

六、PICC 输液不畅

2018 年某日，乳腺外科 8 床患者是一名左侧乳腺癌患者，此刻她神色焦虑地躺在病床上，看着输液架上还是满袋的盐水以及正在身边忙碌的护士小许，但即使调节器开到最大，墨菲滴管内还是纹丝不动。堵管！这根历时 1 个半小时置入的 PICC，才用了 97 天，难道就这样结束了自己的使命吗？针对这根来之不易的管道，是拔还是保留？我们应该如何处理？

【事件描述】

患者，女，32 岁，诊断为左侧乳腺癌，行乳腺癌根治术，术后半个月于 2018 年某日在超声引导下行 PICC 置管术，置管过程顺利。置管者选择患者右侧肘上贵要静脉，一次穿刺成功，但送管时多次异位至颈内静脉，调管成功后，最终置管长度为 42 cm，外露为 3 cm，管道尖端位置平第 7 胸椎，位于上腔静脉中下段。患者实施乳腺癌术后需辅助化疗 6～8 个疗程，目前已接受化疗 3 次。此次入院，患者行第 4 次化疗，PICC 置管已有 96 天。询问患者，其院外带管期间均正常进行 PICC 维护，每周 PICC 换药及冲封管 1 次。化疗第 2 天，床位护士常规输液前开管时，发现回抽无回血，推注有阻力。怎么回事？昨天使用还好好的，今天怎么就不通了呢？床位护士开始查找原因。

考虑到患者在置管过程中曾多次发生过管道异位至颈内静脉的情况，怀疑是否出现管道移位，与家属沟通后，立即给予胸片检查，确认管道位置。胸片提示，患者 PICC 管道尖端位于上腔静脉中下段，排除了管道异位及管道打折。那么，这次堵管是血栓性管道堵塞还是药物性堵管？我们立即邀请静脉输液治疗护理小组成员会诊。静脉输液治疗护理小组成员详细询问了患者前一天的情况：管道进行正常冲封管，但患者当天化疗后频繁呕吐，前一天晚上曾数次用手支撑从床上爬起进行呕吐。查看管道延长管内肉眼可见少量凝固血液，考虑血栓性堵管，建议使用尿激酶三通负压法进行溶栓。经过 24 个小时通管，朱女士的 PICC 管道终于抽出一缕通畅的回血，管道成功保留。

【原因分析】

乳腺外科护士长召集科室所有护理人员以及静脉输液治疗护理组成员进行回顾、讨论及分析，针对此案例进行讨论分析发现：患者频繁呕吐导致胸腔压力增高、置管侧肢体频繁重力支撑动作，封管的时间、封管方法不准确是造成的血栓堵塞管道的主要原因。有文献报道将近

20%～50% 的患者发生堵管都和护士的封管不规范有着直接的关系。分析此次堵管，可能原因有以下几方面：

（1）患者使用化疗药物后出现频繁呕吐导致胸腔压力增高，用置管侧手重力支撑起床导致血液反流，引发了管道堵塞。

（2）封管时正压封管操作不规范，导致了血液反流，引发了管道堵塞。

（3）封管液使用不当，注射量比较少。

【整改措施】

PICC 技术为患者在临床上的各种治疗提供直接便利的静脉通道，还能防止患者因为长期输液或者注射高浓度高刺激性的药物所导致的血管损伤，这些管道可放置数月，因此在临床护理中得到广泛应用。然而在使用过程中，管道堵塞是其常见的并发症之一，有文献指出，PICC 管堵塞的发生率约为 25%，如致其完全堵塞，会中断患者的治疗，带来重新置管的可能，浪费医疗资源，增加感染风险和死亡率。另外，管道堵塞会让细菌隐匿其中，从而导致管道相关性血流感染等并发症。

评估 PICC 管道的通畅性及功能是否良好的标准是冲管无阻力，且抽回血通畅。为了能早预防、早发现、及时处理中心静脉管道堵塞，制定了以下整改措施：

1）加强患者的健康教育，指导患者及家属认识到 PICC 存在管道堵塞的风险，避免置管侧肢体用力、提重物等，减少堵管诱因。一旦出现堵管，做好患者的心理护理，减少患者的紧张焦虑。

2）静脉输液治疗护理组及科室护士长对乳腺外科护士进行 PICC 堵管的预防与处理的操作培训与考核。通过医院 PICC 维护培训合格后，取得《PICC 维护资质证书》方可进行相关操作。护理人员应具有识别堵管相应的症状和体征，采取相应措施的能力。

3）针对一些如频繁呕吐、躁动、机械通气等因素引起胸腔压力增高的患者，护理人员应加强评估及巡视，必要时增加冲管的次数。

4）对护士加强相关知识培训考核，熟悉堵管的原因并快速判断，首先通过调整管道位置或患者体位等排除机械性因素。再根据患者具体情况具体分析处理。

5）培训护士掌握血栓性堵塞使用尿激酶负压溶栓的方法，正确操作。

【经验与体会】

1）发生此类事件时，医护人员需冷静分析，不要盲目的拔管。当遇到堵管时，首先分析不同个体堵管的原因，采用排除法对症处理。

2）输液不畅时，及时求助于相关专业人员（静脉治疗专科护士）进行会诊。

3）PICC 置管后的维护、并发症处理以及拔管等操作时，必须由经过培训的人员操作。护理人员要求掌握规范有效的脉冲式冲管、正压封管手法。

4）有文献研究表明，在堵管因素中最常见的是血栓性堵塞（57%），非血栓性因素占 27%，机械性因素占 16%。护士应掌握快速判断堵管类型的方法：管道受压或打折、管道摩擦受损、置管时间长与机械性堵管相关；封管时间、方法不规范常造成血栓性堵管；输注药物分子颗粒大、黏性高、注射速度慢容易黏附在管道腔内造成堵塞，同时输注有配伍禁忌的药物或注射药物浓度过高而结晶均导致非血栓性堵塞。

5）当确认为血栓性堵管时，可首选尿激酶溶栓法，同时积极争取时间，采用有效药物浓度及时处理。尿激酶溶栓法的核心环节需把握四点：合理运用三通接头，负压自行吸入尿激酶；保持尿激酶配置液在管道中持续 20～30 分钟再抽出；绝对保持抽吸为首要步骤；血栓栓子抽出时，应随即抽出 5 mL 左右血液，谨防管道内小栓子残留。

6）护理人员要识别管道的类型（前端瓣膜、尾端瓣膜、无瓣膜）及接头的类型（正压、负压、恒压）及特点，根据医院引进产品及使用情况，加强培训，根据管道的类型选择正确的接头，以正确的顺序夹闭管道和断开注射器，以减少管道尖端回血。

7）以下药物和溶液相互接触后很可能会产生沉淀：苯妥英钠、地西泮、更昔洛韦、阿昔洛韦、氨苄西林、亚胺培南、肝素、万古霉素、胃肠外营养液、头孢曲松钠和全部钙制剂，需要在输注该类药物前后进行冲管。

8）管道感染和管道堵塞有着不可分割的关系，临床留置期间需密切关注。

9）PICC 堵管溶栓的方法

（1）卸下接头，用酒精棉片消毒 PICC 接口 15 秒。

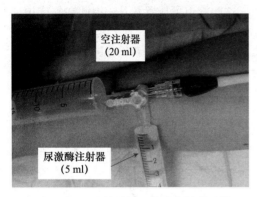

图 3-14　空注射器与尿激酶注射器连接

（2）将 PICC 管道接头与三通接口连接，侧端接口与 20 mL 空注射器连接，直端接口与 5 mL 尿激酶溶液（5000 U/mL）注射器连接（图 3-14）。

（3）先将尿激酶接口关闭，保持空注射器接口顺畅，反复回抽空注射器。

（4）在三通管内形成负压后关闭 20 mL 注射器接口并打开尿激酶注射器接口，利用管道负压将尿激酶溶液自动吸进 PICC 管道中。

（5）留置 30 分钟后关闭尿激酶溶液所在接口，打开 20 mL 空注射器接口并反复回抽。

（6）根据实际情况，可反复溶栓直至管道通畅，如 24 小时导管复通未成功，可酌情考虑拔管。

七、PICC 管道断裂掉入心室内

2018 年 5 月 10 日，在某市一家儿童医院介入室内，心内科医生通过介入途径从一名患儿心室内取出了断裂的 PICC 管道，管道长度为 16.5 cm。

PICC 管道为何会掉入心室内？经过步步追踪，不禁让人后怕。

【事件描述】

患儿，男，9 岁，于 2017 年 5 月确诊为急性淋巴细胞性白血病。患儿母亲了解到 PICC 置管的优点后，主动提出置管要求。5 月 23 日，PICC 维护门诊的专科护士充分评估了患儿全身情况、实验室检查结果及治疗需要，选择在患儿的右上肢贵要静脉置管，并在 B 超引导下行塞丁格技术置入 4 F 单腔 PICC 管道 1 根，置管过程顺利，体内长度 31 cm，外露 3 cm。患儿留置管道期间无并发症发生。2018 年 2 月 20 日因堵管经评估后予以拔除，拔管过程顺利，管道置入时间为 273 天。

5 月 9 日患儿因"白细胞低下，发热 1 天"入院，行胸部 CT 检查：发现右心室内有异物，胸片检查（图 3-15）：发现右心室内 10 cm 余管状物，患儿无明显不适主诉。考虑 PICC 管道掉入可能，立即邀请心内科、血液科主任会诊。经多学科专家联合会诊，一致认为情况比较紧急，如果断裂的管道不及时取出来，一旦游离到肺动脉，将会造成呼吸困难、剧烈胸痛、咯血，甚至晕厥而危及生命。最佳处理方法是通过介入途径完整取出。随后，医护人员详细讨论并确定取出方案，并与患儿母亲充分沟通后，于当日在全身麻醉下行右心室异物取出术，从右股静脉插入 5 F 造影管道 1 根，经下腔静脉、右心房到达右心室，使用圈套器套住异物完整地拉出体外。手术顺利，术后生命体征平稳，股静脉处给予按压止血，加压包扎。术后复查 CT，患儿右心室内未见异物。患儿于术后第 3 天出院，出院 1 个月后随访，无并发症发生。

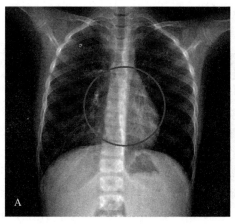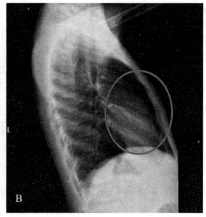

图 3-15　胸片检查 A、B

【原因分析】

导管断裂是 PICC 置管后的严重并发症，分为体外断裂和体内断裂两种情况。若导管体外部分破损未及时发现处理，可能发生导管断裂，断裂的导管可随血流进入患者体内形成导管栓塞，体内部分断裂的导管直接进入体循环成为导管栓塞。导管断裂的原因可能与导管质量问题，也可能与置管者技术不熟练、置管过程中操作不当、带管期间导管维护不当等原因有关。

血液科护士长召集科室所有护理人员及静脉输液治疗护理组成员针对此案例进行讨论分析。回顾患儿置管期间导管使用情况，发现使用化疗药物导致管壁脆性增加是导管断裂最主要的原因；而导管留置期间维护不当，可能存在冲封管不规范，对导管造成损伤；在第 273 天出现堵管，并且处理堵管的方法不规范，最终导致 PICC 保留失败进行拔除。归纳原因如下：

（1）患儿长期输注刺激性大的化疗药物，管道壁受到侵蚀，从而导致管壁脆性增大易断裂。

（2）导管留置期间可能存在冲封管不规范或暴力冲管的情况，导致导管受损。

（3）疗程过程中不断输注血制品、营养液等黏稠度高的液体，维护不规范，冲管手法不正确导致堵管。

（4）当管道发生堵管时处理方法不合理，未使用三通管进行溶栓，而是反复用含有 5000 U/mL 尿激酶的 10 mL 生理盐水注射器进行溶栓冲管。

（5）在堵管未解决的情况下被迫采取拔管，管道拔出时未进行双人核对拔出管道的长度。

（6）拔管前未告知家长可能出现的拔管风险。

【整改措施】

据文献报道，PICC 管道在体外或体内不同部位断裂的发生率仅 0.20%～9.70%。若得不到及时救治，则会危及患者生命。为了避免同样的情况再次发生，护士长组织相关人员制定了整改举措：

（1）对护士进行 PICC 堵管的预防与处理的操作培训与考核。严格规定护理人员应经医院 PICC 维护培训合格后方可进行相关操作。

（2）重新修订 PICC 拔管流程，并规定拔管时必须由双人将拔出管道的长度与原置管的长度进行核对。

（3）制定《PICC 拔管告知书》，告知患儿家属拔管过程中可能存在的风险，并由拔管护士和家属签名。

【经验与体会】

1）发生此类事件时，医护人员一定要镇静，安慰家属，立即嘱患儿卧床采取头低左侧卧位，防止 PICC 管对肺动脉出口造成堵塞。

2）立即报告，请相关专业人员进行处理，进行 X 线摄片检查确定导管具体位置，以便进一步处理。

3）PICC 置管后的维护、并发症处理以及拔管的流程需要做到人人培训，人人考核合格后方可进行独立操作。

4）掌握 PICC 管断裂的原因，尽量减少诱因。

（1）由技术熟练、经验丰富的专职人员操作，置管前仔细检查整根导管是否有渗液现象，确保导管质量完好。

（2）妥善固定，避免导管与连接器处成直角或锐角，以免打折致导管受损。

（3）使用大于 10 mL 的注射器冲管，遇到阻力切忌暴力冲管，禁止在非耐高压导管高压注射。

（4）每次维护 PICC 时注意评估导管功能，抽不出回血应考虑是否导管打折、体内移位、导管内血栓等，及时处理。

（5）出现拔管困难时，切忌暴力拔管，必要时请相关科室会诊协助处理。

（6）不使用的导管或导管一旦到了使用期限应及时拔管。

5）做好患者宣教，指导患者避免置管肢体剧烈活动，更衣时动作轻柔减少导管脱出或扯断的风险，严格遵守维护时间周期到专业维护医疗机构进行维护。

八、PICC 拔管困难

2018 年某日下午，某医院新生儿科护士小周遵医嘱为 13 床新生儿拔除 PICC 管道。在拔除过程中出现阻力无法拔出。经过院内外专家共同努力，历时两天，终于将 PICC 管道拔出，这到底是怎么回事呢？

【事件描述】

患儿，男，出生 3 天，因"纳差半天、青紫 1 次"收治入院，诊断为新生儿低血糖、低钙血症、新生儿黄疸、新生儿肺炎、巨大儿。入院时患儿体温不升，心率 100 次 / 分，呼吸 52 次 / 分，体重 4.2 kg，库欣貌，休克，抽搐。电解质示：血糖 1.1 mmol/L，游离钙 0.8 mmol/L，经皮胆红素（TCB）4 mg/dL。入院后给予全胃肠外营养、吸氧、保暖等治疗和护理。入院当日，因肠外营养需要，经左侧大隐静脉置入非三向瓣膜单腔 PICC 置管 1 根，型号为 1.9 F，置入长度 25 cm，外露 1 cm，双大腿周径 12.5 cm，置入顺利，穿刺、送管均 1 次成功。每次输液前回抽血液通畅，未发现管道内血栓，输液结束 10 mL 生理盐水脉冲式冲管，2 mL 肝素氯化钠溶液（浓度 10 U/mL）正压封管。置管期间穿刺处局部皮肤出现发红，但输液顺利，未做处理。入院第 10 日，患者生命体征好转，13：10 床位护士小周遵医嘱拔除 PICC 管。拔管过程中出现拔管困难，在拔出管道 13 cm 时，拔管有阻力，无法再拔出（图 3-16）。经过与护士长、护理组长讨论，给予局部温水热敷，局部肢体上下、左右运动，18：30 评估患儿穿刺处皮肤稍红，穿刺侧肢体无肿胀，管道残留体内 13 cm，再次尝试，拔管失败。19：30 护士长邀请院内静脉治疗专科护士、介入科主任及麻醉科主任院内会诊。根据会诊意见：①暂停拔管，给予摄片，摄片结果显示管道 13 cm 留置体内，管道无扭曲、无断裂，管道尖端位于腹股沟处（图 3-17）；②行 B 超检查，显示血管狭窄，管道与血管壁粘连声像（图 3-18）；③尿激酶 1.15 万单位＋生理盐水 20 mL，速度为 5 mL/h，从左侧肢体的足背静脉泵入；④局部温水热敷。第 2 日 9：30 再次尝试，拔管失败。10：30 请院外会诊，会诊专家提出方案一：①立其丁 10 mg 加入 38 ℃生理盐水 50 mL 用纱布湿热敷；②尿激酶 1.15 万 U＋生理盐水 20 mL，速度 5 mL/h，继续从左侧肢体的足背静脉泵入；③取平卧位，置管侧肢体外展，安抚患儿，保持情绪稳定。方案二：若拔管失败，准备手术切开取管。14：30 院外专家通过缓慢轻捻外露管道至手感松动，用血管钳夹住近心端，每次递增张力缓慢试拔，最终成功拔出残留管道，管道完整无残留，总长度为 26 cm，表面光滑（图 3-19）。

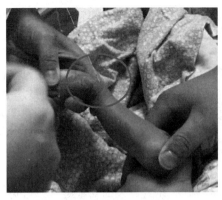

图 3-16 拔管失败

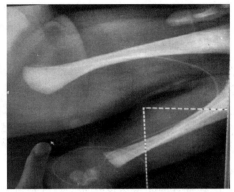

图 3-17 管道尖端位于腹股沟处

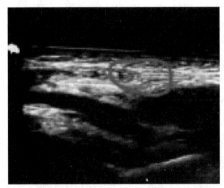

图 3-18 管道与血管粘连声像

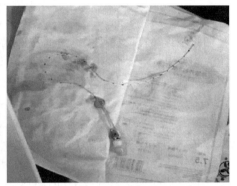

图 3-19 管道完整无残留

管道拔除后患儿生命体征平稳，穿刺针眼处红肿，双下肢对称无肿胀，双下肢周径 13.5 cm，肢体活动度良好。局部穿刺处给予安尔碘消毒，喜辽妥软膏外敷抗感染，密切观察有无发绀、呼吸困难、咯血。拔管后第 5 日，患儿床边 B 超显示下腔静脉至穿刺静脉血流正常，原 PICC 置管穿刺处无发红，予以出院。

【原因分析】

此案例比较特殊，该患儿留置 PICC 共 10 天，使用期间正常，维护按照正规操作进行，未有特殊情况出现，为什么还会出现拔管困难呢？全院静脉治疗小组成员针对此案例进行会诊讨论，各位成员纷纷发表意见，并提出以下拔管困难的原因：

1. **血管痉挛** 文献报道在拔管前患儿存在不同程度的紧张、焦虑或恐惧可导致拔管困难。如精神过度紧张、焦虑、恐惧可使交感神经兴奋增强，并反射性地刺激迷走神经，引起血管痉挛和血管收缩；而焦虑状态会增加患者对疼痛的敏感性，疼痛亦会引起患者极度不适和精神焦虑，两者均可使血管收缩，增加拔管难度，甚至导致拔管失败。患儿为新生儿，拔管前不存在心理因素，但反复拔管，牵拉血管会造成局部皮肤及穿刺点疼痛，从而引起血管应激性的收缩痉挛。

2. **纤维蛋白鞘形成** PICC 置管操作时，由于不同程度的血管内膜损伤，可激活凝血系统，损伤内皮细胞，促使血小板和白细胞黏附在内皮细胞上，凝血因子的激活生成凝血酶，使纤维蛋白原转变成纤维蛋白。而管道作为异物漂浮于血管内，又不同程度改变了血管内原有血流的方向，使大量纤维蛋白缠绕管道形成了纤维蛋白鞘。如强行拔出或反复试拔管，可能会出现断管或血栓脱落等危险。此患儿行 B 超显示血管狭窄、管道与血管壁粘连声像。但拔出的管道表面光滑完整，未有纤维蛋白鞘包裹。

3. **感染** 在 PICC 留置期间，皮肤细菌经穿刺点沿管道进入体内而引起感染，表现为周围软组织红肿热痛，皮温增高，血管腔狭窄，从而引起拔管困难。此患儿并未发生感染，此原因不存在。

4. **静脉炎** 该患儿穿刺处局部皮肤有发红，但未做处理。管道留置期间使用过高糖、钙剂以及肠外营养等高浓度、高渗透压的药物，可能会造成化学性静脉炎的发生。另外，患儿为新生儿，血管细，血管壁比较脆弱，而管道留置部位在下肢踝关节处，由于关节活动容易造成管道与血管壁不断摩擦而引起机械性静脉炎的发生。会诊专家依据拔管过程，考虑该患儿拔管困难为静脉炎所致。

【整改措施】

（1）PICC 置管期间密切观察局部有无红肿痛热等症状出现，及时对症处理，避免静脉炎及感染的发生。

（2）PICC 穿刺部位的选择尽量避开关节处，以防由于关节活动反复摩擦而造成机械性静脉炎的发生。

（3）使用高浓度、高渗透压的药物时按医嘱做好稀释，使用完毕后用生理盐水进行脉冲式冲管，预防药物残留、沉淀造成血栓，进而避免化学性静脉炎的发生。

（4）医院护理部静脉治疗小组修订 PICC 拔管困难的处理流程，组织培训学习。

【经验与体会】

PICC 拔管困难是 PICC 置管后较为严重的并发症，其发率仅为 0.340%～0.965%。虽不常见，但是管道拔不出，残留在体内，可能会导致严重的并发症。强行拔除，可能会导致管道断裂、血管组织损伤、血栓脱落，甚至肺栓塞等严重后果。因此需要注意以下几点：

（1）遇到拔管困难时，避免反复和强行拔除，以免造成 PICC 断裂或出现血栓脱落而危及生命。应邀请相关专家进行会诊，分析讨论引起拔管困难的原因，进行针对性的处理。

（2）出现拔管困难时，应尽早借助影像学和血管超声等客观依据来判断拔管困难的原因，及时对因处理。

（3）在进行拔管时，手法一定要注意：缓慢轻捻外露管道至手感松动，血管钳夹住管道近心端，每次递增张力缓慢试拔直到最终拔除管道。

（4）为预防静脉炎的发生，穿刺前要充分评估，选择合适的穿刺部位。在用药物时要评估药物的浓度及渗透压，根据医嘱进行稀释，用药完毕后使用生理盐水进行脉冲式冲管。

（5）PICC 留置过程中规范护理，全面评估有无静脉炎等并发症，早期发现并有效处理，预防此类事件的发生。

第3节 其 他 案 例

一、空肠管堵管引起的思考

2019 年 8 月的一天，某家医院 ICU 5 床患者突然出现营养泵堵塞报警。床位护士小张试行用温水冲管无法注入，申请床边 X 线检查，排除管道扭曲、打折等情况后再次进行冲管操作，多种方法、多次通管，最终都失败告终。最后与家属和患者沟通后取得理解和配合，予以拔除空肠管。该患者的空肠管置入仅仅 10 天就发生堵管，给患者造成了不必要的痛苦。让我们一起来看看这起事件发生的原因有哪些，我们又应该在这起事件中吸取什么教训呢？

【事件描述】

患者，男，36 岁，职业：拳击教练，日常饮食以高热量、高蛋白为主。2019 年某日因与朋友聚会，大量酗酒后引发重症胰腺炎，由急诊转入 ICU 治疗。入科后予以禁食补液、抑酸护胃、纠正电解质紊乱，稳定内环境，床边 CRRT 等治疗，病情平稳。入院第 3 日经鼻盲插置入空肠营养管进行肠内营养支持治疗，当时空肠营养管置入深度为 105 cm，置管后 X 线摄片证实管道尖端位于空肠内。肠内营养混悬液（SP）初始速度以 30 mL/h 经空肠管泵入，第 2 天起逐渐增加至 100 mL/h。

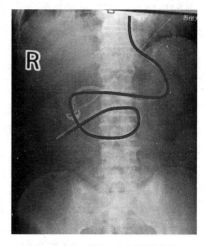

图 3-20　X 线显示空肠管在位

空肠营养管置入第 10 天，早晨 7：00，床位护士如常通过空肠管给予患者进行肠内营养，泵速 100 mL/h。中午 11：45，护士双人核对患者口服药物后，将药物研磨成碎末放入杯中少量温水稀释，药物通过空肠管鼻饲，半小时后，营养泵持续堵塞报警。此时管道固定良好，未脱出，护士试行用温水冲管，管道堵塞无法注入。紧急联系床边 X 线检查显示空肠管在位（图 3-20），没有打折及扭曲，排除其他因素，确定原因为空肠管发生堵塞。随后床位护士及组长尝试用碳酸氢钠、可乐等液体进行多次通管，均告失败，最后与患者及家属沟通后拔除空肠管。拔管后检查空肠管，注入温水发现出孔全部堵塞。用导丝探入管道内，疏通出褐色残渣，初步判断为药物残渣。为保证患者营养摄入，再次更换空肠管置入。25 天后患者病情稳定予以出院。

【原因分析】

选择合适的喂养途径是营养治疗非常关键的环节。随着理念和置管技术的不断更新，临床上空肠管使用越来越广泛，使更多患者从中获益。但由于空肠管的特性，其堵管发生率也比鼻胃管高。据研究显示，空肠管堵管的最常见原因是营养液颗粒过大、黏稠度过高或输注速度过慢，药物研磨不充分，药物和营养液（或药物）之间存在配伍禁忌导致凝结成块，以及冲管不规范等。事后，护士长组织大家回顾了整个事件的经过，通过对管道、药物、营养液、人员等因素进行了讨论分析，寻找堵管发生的原因。该患者为重症胰腺炎患者，入院第 3 天由专职护士徒手盲插置入鼻空肠管，为提高置管成功率及患者的舒适度，常规选择 10 F 的管道置入，而该型号管腔较细，更容易被食物残渣堵塞。堵管当天床位护士在开始输注营养液的时候用温水冲管，发现稍微有些阻力，但能注入，营养液也正常输注，就没有引起重视。本应在 11：00 进行冲管，但考虑到等会儿就要服药，床位护士没有按时冲洗管腔。中午在经空肠管进行鼻饲口服药时，由于几位患者都要喂药，匆忙之间药物研磨不全，残留少量药物碎片，温水稀释后也未全部化开，认为应该不会有影响就直接注入药物了。而且喂食药物前未进行温开水冲管，喂药后简单用温水冲了一下就去忙别的事情了。由此可见，本次堵管的原因主要如下：

（1）鼻肠管本身结构末端为盲端，具有细、长的结构特点，在肠内营养时，黏稠度高的营养液长时间输注可导致黏附管壁，使管腔变窄。

（2）空肠管冲管环节不规范，未按时冲管，鼻饲药前未冲管，鼻饲后没有采用脉冲式冲管，冲管液体量少于 20 mL。

（3）药物研磨不全，药物残渣未充分溶解。

（4）护士缺乏堵管风险意识，未意识到空肠管比胃管更容易发生堵管，在发现管道存在不通畅可能时未引起重视，防堵管护理措施落实不到位。

（5）科室空肠管护理常规不完善，缺少喂食药物的具体操作规范。

【整改措施】

1）规范营养管冲洗，每次喂养前后温水冲洗管道，持续滴注时每 4 小时脉冲式冲管 1 次；

鼻饲药物前后用温水冲洗管道，鼻饲两种不同的营养液之间需要进行温水冲洗管道，冲管温水量大于 20 mL。

2）营养液使用前应充分摇匀，成品营养液中不得添加其他药物。

3）规范营养管给药方法，充分溶解药物，尽量使用液体药物，使用固体药物时要充分研磨溶解，必要时过滤掉残渣，注意配伍禁忌，分开注入。某些无法溶解易引起堵塞的药物尽量从胃管注入，如熊去氧胆酸。注入药液速度不宜过慢，力量不宜过大。

4）使用细长营养管时，床位护理人员应加强防堵管风险意识，强化防堵管护理措施。

【经验与体会】

1）应用营养泵输注可预防管道堵塞，低速喂养时，泵发出报警提示时要迅速响应。

2）应给予脉冲式冲管，可有力地冲洗黏附在管道上的内容物，减少堵管发生。

3）发生堵管，禁用导丝插入管道内疏通管腔，以免引起营养管破裂。禁止暴力冲管，应先行 X 线检查，排除管道打折、打结、扭曲。

4）置管前，告知空肠管置管存在的并发症及堵管等风险，与家属签订知情同意书。发生堵管后需重新置管，进行医患沟通，取得家属及患者的理解。

5）空肠管堵管处理方法

（1）通管溶媒：① 5% 碳酸氢钠稀释成 1.44% 的碳酸氢钠液（10 mL 碳酸氢钠原液加 10 mL 水稀释）冲管，原理：酸性药物使营养液中的蛋白质凝固，碳酸氢钠为碱性溶液中和酸性物质溶解卵磷脂等成分；②碳酸溶液冲管，原理：酸化营养液、释放二氧化碳达到溶解；③胰酶溶液冲管，得美通胶囊打开，使用研药器将胶囊内的小药粒研磨成粉状，用温开水溶化后，使用 20 mL 注射器抽吸胰酶肠溶胶囊药物溶液加压注入堵塞的营养管腔内并夹闭 30 分钟后，再使用温水冲洗管腔，即能疏通营养管腔；④水或空气冲管，用一个 1 mL 或 2 mL 的注射器，快速向营养管中注入水或空气，这样产生的压强较大，能够有效疏通管道。

（2）通管方法为负压再通法（图 3-21）

将鼻肠管末端接三通接头，直端接 5% 碳酸氢钠（5～10 mL）注射器，先关闭，侧端接 20 mL 空注射器，侧端抽吸空气 - 关闭，重复以上操作 2～3 次，使管内产生负压。立即开放三通接头接 5% 碳酸氢钠一端，利用负压使碳酸氢钠进入鼻肠管内，浸泡 30 分钟后检查是否通畅，可重复以上操作。

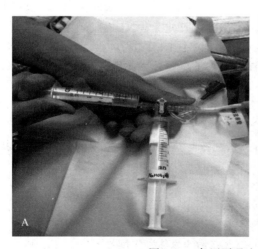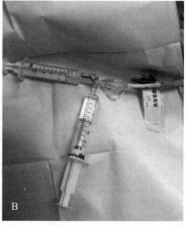

图 3-21　负压再通法（A、B）

二、小小鼻胃管带来的伤害

使用用于诊断或治疗的医疗器械而导致的压力性损伤，称为医疗器械相关性压力性损伤（MDRPU）。其特点是损伤部位形状通常与医疗器械形状相一致。危重症患者由于病情危重，使用各类医疗器械的种类和数量更多，如果护理不当就会对患者造成损伤。下面我们就来看看一根临床上使用最为普遍的小小鼻胃管，是如何成为导致患者出现 MDRPU，给患者带来疼痛、躁动，甚至差点引发非计划性拔管的元凶的。

【事件描述】

患者，男，79 岁，诊断为急性重症胰腺炎，合并全身炎症反应综合征（SIRS），多器官功能障碍综合征（MODS），由外院转入 ICU 治疗。立即给予开通静脉通路、高流量吸氧（氧浓度最高达 90%）、禁食、胃肠减压、抑酸抑酶，同时予以抗感染、床边血透纠正电解质紊乱、镇痛镇静治疗。患者白蛋白 24 g/L、血红蛋白 96 g/L，最高体温 39.3 ℃。治疗期间患者置入鼻胃管、锁骨下中心静脉管道、右股静脉血透管以及保留导尿管。患者置入管道较多，床位护士予以重点关注各管道如中心静脉置管、血透管、鼻胃管的护理，每班检查刻度、加强固定、防止脱出。患者 Braden 评分为 12 分，每日评估，每班交班时检查压力性损伤易发部位，包括尾骶部、髋部、足跟、后枕部等部位，均未发现异常。患者入院第 5 日，各项指标较前有所好转，但患者突发烦躁，意欲拔除胃管，床位护士对其进行了询问并安抚，患者无法正确表达意愿，沟通效果不佳。护士仔细检查患者无痰鸣音、无呼吸困难，各项生命体征平稳。进行各项管道检查，揭开鼻胃管固定胶带时，发现了患者鼻部皮肤破损，为 2 期压力性损伤（器械相关性压力性损伤），同时还存在鼻黏膜压力性损伤（颜色发生改变，为深紫色）（图 3-22），立即汇报上级护士，予以局部消毒、清洗后，剪取合适水胶体敷料保护，重新固定胃管（一字形）。具体操作步骤：①将水胶体敷料剪成 T 形，胶带剪成 6 cm 一字长胶带（图 3-23）。②将 T 形水胶体敷料贴于鼻部（图 3-24）。③将一字长胶带高举平台法固定胃管于唇部上方（图 3-25）。处理后，患者安静配合。此后，每班在检查易发生压力性损伤部位的同时，重点检查鼻胃管粘贴处皮肤。

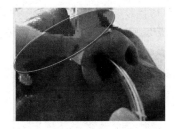
图 3-22　鼻黏膜压力性损伤

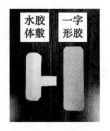
图 3-23　胶带型状

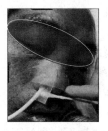
图 3-24　贴鼻部

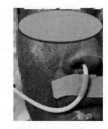
图 3-25　胃管固定于唇部上方

入院第 12 日，患者一般状态良好，遵医嘱给予拔除鼻胃管，改清淡流质饮食。鼻黏膜处损伤完全愈合（图 3-26）。

【原因分析】

压力性损伤，是护理质量监测指标之一，影响患者及家属对护理质量的满意度。在原因查找中，发现患者前 5 日处于虚弱状态，且给予镇痛、镇静治疗，反应迟钝，当病情好转后，患者对疼痛的感觉开始敏感，鼻黏膜的损伤和受压引起患者不适及烦躁。同时，护士长发现护士在管道护理操作中，更注重固定牢固、预防非计划性拔管的措施落实，对于常规压力性损伤易发部位的检查评估执行不到位，忽略鼻胃管引起

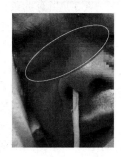
图 3-26　鼻黏膜损伤处愈合

MDRPU，护士在患者入院 5 天内未做到每班检查胶带下方皮肤情况，只是在第 2 天由于胶带松脱，予以重新固定胶带，之后再无更换，导致压力性损伤未能及时发现。因此，此次事件的原因：

（1）护士虽然对鼻胃管固定进行检查，但忽视对局部皮肤的检查与评估，未进行每班交接。

（2）科室对固定鼻胃管胶带更换频率未作明确规定，护士没有定期更换，鼻胃管对局部鼻黏膜压迫过久，加之患者的营养水平较差，持续存在炎性反应，最终形成压力性损伤。

（3）护士对压力性损伤的认知存在思维定势，对器械相关性压力性损伤概念不清、知识掌握不够，未关注到鼻胃管也可能引起压力性损伤，也不能准确地对器械相关性压力性损伤和黏膜相关性压力性损伤进行鉴别。

（4）护士在使用胶带固定鼻胃管的流程中，没有按照固定方法正规操作，造成鼻胃管持续压迫鼻腔及黏膜。

【整改措施】

（1）加强对 MDRPU 知识、技能培训，安排相关讲座，同时增加管道护理工作坊，针对鼻胃管、胶带固定方法开展现场示范及操作，最后进行考核，使护士掌握固定要点，减少由于固定不当导致的压力性损伤。

（2）制订预防 MDRPU 的集束化预防措施，按照流程对管道、器械等易造成压迫的位置重点进行保护、减压。

（3）修订鼻胃管护理常规，规定每班检查管道固定情况，观察局部受压皮肤，必要时重新固定调整管道位置；规定即使胶带无松动，也应至少 2 天更换 1 次胶带，并仔细检查局部皮肤黏膜是否受损，防止 MDRPU 的发生。更换胶带要注意保护局部皮肤，防止发生医用黏胶相关性皮肤损伤（MARSI）。

（4）对神志不清、镇痛镇静患者，发生躁动时及时查找原因。

【经验与体会】

1）在鼻胃管的护理中，不仅要关注鼻胃管通畅、在位，更重要的是每班观察及评估管道接触部位的皮肤是否完好，根据患者具体情况选择适合的固定方法（人字形、工字形或一字形等），固定时注意局部塑形尽可能使鼻胃管居于鼻腔中央，经常更换胶带粘贴部位，定时松解胶带，减少鼻胃管对某一处鼻黏膜的持续压力。

2）鼻胃管处减压的方式有很多种，常更换鼻胃管紧贴鼻黏膜的部位或者使用伤口敷料进行减压，如水胶体敷料或泡沫敷料减压。

3）落实预防 MDRPU 的措施

（1）至少每班检查 1 次医疗器械下的皮肤。

（2）如果患者需要持续监测氧饱和度，每班更换测量部位。

（3）当有约束，每 2 小时检查皮肤的状况。

（4）如果患者带有带气囊的导尿管，每天检查患者的会阴区域及周围皮肤。

（5）每班检查气管切开套管周围的皮肤的状况。

（6）当护理气管内插管的患者，检查颈部固定绳下皮肤的状况。

（7）每班检查管道（动脉、血液透析、ECMO 管道）下皮肤的状况。

（8）每班检查使用氧气面罩 / 置鼻胃管 / 置鼻管道的患者面部、耳朵和鼻子下面皮肤的状况。

（9）当使用抗血栓压力带或间歇性气动压缩泵（IPC）时，检查脚、大腿（包括大腿根部及周围）和小腿周围的皮肤状况。

（10）当患者有支撑物、颈托、牵引或夹板，经常检查患者的局部皮肤状况。

（11）可以使用预防性敷料来预防 MDRPU。

（12）密切监控易发人群的 MDRPU（水肿、老人、儿童和 ICU 患者）。

（13）在护理患者时，每班至少检查一次以确保管道在位，避免带气囊的导尿管、引流袋或引流管、经皮经肝胆管引流术（PTB）等管道、监测装置（EEG 和脉搏血氧计探头）、动脉管道或针帽误放置在身体下方造成皮肤损伤。

（14）在护理患者时，每班至少检查一次腹带、胸带包扎下的皮肤和心电监护导联线等误放置在身体下方造成皮肤损伤。

三、转运后气胸加重的原因

2019 年某日，某家医院的 ICU 内，上午护送一名气胸患者复查胸部 CT，明确肺复张的情况。该患者由于右侧气胸（右肺压缩 75%），行气管插管呼吸机辅助通气、置入右侧胸腔闭式引流管，引流出大量气泡。前一日复查胸片，右侧气胸（右肺压缩 20% 左右）已经较前好转。当日再次行 CT 检查，明确肺复张情况。可是检查完回室后却发现胸腔闭式引流管内的气泡音明显较前增强，CT 提示右侧胸背部皮下气肿范围较前明显扩大，右肺肺不张。床位护士小陈来问床位组长崔老师，这是怎么回事？

【事件描述】

患者，男，68 岁，2019 年某日 18：00 进食晚饭中突发呛咳、胸闷喘憋、气促，无意识障碍，无四肢抽搐，无高热寒战，休息后未见明显缓解，18：30 左右来我院急诊，当时神志清楚，大便失禁，急查血气：FiO_2 70.0%，pH 7.43，PCO_2 42.5 mmHg，PO_2 45.1 mmHg，乳酸 2.0 mmol/L。急诊给予气管插管接呼吸机辅助通气、抗感染等对症治疗，胸片检查提示左肺手术后，左肺渗出，左侧胸腔积液，右侧气胸（右肺压缩约 75%），胸外科会诊后行右侧胸腔闭式引流术，引出大量气泡，后转入 ICU 进一步治疗。入 ICU 后给予镇痛镇静、机械通气、抗感染等治疗。前一日复查胸片示右侧气胸已有所好转（右肺压缩 20% 左右），左膈升高心影稍增大、左侧纵隔增宽，右侧胸壁皮下气肿。当日听诊右肺呼吸音仍偏低，右前胸可触及 15 cm×20 cm 皮下捻发感，胸腔闭式引流在位，引流瓶内可见大量气体溢出，水柱波动 15 cm。医嘱给予胸部 CT 检查，明确肺部复张情况。按照转运流程，床位护士在协助患者过床以及转运过程中因考虑脱管等因素予以双钳夹闭患者胸腔闭式引流管，转运途中持续夹闭。检查毕回室安置好患者，重新开放胸腔闭式引流后，护士发现水封瓶内水泡音较前明显增强，CT 提示右侧胸背部皮下气肿范围较前明显扩大，右肺肺不张。请胸外科会诊后更换较粗胸腔闭式引流管，持续大量气体溢出。入院第六日复查 CT 提示：右肺较前稍复张。再次请胸外科会诊后，给予右侧锁骨中线第 3 肋间再置入 1 根胸腔引流管行胸腔闭式引流，并因持续皮下气肿局部予以皮下切开排气处理。入院第 8 日患者病情好转，停用呼吸机、拔除气管插管后转至普通病房继续治疗。

【原因分析】

针对此次事件护士长召集科室所有护理人员进行讨论分析发现，虽然胸腔闭式引流在临床上很常见，但部分护理人员对胸腔引流管的作用、原理并不清楚，对气胸的相关知识掌握不全面。

转运过程中，为防止管道脱出及胸腔引流瓶位置变化造成反流等不良后果，常规做法是将引流管双钳夹闭之后，置于患者的双腿之间。由于胸膜腔为负压，采用双钳夹闭可以防止管道中的气体、液体反流回胸膜腔。引流瓶放置双腿之间，防止在转运过程中胸腔引流管的牵拉、脱落。护士对于意外脱管事件的发生高度重视，防范措施到位。然而床位护士却没有意识到该患者不仅有胸腔闭式引流管，而且同时在进行机械通气。机械通气为正压通气，可使气体沿破裂胸膜或周围血管鞘持续进入胸膜腔，导致胸膜内压力进一步上升，气胸加剧，严重者可导致纵隔摆动，进而影响循环功能，导致患者死亡。

该案例中，此胸管的主要作用就是引流大量气体。该患者呼吸不稳，呼吸机持续正压通气中，夹闭太久会造成大量气体进入胸膜腔而得不到排出，导致患者肺压缩面积更大，呼吸困难甚至窒息，而整个转运检查过程持续时间达半小时之久，患者检查过程中呈现躁动状态，而护送检查的医护人员并未能及时发现原因，深思极恐。未进行引流的气胸是机械通气的绝对禁忌证。同样，对于胸腔内有大量活动性出血的患者，胸腔引流管转运时亦不能随便夹闭，因为液体不能及时引流出可能会造成纵隔移位、压迫心脏，有可能导致心搏呼吸骤停。

分析此事件发生的主要原因有以下几方面：

（1）护理人员对于气胸的相关知识、胸腔闭式引流管的作用、原理不清楚。

（2）护理人员对于意外脱管高度重视，但是缺乏临床评判性思维。根据护理常规搬运时夹闭胸腔闭式引流管，而未考虑到该患者为机械通气，夹闭胸腔闭式引流管之后导致正压通气对气胸的进一步损伤。

（3）护理人员培训不到位，转运前处置未根据患者病情进行个性化设置，转运途中高危人群病情监测及处理不及时。

（4）该科室为综合性 ICU，大量气胸并行机械通气外出 CT 检查的患者较少见，护士经验少。

【整改措施】

（1）联系心胸外科、咨询专家、查阅资料等，制定和完善疾病的相关护理常规，特别是完善危重患者转运过程中的相关流程。对于胸腔引流管引流出大量气体、液体的患者，若需转运，过床期间可以短暂夹闭胸腔闭式引流管。而搬运至转运车上平稳后，应及时打开，引流瓶应妥善放置在侧面，保证引流通畅。转运途中，护理人员负责监护引流瓶及引流管、防止牵拉等导致意外拔管。

（2）全员学习、培训相关疾病知识、胸腔闭式引流管的作用、原理，学习机械通气肺相关性损伤。

（3）模拟演练，加强护士的认识和实践能力。

（4）培养护士的临床评判性思维能力。对于少见、不明了的疾病及相关治疗及时查阅文献、咨询专家等，避免医源性伤害的发生。

（5）完善危重患者安全转运技术。对影响安全转运的高风险因素进行排查，对一些原发疾患和特殊管道明确相关规定，保障患者转运全程安全，更好地指导临床。转运过程中，加强对患者生命体征、神志等观察，发现异常，及时寻找原因，妥善处置。

【经验与体会】

（1）护理人员常会单一、片面地看问题。转运过程中没有意识到机械通气和胸腔闭式引流管两者的关联。机械通气为正压通气，气胸的存在导致气体进入胸膜腔，而只有引流管保持通畅，才能保证气体不会积聚于胸膜腔，防止气胸的进一步加剧。

（2）每位患者都是一个独立的个体。其疾病与治疗都存在着复杂性。对于 ICU 护士来讲，应该建立评判性思维，临床工作中多思考每个操作都可能给患者带来不同的结局。

四、管道不开放，旁路来突围

2018 年某日，某综合医院骨科病房，医生查房时发现一位单髁置换手术患者，伤口敷料渗血较多，但是伤口引流管内并无引流液引出，仔细查看发现原定术后夹管 4 小时的伤口引流管，到时间后夹子未打开，未有效引流。引流管夹闭，可能带来严重的后果，那我们就一起来看看究竟是什么原因导致这起事件的发生，我们又应该在这起事件中吸取什么教训呢？

【事件描述】

患者，男，56 岁，因"左膝行走时疼痛 2 年余"于 2018 年某日入院。入院第 3 天，在联合麻醉下行左膝单髁置换术，术中放置伤口引流管接负压球，因该患者术中出血较多，手术医生置管后暂时将引流管夹闭，将负压球保持在无负压状态，术后医嘱要求4小时后将引流管打开，进行负压引流。20：00患者回室，中班护士小吴负责接术后患者，安置患者后检查见左膝伤口敷料干燥，带回伤口负压引流球，负压球处于去负压状态，无引流液引出。24：00小吴和夜班护士小赵交接班，小赵按照交班要求于24：00将负压球内气体排出保持有负压的状态后交班结束。夜间护士巡视患者，发现引流球内无引流液引出，伤口敷料渗血较多，但护士未引起重视，也未定时挤捏管道，查看引流管的通畅性，伤口渗血较多也没有寻找原因或汇报医生。第2天早上医生查房时发现患者伤口渗血较多，引流球内却无引流液引出，经检查发现引流管仍处于夹闭未开放状态。立即开放引流，准备伤口换药，并叫来床位护士和护士长，告知该患者引流管未及时开放。此时距手术结束已经过去近13个小时了。护士长马上联系中、夜班护士小吴和小赵了解事情经过，并对此事件进行分析讨论。

【原因分析】

引流管未及时开放引流不仅不利于观察病情，不能及时观察患者伤口出血量多少，且会导致伤口大量渗血，容易导致患者伤口感染。对于关节置换患者，伤口感染是严重的并发症。因此，骨科护士长及时召集科室所有护理人员及管道组核心成员，针对此案例进行讨论分析发现：①护士在日常工作中存在固定性思维。常规情况下，医生夹闭负压管道的措施为负压球去负压状态，此次操作中医生将管道反折夹闭同时去负压，未与护士进行详细交接。②中夜班护士管道护理不规范，巡视时只关注负压球的状态有无负压（鼓起-无负压，瘪下-有负压），未发现管道折叠予以胶带粘贴夹闭，管道处于不通畅状态。中、夜、日班护士对于管道的交接不规范，交接班时中夜班护士均未对管道的固定、通畅、引流量、色、性质进行交接，未及时发现异常情况。③护士对于手术患者的异常引流量没有引起关注，当发现无引流液引出时未按规范挤捏引流管，检查管道通畅情况；患者回室到第2天早上没有引流液，伤口敷料渗血较多时护士未重视并未寻找原因，亦未及时汇报医生。④医生使用白色纸胶带粘贴、折叠负压引流管，护士病情观察不仔细，未发现异常情况。结合以上事实可以看到此事件发生的原因如下：

（1）管道交接流程执行不规范，接术后患者时交接不清楚，中班和夜班、夜班和白班交接班均未仔细检查引流管，未及时发现管道不通畅。

（2）管道护理操作不规范，观察不全面，未定时挤捏管道，负压球内无液体引出、伤口渗血较多等异常情况未关注并未及时处理。

（3）护士固定性思维，只注重完成工作任务，不能及时发现问题并处理问题。

（4）医护沟通不畅，医生非常规性操作没有提前告知护士。

【整改措施】

术后引流管的主要作用是时为了引流出伤口的渗血渗液，预防感染，促进伤口愈合。护士需要在术后保持引流管通畅，维持有效引流，引流负压过大易引起引流管吸附于组织上，造成软组织损伤，引流不畅引起切口内积血，增加患者感染的发生率。患者伤口敷料渗血，也大大增加了患者感染的概率。因此，保持术后患者引流管的通畅至关重要。根据此次事件，护士长组织相关人员讨论并制定了整改举措：

（1）护士长对全体护士进行管道交接情况查检培训，规范交班内容。对术后患者除检查伤口敷料外，应重点检查引流管在位、通畅，以及引流液性状及量。对暂不开放引流的管道应检查夹闭部位，并做好交接班。各班交接时需仔细查看管道，是否存在夹闭、折叠、扭曲等情况，保证引流有效。

（2）加强中夜班巡视。及时发现异常情况，如引流液量、色、质的变化，或伤口敷料渗血情况，并汇报医生。

（3）加强护士培训，强化评判性思维的运用。指导护士不可凭以往经验做事，工作中善于发现问题或与常规不同的现象并正确应对。

（4）加强医护沟通，医生如有非常规操作或其他特殊情况，应及时与护士进行详细的全面交接。

【经验与体会】

（1）护士应当定时巡视、观察，保证术后患者引流管的通畅，结合术中情况遵医嘱开放或夹闭引流管，达到最好的治疗效果。

（2）管道护理过程中一旦发现异常情况，不能掉以轻心或想当然，应认真查找原因，寻求合理解释并进行正确处理。

（3）交接班及巡视患者不能流于形式，核心制度的严格落实是减少临床护理不良事件的基础。

（4）护士长应加强对科室护士中夜班的工作情况及护理质量的监测评估，及时发现问题，进行科内警示教育。

五、两管辨不清，给药出差错

2019 年某日零点，一家三甲医院介入血管科的病房内，夜班护士和中班护士正在进行床边交接班时，发现一位下肢深静脉血栓置管溶栓患者，尿激酶应从下肢胫静脉溶栓导管微量泵推注，却误从腘静脉溶栓鞘管推注了。

尿激酶为何会从溶栓鞘管推注，当班护士为何进行给药操作时没有仔细辨认管道呢？

【事件描述】

患者，男，47 岁，因左下肢肿胀疼痛 2 天，确诊为左下肢深静脉血栓，2019 年某日收住入某三甲医院介入血管科。入院第 2 日下午，患者在局麻显示减影血管造影（DSA）下行左下肢静脉顺行造影，在下腔静脉植入滤器并经腘静脉置入深静脉溶栓鞘管和溶栓导管各一根，简单固定后回病房遵医嘱进行溶栓治疗。患者当天术后回到病房已经是晚上 19：13 了，中班护士小陆接了手术患者，由于该血管治疗组医生还有其他手术进行，故未一起随患者回到病房交接，医生在 DSA 室已经开好了患者回病房后的用药医嘱。护士协助患者卧床休息，双下肢抬高 30°。小陆护士安置好患者，检查穿刺处的伤口敷料干燥无渗血，并予以妥善固定患者左下肢的溶栓导管和溶栓鞘管，并做好管道标签。陆护士随后回护士站打电话询问该患者的手术医生确认用药情况，并手写静脉微泵推注卡准备药物。19：30 护士将抽好的尿激酶 20 万单位溶于生理盐水 50 mL，经患者的左腘静脉溶栓鞘管以 4 mL/h 速度缓慢微量泵推注。小陆护士当班期间，每小时都巡视了该患者尿激酶药物推注的速度、药物余量并记录，却始终没有发现给药途径的错误。直到当日 23：45 分夜班护士来接班后，与中班护士进行床边交接班时，两人共同检查并核对微量泵推注药物给药途径后发现了错误。于是，夜班护士立即汇报了值班医生，并与值班医生共同至患者床边仔细辨认了管道，更正了给药途径，经腘静脉溶栓导管进行尿激酶微量泵给药。

【原因分析】

发生此次不良事件后，介入血管科护士长召集科室所有护理人员针对此案例进行讨论分析发现：患者术中放置了溶栓鞘管和溶栓导管，术后回室时手术医生未回病房与当班护士一起辨认管道并妥善固定，护士独自进行管道标识及固定，当时溶栓导管与溶栓鞘管标识正确。但是当班护士小陆工作才 1 年，轮转到介入科也只有 2 个多月，她对溶栓导管和溶栓鞘管的管道差异性并不特别清楚，在随后进行的给药操作时，未与另一名护士或医生进行一起核对和辨认管道及药物，就单独进行操作。医生开医嘱时未注明用药途径，护士对药物从鞘管输入无法达到理想治疗效果不知晓，认为两个管道都可以，未经仔细辨认即从鞘管泵入药液。因此，结合以上事实可以看到此事件发生的原因：

（1）介入血管科病房部分年轻护士或新轮转的护士对深静脉溶栓导管和鞘管辨认能力缺乏，未接受相关知识培训及考核。

（2）护士对溶栓药物不能从溶栓鞘管输入的原因不熟悉，误以为两者无太大差别。

（3）患者回室后溶栓导管和溶栓鞘管固定时未做到双人一起确认并妥善固定，未做到标签清晰。

（4）溶栓药物通过微量泵静脉给药时，未做到双人核对给药途径和药名、剂量和速度。

（5）医嘱执行过程中，对于自己不了解的地方未及时询问清楚，想当然地去执行医嘱。

【整改措施】

下肢深静脉血栓置管溶栓术指将多侧孔溶栓管道嵌入在血栓中并向血栓部位直接输送纤溶药物，以更少的药物剂量达到更高的局部药物浓度。而且溶栓导管特殊的结构也能增强疗效，缩短溶栓时间，更快缓解临床症状。在溶栓过程中，深静脉置管溶栓术以其创伤小，恢复快，保护静脉瓣和并发症少的优点更为推广。而溶栓鞘管长度仅10 cm，仅用于提供溶栓导管进出血管的通道，其长度远远短于溶栓导管，而且无侧孔，无法满足临床溶栓治疗的需要，如果溶栓药物进入溶栓鞘管进行溶栓会造成治疗的延误。

因此，护士长组织相关人员制定了整改举措：

（1）科室成立了外周血管介入治疗小组，制作相关业务学习资料和图片，负责对全科室护士进行溶栓导管和溶栓鞘管辨别（图3-27）、固定和使用的培训并进行情景模拟考核。

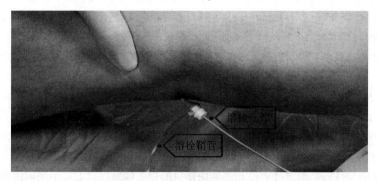

图3-27　溶栓导管与鞘管辨别

（2）重新修订下肢深静脉溶栓导管和溶栓鞘管的护理流程和规范，设计并使用深静脉溶栓患者巡视记录单，在深静脉置管溶栓期间进行每半小时的巡视和记录。

（3）科室规定患者进行溶栓导管和溶栓鞘管置入结束回病房后，必须双人前去检查管道并一同辨认管道名称，贴好标签，标签清晰容易辨认（图3-28）。

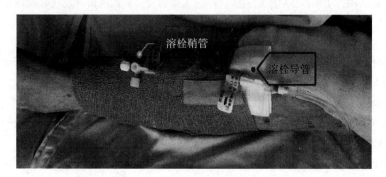

图3-28　标签辨认

（4）改进医嘱流程，在医嘱中增加医生嘱托项目，将溶栓药物的输入管道录入，电脑打印好微泵推注卡可以清晰知晓药物的输入管道。

（5）护士进行溶栓药物给药时需要双人核对给药途径和药物名称、速度，护士每小时巡视时也需要再次核对给药途径、药物名称和速度。

【经验与体会】

（1）重视对年轻护士的培养，加强工作责任心，避免惯性思维。

（2）对中夜班护士加强慎独精神的培养，忙碌的工作中不能忽略严谨。

（3）护士要熟悉专科知识，理解各种管道的作用和用途。

（4）溶栓导管和鞘管的护理流程需要做到人人培训，人人考核合格方可进行独立操作。

参 考 文 献

［1］ 李乐之, 路潜. 外科护理学 [M]. 6 版. 北京: 人民卫生出版社, 2017.

［2］ 沈梅芬, 徐岚. 神经系统疾病护理实践手册 [M]. 北京: 清华大学出版社, 2016: 195-196.

［3］ 贾玲芝. 实用 ICU 护理手册 [M]. 北京: 化学工业出版社, 2014, 8.

［4］ 王建荣. 输液治疗护理实践指南与实施细则标准 [M]. 北京: 人民军医出版社, 2009.

［5］ 静脉治疗护理技术操作规范 WS/T 433-2013 [S]. 北京: 中华人民共和国国家卫生和计划委员会, 2013.

［6］ 卿利敏, 谌永毅, 汤新辉, 等. 持续质量改进在降低食管癌患者鼻胃管非计划性拔管率中的应用 [J]. 护士进修杂志, 2014, 29 (12): 1082-1084.

［7］ 邢吉敬. 品管圈降低食管癌术后患者非计划性拔管率效果观察 [J]. 齐鲁护理杂志, 2018, 24 (14): 124-125.

［8］ 张晓静, 张会芝, 周玉洁, 等. 住院患者非计划性拔管风险评估体系的建立 [J]. 中华护理杂志, 2015, 50 (11): 1331-1334.

［9］ 中华医学会神经外科学分会, 中国神经外科重症管理协作组. 神经外科脑脊液外引流中国专家共识 (2018 版) [J]. 中华医学杂志, 2018, 98 (21): 1646-1649.

［10］ 邱炳辉, 包赟, 漆松涛. 脑室外引流相关感染预防的相关问题探讨 [J]. 中华创伤杂志, 2019, 35 (3): 204-206.

［11］ 中华医学会重症医学分会.《中国重症患者转运指南 (2010)》(草案) [J]. 中国危重病急救医学, 2010, 22 (6): 328-330.

［12］ 牛佳, 徐建萍, 王乐. 国内外危重症病人院内转运指南比较 [J]. 护理研究: 中旬版, 2016, 30 (4): 1392-1394.

［13］ 赵伟英, GREANEY BRENDAN, 陈三妹, 等. 危重患者安全转运的研究现状和展望 [J]. 中华急诊医学杂志, 2013, 22 (2): 219-221.

［14］ 胡宇凡, 张立新, 胡英莉. 危重患者院内转运风险与防范的研究进展 [J]. 中华现代护理杂志, 2018, 24 (14): 1734-1736.

［15］ 高健, 刘晓颖, 史冬雷.《急诊危重症患者院内转运共识》解读——标准化分级转运方案的实施 [J]. 中国急救医学, 2017, 37 (6): 485-487.

［16］ 陈文红, 赵树娟, 孙晔. 急诊科患者院内转运专职护士岗位设置效果分析 [J]. 中华护理杂志, 2014, 49 (9): 1087-1090.

［17］ 刘华晔, 曹艳佩, 杨晓莉. 急诊患者院内转运流程的持续改进 [J]. 护理学杂志, 2017, 32 (12): 5-7, 16.

［18］ 刘晓颖, 高健, 史冬雷. 急危重症患者标准化院内分级转运体系的实施与效果 [J]. 中国护理管理, 2019, 19 (3): 394-400.

［19］ 徐丽群, 李惠艳, 韩玉香. 集束化管理策略在 ICU 患者院内转运安全管理中的效果分析 [J]. 中华实用护理杂志, 2018, 34 (15): 1154-1159.

［20］ 葛美红, 陈茜, 孙小兵, 等. 转运核查单对危重患者院内转运安全性影响研究 [J]. 实用临床护理学杂志, 2017, 2 (4): 156-158.

［21］ 陈芳, 秦雪兰, 蔡坤伶, 等. 严重脓毒症患者 CRRT 治疗中护理干预及细胞因子的预测价值 [J]. 护士进修杂志, 2016, 31 (19): 1774-1777.

［22］ 刘哲, 李冰玉, 王海彦. 重症心脏瓣膜病术后 CRRT 患者基于团队管理模式的全程护理 [J]. 护理学杂志, 2018, 33 (24): 17-19.

［23］ 王国钰, 秦薇, 徐建鸣, 等. 血液透析脱管 1 例原因分析 [J]. 中国临床医学, 2016, 23 (1): 103-105.

［24］ 刘芳, 史玲月. 连续性血液净化治疗非计划撤机风险因素分析与护理对策 [J]. 护理实践与研究, 2019, 16 (7): 50-51.

［25］ 施银仙, 王春红, 邱国英, 等. 碳酸氢钠联合肝素钠封管对深静脉导管堵管的影响 [J]. 护理实践与研究, 2016, 13 (8): 131-132.

［26］ 张东霞, 曾秀月, 卢婉娴, 等. 危重病人鼻肠管饲堵管原因及处理方法 [J]. 广州医学院学报, 2011, 39 (5): 64-66.

［27］ 梁芳, 康海芬. 品管圈在降低肠内营养管堵管率中的应用 [J]. 中华护理教育, 2015 (9): 701-703.

［28］ 顾晓英, 李培. 胃癌术后鼻肠管堵塞的原因及护理研究进展 [J]. 护理研究: 上旬版, 2016, 30 (10): 3463-3466.

［29］ WITTAU M, MAYER B, SCHEELE J, et al. Systematic review and meta-analysis of antibiotic prophylaxis in severe acute pancreatitis [J]. Scand J Gastroenterol, 2011, 46 (3): 261-270.

［30］ 王淑敏. 规范化鼻饲喂养在降低神经重症患者肠内营养并发症中的应用 [J]. 护理实践与研究, 2019, 16 (1): 39-41.

［31］ 王俭苗, 赵锐祎, 刘震杰, 等. 经外周静脉置入中心静脉导管相关性血栓的危险因素及预防策略进展 [J]. 中华血管外科杂志, 2018, 3 (4): 258-260.

［32］ 石芸, 赵锐祎, 盛叶. PICC 导管相关性血栓的护理研究进展 [J]. 护士进修杂志, 2018, 33 (23): 2142-2144.

［33］ 国际血管联盟中国分会, 中国老年医学学会周围血管疾病管理分会. 输液导管相关静脉血栓形成防治中国专家共识 (2020 版) [J]. 中国实用外科杂志, 2020, 40 (4): 377-383.

［34］ SCHIFFER CA, MANGU PB, WADE JC, et al. Central venous catheter care for the patient with cancer: American Society of Clinical Oncology clinical practice guideline [J]. J Clin Oncol, 2013, 31 (10): 1357-1370.

［35］ GOULD JR, CARLOSS HW, SKINNER WL. Groshong catheter-associated subclavian venous thrombosis [J]. Am J Med, 1993, 95 (4): 419-423.

［36］ MALINOSKI D, EWING T, BHAKTA A, et al. Which central venous catheters have the highest rate of catheter-associated deep venous thrombosis: a prospective analysis of 2, 128 catheter days in the surgical intensive care unit [J]. J Trauma Acute Care Surg, 2013, 74 (2): 454-462.

［37］ 王玉, 徐扬, 王勇, 等. 肝素间断冲洗预防成人中心静脉导管堵塞疗效的 Meta 分析 [J]. 中国实用护理杂志, 2015, 31 (20): 1536-1538.

［38］ Infusion Nurses Society. Policies and Procedures for Infusion Therapy, 5th edition [J]. J Infus Nurs, 2016, 39 (S1): S1-S141.

［39］ FISCHER L, KNEBEL P, SCHRODER S, et al. Reasons for explantation of totally implantable access ports: a multivariate analysis of 385 consecutive patients [J]. Ann Surg Oncol, 2008, 15 (4): 1124-1129.

［40］ NARDUCCI F, JEAN-LAURENT M, BOULANGER L, et al. Totally implantable venous access port systems and risk factors for complications: a one-year prospective study in a cancer centre [J]. Eur J

Surg Oncol, 2011, 37 (10): 913-918.

［41］ BIFFI R, de BRAUD F, ORSI F, et al. Totally implantable central venous access ports for long-term chemotherapy. A prospective study analyzing complications and costs of 333 devices with a minimum follow-up of 180 days [J]. Ann Oncol, 1998, 9 (7): 767-773.

［42］ MOLLEE P, JONES M, STACKELROTH J, et al. Catheter-associated bloodstream infection incidence and risk factors in adults with cancer: a prospective cohort study [J]. J Hosp Infect, 2011, 78 (1): 26-30.

［43］ SAMARAS P, DOLD S, BRAUN J, et al. Infectious port complications are more frequent in younger patients with hematologic malignancies than in solid tumor patients [J]. Oncology, 2008, 74 (3-4): 237-244.

［44］ DAVIDSON AC, BANHAM S, ELLIOTT M, et al. BTS/ICS guideline for the ventilatory management of acute hypercapnic respiratory failure in adults [J]. Thorax, 2016, 71 (Sup2ii): 1-35.

［45］ 钮善福. 提倡实行个体化保护性机械通气 [J]. 中华结核和呼吸杂志, 2002, 25 (3): 135-136.

［46］ 吴宇娟, 高巨. 围手术期机械通气 / 肺保护性通气再认识 [J]. 临床麻醉学杂志, 2020, 36 (1): 82-85.

［47］ 杨艳章, 陈凤琴. 胸腔闭式引流术联合机械通气治疗新生儿张力性气胸 9 例体会 [J]. 中国医师杂志, 2019, 21 (11): 1731-1733.

［48］ 叶秀云, 贺新凤, 蒋淑兰. 集束化护理管理在预防人工气道患者非计划拔管中的应用效果 [J]. 护理实践与研究, 2020, 17 (6): 141-143.

［49］ 陈煌, 陈小叶, 谢红珍. 近 10 年我国非计划性拔管研究的文献计量学分析 [J]. 护理研究, 2017, 31 (25): 3106-3110.

［50］ 张伟, 张继芝, 王春娥, 等. 根本原因分析行动在降低 ICU 患者非计划拔管中的应用 [J]. 中华护理教育, 2017, 14 (10): 725-728.

［51］ 韩艳, 魏丽丽. ICU 患者非计划性拔管危险因素及防范措施研究进展 [J]. 中华护理杂志, 2015, 50 (5): 598-602.

［52］ 段应龙, 丁四清, 张秋香, 等. 63 例非计划性拔管事件分析及对策 [J]. 中国护理管理, 2015, 15 (10): 1261-1264.

［53］ 刘云云. 气管插管患者非计划性拔管高危因素及预防的研究进展 [J]. 中国护理管理, 2016, 16 (S1): 28-30.

［54］ HU F, HAO R, ZHANG J, et al. Analysis of risk factors and the establishment of a risk model for peripherally inserted central catheter thrombosis [J]. 护理研究 (英文版), 2016, 3 (1): 41-44.

［55］ 冯尘尘, 马圆圆, 卢亚运, 等. 医疗器械相关性压疮的护理研究进展 [J]. 中国护理管理, 2016, 16 (5): 581-584.

［56］ PITTMAN J, BEESON T, KITTERMAN J, et al. Medical device-related hospital-acquired pressure ulcers: development of an evidence-based position statement [J]. J Wound Ostomy Continence Nurs, 2015, 42 (2): 151-154; quiz E1-2.

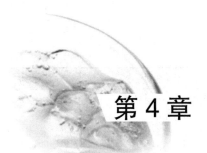

第4章
管道安全护理质量控制

管道护理是临床护士最常用的护理技术，管道护理质量的高低，影响患者疾病的转归，所有环节出现任何护理不当，或出现不良事件都可能对患者造成痛苦甚至会危及患者生命，因此，管道安全质量控制尤为重要。

第1节　管道护理质量评价标准

护理质量标准和评价是质量管理的关键环节，是护理管理的重要依据，它不仅是衡量护理工作优劣的准则，也是指导护士工作的指南。在管道护理过程中同样需要一个标准，并以此作为工作规则，规范护士管道护理，改善护理行为。而护理管理者也可以按照标准进行评估、跟踪、持续改进，提升护理质量。因此，本书作者按照目前护理质量评价标准制定方法，制定管道护理质量评价标准（表4-1），供读者参考。

表 4-1　管道护理质量标准（100分）

项目	主要内容	考评细则
固定 （10分）	1. 符合规范，安全牢固、松紧适宜 2. 敷料、胶带清洁，无卷边、松脱	考评办法：现场查看，抽查5管道 1. 未固定每管道扣5分，固定不规范、不牢固、松紧不适宜，每管道每次各扣1~2分，共5分，扣完为止 2. 不清洁、卷边、松脱每管道每次各扣1分，共5分，扣完为止
标识 （10分）	1. 标识颜色符合规范，字迹清晰、清洁整齐 2. 按要求记录导管名称、置管时间及刻度等 3. 标识粘贴位置符合要求	考评办法：现场查看，抽查5管道 1. 标识颜色不规范，每管道扣2分，字迹不清晰、不清洁、不整齐，每管道每次各扣1分，共3分，扣完为止 2. 导管名称、置管时间及刻度等记录不全，每管道每次每项各扣2分，共5分，扣完为止 3. 标识粘贴位置不符合要求，每管道扣1分，共2分，扣完为止
引流 效应 （20分）	1. 导管无扭曲、打折，引流通畅 2. 定时冲管护理落实，需负压引流者负压符合治疗要求 3. 注意导管系统的密闭管理 4. 患者卧位、引流瓶或引流袋位置符合治疗要求 5. 维持引流效应相关护理措施规范落实（如挤管、翻身等）	考评办法：现场查看，抽查5管道 1. 导管扭曲、打折，引流不通畅，每管道每次各扣2分，共5分，扣完为止 2. 冲管护理未按时落实，负压不符合治疗要求，每管道每次各扣2分，共5分，扣完为止 3. 导管密闭管理不到位，每管道每次扣2分，共3分，扣完为止 4. 患者卧位、引流瓶或引流袋位置不符合治疗要求，每管道每项每次扣2分，共4分，扣完为止 5. 相关护理措施不规范、未落实（如挤管、翻身等），每项每次扣2分，共3分，扣完为止
观察 护理 （20分）	1. 掌握患者生命体征、主诉等病情 2. 掌握引流液性状、颜色及量，有异常及时汇报	考评办法：现场查看及提问护士，抽查5管道及护理记录、提问2人次 1. 患者生命体征、主诉等病情未掌握或掌握不全，每次扣1~3分，共3分，扣完为止

项目	主要内容	考评细则
观察护理（20分）	3. 导管出口局部观察落实，管壁清洁无污迹 4. 与导管相关特殊观察及维护项目落实 5. 评估导管适应证，不需要保留时及时提醒医师拔管 6. 相关护理记录完整	2. 引流液性状、颜色及量掌握不全，有异常未汇报或汇报不及时，每次每项扣2分，共4分，扣完为止 3. 局部观察不到位，每管道每次扣2分，管壁不清洁、有污迹，每管道每次扣1分，共3分，扣完为止 4. 相关特殊观察及维护项目未落实或落实不到位，每次扣1~2分，共4分，扣完为止 5. 未评估导管适应证，超时未提醒医师，每管道扣2分，共3分，扣完为止 6. 护理记录不完整或缺失，每管道每项扣1~2分，共3分，扣完为止
管道装置（15分）	1. 按要求更换敷料，敷料干燥无渗血渗液 2. 相关连接器具及引流装置更换及频次符合规范，按要求注明更换时间 3. 拔管护理符合要求 4. 管道相关装置终末处理符合要求 5. 护士知晓管道留置期限及相关器具更换时间	考评办法：现场查看及提问护士，抽查5管道、提问2人次 1. 未按要求更换敷料，敷料渗血渗液，每管道每次扣2分，共3分，扣完为止 2. 相关连接器具及引流装置更换及频次不符合规范，更换时间未注明，每管道每项扣2分，共3分，扣完为止 3. 拔管护理不符合要求，每管道每项扣2分，共3分，扣完为止 4. 管道相关装置终末处理不符合要求，每次扣2分，共3分，扣完为止 5. 管道留置期限及相关器具更换时间护士未掌握或知晓不全，扣1~3分，共3分，扣完为止
健康指导（10分）	1. 指导管道留置目的、意义和注意事项 2. 指导患者带管活动的正确方法 3. 沟通有效，患者及家属了解不利于健康的行为 4. 指导脱管时的自我处理（伤口密闭或夹管、呼叫） 5. 告知保护性约束的目的及重要性	考评办法：询问患者或家属2人次 1. 不了解管道留置目的、意义和注意事项，每次扣1分，共2分，扣完为止 2. 患者不了解带管活动的正确方法，每次扣1分，共2分，扣完为止 3. 患者及家属不了解不利于健康的行为，每次扣1分，共2分，扣完为止 4. 不了解脱管时的自我处理，每次扣1分，共2分，扣完为止 5. 不了解保护性约束的目的及重要性，每次扣1分，共2分，扣完为止
安全护理（15分）	1. 风险评估完成及时，符合病情 2. 保护性约束患者及家属知情同意，有签名 3. 约束工具有效安全，约束方法符合要求 4. 高危患者陪护在位，重点巡视与交接 5. 护士知晓相关导管意外拔管的应急预案和处理流程 6. 科室管道护理培训与相关不良事件跟踪管理符合要求	考评办法：现场查看与提问护士，抽查5管道、提问2人次 1. 风险评估完成不及时，评估与病情不符合每项每次扣1~2分，共3分，扣完为止 2. 约束无家属告知签名，每次扣2分，共3分，扣完为止 3. 约束工具不可靠，约束方法不符合要求，每次扣2分，共3分，扣完为止 4. 高危患者陪护不在位，巡视与交接不到位，每次扣2分，共3分，扣完为止 5. 护士不知晓意外拔管的应急预案和处理流程或知晓不全，酌情扣1~2分，共2分，扣完为止 6. 科室管道护理培训与相关不良事件跟踪管理不符合要求，每次扣1~2分，共2分，扣完为止

第2节　管道护理质量指标监测

护理质量指标监测是质量管理的重要抓手。通过质量指标的监测，可以以点带面地进行重点质量管理，可以让临床护士明确管道护理工作中的重点，可以让管理者以指标监测数值为线索，深挖数值之后的事实和道理，去探寻改善护理的最佳策略。同时以数据说话，避免主观臆断，给管理者提供了落实科学管理的切入点。本节介绍的管道护理质量指标监测主要有非计划性拔管发生率及三大管道（中心静脉导管、呼吸机管道以及导尿管）感染率的监测。

一、非计划性拔管

1. **指标名称**　插管患者非计划性拔管发生率。

2. **指标界定**　结果指标。非计划性拔管（unplanned extubation，UEX）又称意外拔管，是指任何原因导致管道在非医护人员计划范畴内的拔管。通常包含未经医护人员同意患者自行拔除的管道、各种原因导致的管道滑脱、因管道质量问题及管道堵塞等需要提前拔除的管道等。

3. **监测指标意义**　患者因治疗、手术以及抢救等情况需要置管，这些管道对于抢救患者的生命和维持健康有着重要意义。研究表明，非计划性拔管会导致患者精神高度紧张和恐慌，不利于患者的治疗，严重时会对患者的生命安全造成威胁。发生非计划性拔管，使患者住院时间和费用也相应增加，非计划性拔管后重新插管的患者住院时间延长，感染率和死亡率也高于未发生非计划性拔管的患者。控制非计划性拔管一直是临床护理管理的重点工作，是反映患者安全的重要指标，体现了护理质量的水平，因此，UEX发生率是衡量护理质量的敏感指标。只有充分认识其发生的原因及危害性，并采取行之有效的预防措施，才能最大限度地预防非计划性拔管的发生，提高护理质量，保障护理安全。通过数据监测，有助于及时发现UEX的现状、趋势、特征及危险因素，为其预防、控制和质量改进目标的制定提供科学依据。分析拔管原因并制定相应防范措施，减少UEX发生，最终提高医护团队的服务规范性。

4. **指标计算公式**

（1）计算方法1：UEX发生率 = 同期某管道非计划性拔管发生例次数 / 统计周期内该管道置管总床日数 ×1000‰。

（2）计算方法2：UEX发生率 = 同期某管道非计划性拔管发生例次数 / 统计周期内该管道置管总例数 ×100%。

注：①如同一患者某一管道多次发生UEX，则按频次计算拔管例次；②计算方法1应统计周期内该管道每天带管总病例数之和；③计算方法2应统计周期内该管道总例数，包括原有置管例数和新增例数，拔管后重置及常规更换的管道均纳入新增置管例数中。

二、中心静脉导管相关性血流感染

1. **指标名称**　中心静脉导管相关性血流感染发生率。

2. **指标界定**　结果指标。中心静脉导管相关性血流感染（central line-associated bloodstream infection，CLABSI）指患者留置中心静脉导管期间或拔除中心静脉导管48小时内发生的原发性的，且与其他部位感染无关的血流感染。中心导管（central line，CL）指导管尖端位于或接近心脏或以下大血管之一，包括主动脉、肺动脉、上腔静脉、下腔静脉、头静脉、颈内静脉、锁骨下静脉、髂外静脉、股静脉以及新生儿的脐静脉或脐动脉，用于输液、输血、采血、血流动力学监测的血管内导管。CLABSI可根据血培养结果结合临床症状、体征进行诊断，对于新生儿和婴儿可仅根据临床症状、体征进行诊断。

3. **监测指标意义**　美国疾病预防控制中心统计，ICU院内感染约20%为血流感染（bloodstream infection，BSI），其中近87%与中心静脉导管（CVC）有关。而ICU内BSI病死率为20%～60%。CLABSI发生率是一个多元化指标，是护理质量评价的重要结局指标。中心导管的维护涉及许多中间环节，如手卫生、导管敷贴更换、输液管路更换等，均是护理服务范畴内的活动。护理质量的高低与 CLABSI 发生率密切相关。通过监测 CLABSI 发生率，医务人员可以及时发现感染案例，保障感染病例得到及时救治；可以预防和避免重症监护病房感染暴发流行。同时能够及时检查各环节护理措施落实情况，及时发现不足之处，针对性制定改进措施，提高护理质量。

4. 指标计算公式　中心静脉导管相关性血流感染发生率＝同期中心静脉导管相关血流感染例次数/统计周期内中心静脉导管插管总日数 ×1000‰（例/千导管日）。

注：①中心静脉导管相关血流感染例数指在统计周期内所监测患者发生血流感染的例数总和，如果某患者在监测期间内发生 2 次以上血流感染，则计算相应次数。②患者中心静脉导管插管总日数指在统计周期内所监测患者中每根中心静脉导管插管天数总和。

三、导尿管相关尿路感染

1. 指标名称　导尿管相关尿路感染发生率。

2. 指标界定　结果指标。导尿管相关尿路感染（catheter-associated urinary tract infection，CAUTI）指患者留置导尿管后，或拔除导尿管 48 小时内发生的泌尿系统感染。CAUTI 的诊断主要依据临床表现结合病原学检查。

3. 监测指标意义　CAUTI 是全球范围内最为常见的卫生保健相关感染，是医院和长期照护机构广泛使用导尿管所致。据美国疾病预防控制中心报道，尿路感染的发生率占院内感染第 1 位，约占所有院内感染的 40%，其中 80% 是由于留置导尿管引起的。患者发生 CAUTI 后，会延长平均住院日，额外增加住院费用，加重了家庭和社会的负担。留置导尿作为临床常见的侵入性操作，由医生和（或）护理人员独立或合作完成，而导尿管相关维护则主要由护理人员完成。因此，CAUTI 的发生与护理质量密不可分，CAUTI 作为患者结局指标直接反应了临床护理质量。研究证明，通过严格掌握插管指征、插管时严格无菌操作、采用密闭式引流装置、合理安置集尿袋高度、每日评估留置尿管的必要性等措施，可以降低 CAUTI 的发生率。监测 CAUTI 发生率能够客观反映护理措施落实情况及达标率，及时发现护理流程或常规不足之处，针对性制定护理措施与培训内容，提高护理质量。

4. 指标计算公式　导尿管相关尿路感染发生率＝同期留置尿管患者中尿路感染例次数/统计周期内患者留置尿管总日数 ×1000‰（例/千导管日）。

注：①留置尿管患者中尿路感染例数指在统计周期内所监测患者发生尿路感染的例数总和，如果某患者在监测期间内发生 2 次以上尿路感染，则计算相应次数。②患者留置尿管总日数指在统计周期内所监测患者中留置尿管天数总和。

四、呼吸机相关性肺炎

1. 指标名称　呼吸机相关性肺炎发生率。

2. 指标界定　结果指标。呼吸机相关性肺炎（ventilator associated pneumonia，VAP）指气管插管或气管切开的患者在接受机械通气 48 小时后发生的肺炎，机械通气撤机、拔管 48 小时内出现的肺炎也属 VAP。VAP 诊断较为困难，根据现有研究证据，诊断主要依据临床表现结合影像学改变和病原学检查。

3. 监测指标意义　VAP 是有创机械通气患者最常见的医院获得性感染之一。研究显示，国外 VAP 的发生率为 6%～52%，或 1.6～52.7 例/千机械通气日，感染病死率为 14%～50%；若病原菌是多重耐药菌或泛耐药菌，病死率可达 76%。国内发生率为 4.7%～55.8%，或 8.4～49.3 例/千机械通气日，病死率为 19.4%～51.6%。发生 VAP 可以使机械通气时间延长 5.4～21.8 天、ICU 滞留时间延长 6.1～20.5 天、住院时间延长 11.0～32.6 天。在美国，因发生 VAP 而导致每例患者的平均住院费用增加 4 万美元。VAP 发生率高与医护人员不严格执行医院感染控制措施、无菌技术操作不严格、病房环境消毒不彻底、呼吸机部件及管路消毒不严密、未严格执行手卫生等环节有关。护理过程中严格落实 VAP 防控措施，如严格执行消毒隔离制度、无禁忌抬高床头、有效口腔护理、控制气囊压力在理想范围、每日评估尽早拔管等可显著降低 VAP 的发生。因此，监测 VAP 发生率可以反映护理措施落实情况，能够及时发现护理缺陷，针对性制定措施，改善护理质量。

4. 指标计算公式　呼吸机相关性肺炎感染发生率 = 同期呼吸机相关性肺炎感染例次数 / 统计周期内有创机械通气总日数 ×1000‰（例 / 千机械通气日）。

注：①呼吸机相关性肺炎感染例数指在统计周期内所有经人工气道机械通气患者发生 VAP 的例数总和，如果某患者在监测期间内发生 2 次以上感染，则计算相应次数。②有创机械通气总日数指在统计周期内所监测患者中经人工气道机械通气的天数总和。

第 3 节　非计划性拔管风险预案

众所周知，管道意外拔除是管道护理最常见的不良事件，一旦出现非计划性拔管，护士的应急处理至关重要，如果处理不及时或判断不正确，会对患者造成不同程度的伤害。以下列举了较为常见的几种非计划性拔管应急预案，希望对临床护士处理此类突发事件提供依据。

一、气管插管非计划性拔管应急预案及流程

【应急预案】

1）气管插管患者出现非计划性拔管，床位护士呼叫其他人员协助处理并立即报告医生。

2）床位护士紧急评估者情况，根据患者具体情况作出相应处理。

（1）使用呼吸机患者：①立即使用简易呼吸器面罩给氧，氧流量开到 10 L/min；②评估患者呼吸情况，是否可以暂时不用插管改为无创呼吸机辅助通气或吸氧治疗；③如患者需要继续插管（患者无自主呼吸或脉氧进行性下降），开放气道清理呼吸道分泌物，简易呼吸器辅助通气，配合医生重新插管并记录插管深度；④插管成功连接呼吸机氧气量调至 100%，然后根据病情再调整。

（2）未使用呼吸机患者：①立即面罩或鼻导管高流量吸氧；②鼓励患者咳嗽咳痰；③根据病情准备气管插管用物，如医生判断需要插管，配合医生重新插管。

3）严密观察生命体征及神志、瞳孔、血氧饱和度的情况。

4）检查口鼻腔黏膜受损情况及时清理气道分泌物。

5）安慰患者。

6）完善抢救记录，上报不良事件。

【处理流程】

处理流程见图 4-1。

二、气管切开套管非计划性拔管应急预案及流程

【应急预案】

1）气管切开患者发生非计划性拔管，床位护士呼叫其他人员协助处理并立即报告医生。

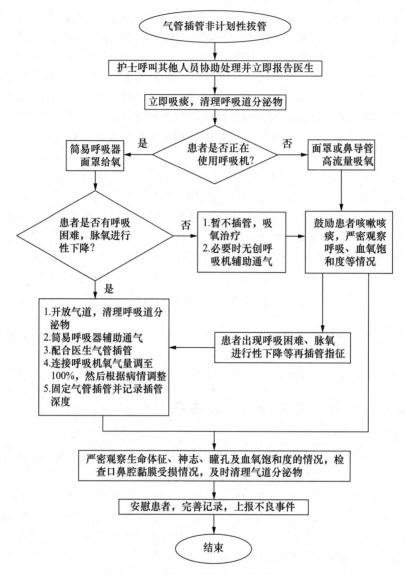

图 4-1　气管插管非计划性拔管处理流程

2）床位护士紧急评估患者情况，根据患者具体情况作出相应处理。

（1）如气管切开时间在1周以内窦道尚未形成：①评估患者病情，有无呼吸困难、脉氧进行性下降；②如患者出现以上情况，立即用敷料封闭气管切口，简易呼吸器辅助通气，协助医生行紧急气管插管。需使用呼吸机的患者继续连接呼吸机辅助通气，氧浓度先设为100%，然后根据病情再调整。如病情允许，接面罩或吸氧管氧气吸入；③如有需要，通知专业医生进行重新置入气管套管；④准备好抢救药品、物品，如患者出现心搏骤停时，立即给予心脏按压。

（2）气管切开在1周以上并形成窦道：①评估患者病情，有无呼吸困难、脉氧进行性下降；②如患者出现以上情况，立即用敷料封闭气管切口，简易呼吸器辅助通气。如病情稳定给予气管切开窦道口吸氧，观察病情，医生判断是否重新置管；③准备相同型号的新气管套管插入气管切开窦道内，连接呼吸机辅助通气或吸氧；④如套管置入困难但患者仍需机械辅助通气，立即气管插管，保证通气后再置入套管。

3）严密观察生命体征及神志、瞳孔、血氧饱和度、动脉血气分析等指标。

4）及时清理气道分泌物。

5）安慰患者。

6）完善抢救记录，上报不良事件。

【处理流程】

处理流程见图4-2。

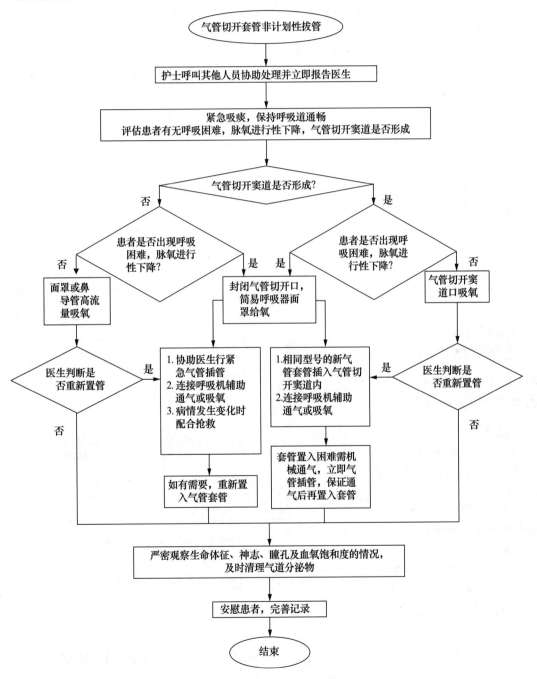

图4-2 气管切开套管非计划性拔管处理流程

三、胸腔闭式引流管非计划性拔管应急预案及流程

【应急预案】

1) 患者发生胸腔闭式引流管非计划性拔管，立即汇报值班医生或主管医生，并协助处理。

2) 如引流管从置管处直接拔出

(1) 立即用手捏紧伤口周围皮肤封闭伤口。

(2) 协助医生消毒伤口周围皮肤，凡士林纱布封闭伤口，外部敷料覆盖固定。

3) 如胸腔闭式引流管与引流装置接头部位脱开

(1) 立即用备用血管钳双钳相向双重夹闭引流管。

(2) 消毒接头部位，更换引流装置重新连接，胶布加强固定后开放引流。

4) 观察患者生命体征，有无呼吸困难、胸闷、气急、发绀等表现，必要时协助重新置管。

5) 观察引流口有无渗血、渗液，局部有无皮下气肿，胸腔引流等情况。

6) 备好抢救物品。

7) 协助患者保持合适体位，安慰患者。

8) 做好护理记录，上报不良事件。

【处理流程】

处理流程见图4-3。

四、引流管非计划性拔管应急预案及流程

【应急预案】

(1) 患者发生引流管非计划性拔管，根据管道的性能采取必要的紧急措施。

(2) 立即汇报值班医生或主管医生，协助医生伤口换药或重新置入管道。

(3) 观察患者生命体征及伤口有无渗血、渗液、红肿、疼痛等情况，及时发现因引流不畅导致的并发症。

(4) 协助患者保持合适体位，安慰患者。

(5) 做好护理记录，上报不良事件。

【处理流程】

处理流程见图4-4。

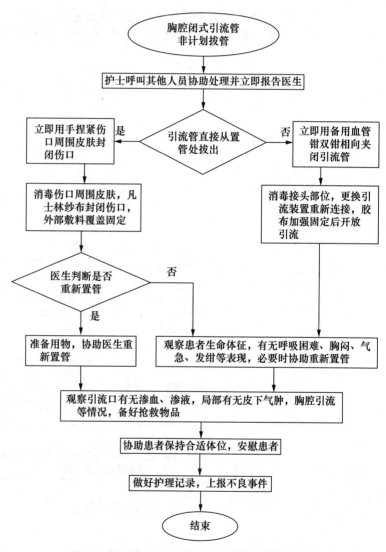

图4-3　胸腔闭式引流管非计划性拔管处理流程

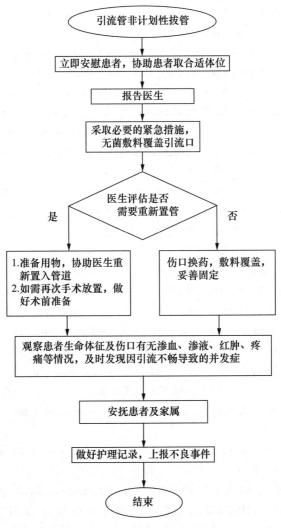

图 4-4　引流管非计划性拔管处理流程

参 考 文 献

［1］ 国家卫生计生委医院管理研究所护理中心, 护理质量指标研发小组. 护理敏感质量指标使用手册 [M]. 北京: 人民卫生出版社, 2016.

［2］ 蔡虹, 高凤莉. 导管相关感染防控最佳护理实践专家共识 [M]. 北京: 人民卫生出版社, 2018.

［3］ 谢红珍, 邓小玲, 谢玉茹. 临床管道护理观察 [M]. 北京: 科学出版社, 2017.

［4］ 席明霞, 邓长辉. 护理风险防范应急预案与处理流程 [M]. 北京: 科学技术文献出版社, 2016.

［5］ 屈红, 王非凡, 潘群. 临床护理应急预案与处理流程 [M]. 北京: 科学出版社, 2017.

［6］ 葛向煜, 徐建鸣, 朱晓玲, 等. 气管插管非计划性拔管危险因素的系统评价 [J]. 护理学杂志, 2014, 29 (1): 80-84.

［7］ LIN PH, CHEN CF, CHIU HW, et al. Outcomes of unplanned extubation in ordinary ward are similar to those in intensive care unit: A STROBE-compliant case-control study [J]. Medicine (Baltimore), 2019, 98 (11): 1-7.

［8］ LEE JY, PARK HA, CHUNG E. Use of electronic critical care flow sheet data to predict unplanned extubation in ICUs [J]. Int J Med Inform, 2018 (117): 6-12.

［9］ DANIELIS M, CHIARUTTINI S, PALESE A. Unplanned extubations in an intensive care unit: Findings from a critical incident technique [J]. Intensive Crit Care Nurs, 2018 (47): 69-77.

［10］ AL-ABDWANI R, WILLIAMS CB, DUNN C, et al. Incidence, outcomes and outcome prediction of unplanned extubation in critically ill children: An 11year experience [J]. J Crit Care, 2018 (44): 368-375.

［11］ CHAO CM, LAI CC, CHAN KS, et al. Multidisciplinary interventions and continuous quality improvement to reduce unplanned extubation in adult intensive care units: A 15-year experience [J]. Medicine (Baltimore), 2017, 96 (27): 1-5.

［12］ 中华医学会呼吸病学分会感染学组. 中国成人医院获得性肺炎与呼吸机相关性肺炎诊断和治疗指南 (2018 年版) [J]. 中华结核和呼吸杂志, 2018, 41 (4): 255-280.

［13］ KALIL AC, METERSKY ML, KLOMPAS M, et al. Management of Adults With Hospital-acquired and Ventilator-associated Pneumonia: 2016 Clinical Practice Guidelines by the Infectious Diseases Society of America and the American Thoracic Society [J]. Clin Infect Dis, 2016, 63 (5): e61-61e111.

［14］ TORRES A, NIEDERMAN MS, CHASTRE J, et al. International ERS/ESICM/ESCMID/ALAT guidelines for the management of hospital-acquired pneumonia and ventilator-associated pneumonia: Guidelines for the management of hospital-acquired pneumonia (HAP) /ventilator-associated pneumonia (VAP) of the European Respiratory Society (ERS), European Society of Intensive Care Medicine (ESICM), European Society of Clinical Microbiology and Infectious Diseases (ESCMID) and AsociaciónLatinoamericana del Tórax (ALAT) [J]. Eur Respir J, 2017, 50 (3).

［15］ GORSKI LA. The 2016 Infusion Therapy Standards of Practice [J]. Home Healthc Now, 2017, 35 (1): 10-18.

［16］ INFUSION NURSES SOCIETY. Policies and Procedures for Infusion Therapy, 5th edition [J]. J Infus Nurs, 2016, 39 (S1): S1-S141.

［17］ O'GRADY NP, ALEXANDER M, BURNS LA, et al. Guidelines for the prevention of intravascular catheter-related infections [J]. Am J Infect Control, 2011, 39 (4 Suppl 1): S1-S34.

［18］ 中华护理学会静脉输液治疗专业委员会. 临床静脉导管维护操作专家共识 [J]. 中华护理杂志, 2019, 54 (9): 1334-1342.

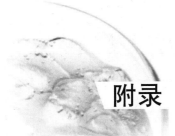

附录　管道安全护理相关指南及专家共识摘录

1.《中国成人医院获得性肺炎与呼吸机相关性肺炎诊断和治疗指南（2018 年版）》（中华医学会呼吸病学分会感染学组）

类别	策略	证据级别
预防误吸	除非有禁忌证，推荐接受有创机械通气的患者床头抬高 30°～45°，并协助患者翻身拍背及振动排痰	ⅡA
	推荐在预测有创通气时间超过 48 小时或 72 小时的患者使用装有声门下分泌物吸引的气管导管	ⅠA
	气管导管气囊的充盈压应保持不低于 25 cmH₂O	ⅠA
	呼吸机外部管道及配件应一人一用一消毒或灭菌，长期使用机械通气的患者，一般推荐每周更换 1 次呼吸机管道，但在有肉眼可见到污渍或有故障时应及时更换	ⅡA
	对机械通气的患者尽可能给予肠内营养	ⅡB
	对于接受肠内营养的无症状患者，不推荐常规监测胃残余量	ⅡA
减少定植	推荐机械通气患者常规进行口腔卫生护理	ⅡA
	对机械通气的患者应权衡利弊，谨慎使用选择性口咽部去污（SOD）或选择性消化道去污染（SDD）	ⅡB
	不常规推荐镀银气管导管	ⅡB
	不推荐常规给予益生菌预防呼吸机相关性肺炎（VAP）	ⅡB
	使用抑酸剂预防应激性溃疡可能增加胃肠道和气道内细菌的定植，但对 VAP 的病死率没有影响，在应用时应注意掌握指征	ⅡB
减少使用有创通气	尽可能减少有创通气和缩短有创通气时间对预防 VAP 至关重要	ⅠA
	严格掌握气管插管或切开的适应证，对需要呼吸机辅助呼吸的患者应优先考虑无创通气；慢性阻塞性肺疾病或充血性心力衰竭患者合并高碳酸血症或低氧血症时，应尽早合理应用无创正压通气，可减少气管插管，进而减少 VAP 的发生率	ⅠA
	经鼻高流量氧疗（HFNO）可用于各种病因导致的 Ⅰ 型呼吸衰竭及部分轻度 Ⅱ 型呼吸衰竭患者，减少气管插管和再插管率	ⅠA
	有创通气时尽可能减少镇静剂的使用，使用期间应每日评估其使用的必要性，并尽早停用	ⅠA
	符合条件者应每日唤醒并实施自主呼吸试验，评估是否具备脱机、拔管的条件，以缩短机械通气时间，降低 VAP 的风险	ⅠA
组合干预措施	下列核心干预措施可以明显减少接受机械通气患者的平均通气时间和住院天数，降低 VAP 的发病率、病死率和（或）费用。①尽可能选用无创呼吸支持治疗技术。②每天评估有创机械通气及气管插管的必要性，尽早脱机或拔管。③对机械通气患者尽可能避免不必要的深度镇静，确需镇静者应定期唤醒并行自主呼吸训练，每天评估镇静药使用的必要性，尽早停用。④给预期机械通气时间超过 48 小时或 72 小时的患者使用带有声门下分泌物吸引的气管导管。⑤气管导管气囊的充盈压应保持不低于 25 cmH₂O。⑥无禁忌证患者应抬高床头 30°～45°。⑦加强口腔护理，推荐采用氯己定漱口液。⑧加强呼吸机内外管道的清洁消毒，推荐每周更换 1 次呼吸机管道，但在有肉眼可见污渍或有故障时应及时更换。⑨在进行与气道相关的操作时应严格遵守无菌技术操作规程。⑩鼓励并协助机械通气患者早期活动，尽早开展康复训练	ⅠA

2.《呼吸机相关性肺炎防控最佳护理实践（2018 年版）》（中华护理学会医院感染护理专业委员会）

类别	策略	证据级别
手卫生	严格执行手卫生可以降低呼吸机相关性肺炎（VAP）的发生率，临床进行手卫生的 5 个时机：①在接触患者前。②在进行清洁/无菌程序之前：a. 对患者进行口鼻腔护理、气管插管、气管切开套管护理前（戴清洁手套前）。b. 经人工气道吸痰或经支气管肺泡灌洗留取标本前（戴无菌手套前）。③接触患者体液后：a. 口鼻腔护理、气管插管、气管切开套管护理后。b. 进行气道内吸引、呼吸道取样或其他接触呼吸道黏膜、呼吸道分泌物、被呼吸道分泌物污染的物品后。c. 给予患者进行气管插管或气管插管拔除操作后。④接触患者后。⑤在接触患者的周围环境后（离开患者床单位前）	I A
床头抬高	如无禁忌，床头抬高 30°～45°	II A
	提倡通过教育培训、标准化医嘱、提醒、督查和反馈、品管圈等多种方式提高护士床头抬高的依从性	III B
	因临床工作需要，在降低患者床头前，应先进行吸痰及囊上分泌物吸引，并尽快恢复床头抬高位	III C
声门下分泌物引流	对于预期气管插管时间可能超过 48 小时或 72 小时的患者建议采用具有声门下分泌物引流的导管	I B
	为预防黏膜损伤，建议应用间断声门下吸引。可采用 10 mL 注射器每小时抽吸或每 2 小时 100～150 mmHg 的间断中心负压吸引	II B
	气流冲击法清除气囊上滞留物因操作复杂、安全性及有效性有待进一步评估，临床使用需权衡利弊	III C
气囊压力监测	应使气囊充气后压力维持在 25～30 cmH$_2$O	I A
	不能采用根据经验判定充气的指触法给予气囊充气	II B
	可采用自动充气泵维持气囊压	II B
	采用气囊测压表进行间断气囊压力监测时，应每隔 6～8 小时重新测量，每次测量时充气压力宜高于理想值 2 cmH$_2$O	II B
	建议当吸痰后或清理测压管内的积水后、患者体位改变后，宜重新测量气囊压力	III C
	不宜常规采用最小闭合技术给予气囊充气，在无法测量气囊压的情况下，可临时采用最小闭合技术充气	III C
口腔护理	气管插管后的患者应及时进行口腔护理预防 VAP 的发生	II A
	目前没有明确的证据支持危重患者口腔护理的频次	III C
	有条件的医院建议采取改良 Beck 口腔评分表进行评估确定口腔护理频次，或者参照重症监护病房医院感染预防与控制规范每 6～8 小时进行口腔护理 1 次	III C
	使用葡萄糖氯己定溶液进行口腔护理仍存在争议，需进一步进行临床实践	III C
	气管插管机械通气患者采用冲洗加擦洗法或冲洗加刷洗法进行口腔护理	I A
	口腔护理前抬高床头 30°～45°，患者头侧向一侧，预防 VAP 的发生	I A
	口腔护理前后均应维持气囊压力在 20～30 cmH$_2$O	I B
	口腔护理前后评估气管插管的深度	III B
	口腔护理前后进行声门下吸引	I A
	口腔护理后应及时进行口腔内吸引	II B
	经口气管插管患者进行口腔护理应双人操作	III B

续表

类别		策略	证据级别
肠内营养		对于开放小肠通路可行性高的机构，推荐首选小肠营养	I A
		对于开放小肠通路有一定困难的机构，推荐对不耐受胃营养（如持续应用镇静剂、麻醉剂及胃潴留量较多）及反流高风险人群（如俯卧位）应用小肠营养	I A
		对于开放小肠通路不可行的机构，推荐通过胃的途径早期喂养更能使患者受益	II B
		危重症患者肠内营养采用持续喂养较间断喂养更能减少胃内容物反流及误吸风险，从而降低 VAP 的发生	II B
		肠内营养管首次置入后，要明确判断管路的位置，采用腹部 X 线检查	I A
		不宜单独采用肉眼观察抽取液性状、听诊气过水声或 pH 试纸检测酸碱度的方法来判断置管位置	II B
		应选择适宜管径大小的胃管进行鼻饲，成人建议 10 Fr 胃管	III C
		鼻饲时若病情允许应抬高床头 30° 或更高，并在鼻饲结束后保持半卧位 30～60 分钟。若不能达到抬高床头 30°，则尽量抬高床头	III C
		左侧卧位较右侧卧位的胃内容物反流减少，建议鼻饲时取左侧卧位	III C
		对于 VAP 的发生率、机械通气的持续时间和死亡率来说，单独监测胃反流和呕吐与监测胃反流、呕吐和残余胃容量同样有效。对于接受肠内营养的无症状患者，不推荐常规监测胃残余量	II A
		危重患者应每天监测胃肠道耐受性，关注患者腹痛、腹胀、排气、排便情况	III C
有效清除气道内分泌物	吸痰方式的选择	密闭式吸痰对 VAP 的发生率和患者预后没有影响，对费用影响不清楚，但对经气溶胶或空气传播的呼吸道传染的院内感染防控具有一定的意义。因此，既不建议也不阻止使用密闭式吸痰	II B
		如使用密闭式吸痰管，无需每日更换，当出现可见污染时及时更换	I B
	吸痰前生理盐水滴入	吸痰前滴注生理盐水，是否能降低 VAP 发生率存在争议，对机械通气持续时间、住院时间及死亡率的影响还没有充分的证据。因此，需要权衡利弊	II B
	雾化吸入可能存在的感染风险	雾化加湿气体湿度不可控，且湿化颗粒易携带病原微生物，故不推荐使用雾化吸入来给患者湿化，临床常用于患者气道内给药的治疗	III C
		如必须通过雾化吸入进行气道内给药，应严格遵从无菌原则	III C
	口腔吸引	口腔吸引可降低 VAP 发生率，推荐每 2～4 小时至少给予口腔吸引一次。此外，翻身前以及口腔护理后及时进行口腔吸引	II B
减少设备污染：呼吸机回路的管理	非一次性管路的消毒方式及储存方式	清洗呼吸机管路时，应先检查呼吸机管路并祛除管路的痰痂、血痂及其他污迹，并采用热力机械清洗消毒法进行清洗消毒工作	III C
	呼吸机管路的更换频率	无需定期更换呼吸机管路，仅在出现肉眼可见污渍或出现故障时更换呼吸机管路	I A
	冷凝水的处理方法	为预防或减少冷凝水产生，建议机械通气患者采用含加热导线型湿化器进行温湿化	III C
		呼吸机冷凝水集水杯应处于管路系统最低点	III C
		及时清除管道内冷凝水，当冷凝水大于 1/2 集水杯容积时给予清除	III C
培训与教育		应由经过专业培训的护理人员进行机械通气患者的护理	II B
		护理人员应定期接受预防 VAP 相关知识的培训	II B

类别		策略	证据级别
	集束化措施	鼓励各医疗机构结合自身情况，开展集束干预策略预防 VAP。综合目前研究认为，下列措施可以明显减少机械通气患者的平均通气时间和住院天数，降低 VAP 发病率、死亡率和（或）费用。主要措施：①尽可能选用无创呼吸支持治疗技术。②每日唤醒和评估能否脱机拔管。③对于预期气管插管时间超过 48 小时或 72 小时的患者建议采用具有声门下分泌物引流的导管。④应使气囊充气后压力维持在 25～30 cmH$_2$O。⑤如无禁忌，床头抬高 30°～45°。⑥加强口腔护理。⑦在进行与气道相关的操作时应严格遵守无菌技术操作规程。⑧鼓励并协助机械通气患者早期活动，尽早开展康复训练	Ⅰ A
特殊措施	医护合作模式下的每日评估	医护合作、每日评估预防措施依从性、尽早脱机拔管	Ⅰ C
	俯卧位通气	不建议常规俯卧位通气预防 VAP	Ⅰ C
	动力床	不推荐常规使用动力床预防 VAP	Ⅱ B
	早期活动	进行早期训练和活动，以维持和改善身体状况	Ⅰ A
质量管理		护理管理部门应制定预防与控制呼吸机相关性肺炎护理工作制度和操作规程	Ⅲ A
		VAP 发生率作为护理质量敏感指标之一，护理管理部门及各级护理管理者宜加强与感控部门的协作，对临床机械通气的使用率、VAP 的发生率、VAP 护理实践依从性进行监测、数据汇总与分析，发现实践中存在的不足，促进临床护理实践依从性的提升，以预防与降低 VAP	Ⅲ A
		推荐以科室为单位建立多学科团队，共同参与 VAP 的防控工作	Ⅱ B
痰生物标本的采集、保存和送检		采用密闭式吸痰管加纤维支气管镜集痰器的方法留取痰标本	Ⅲ C
		痰标本应及时送检，如需保存，应置于 4 ℃环境存放，且不超过 2 小时	Ⅲ C

3.《导尿管相关尿路感染防控最佳护理实践》(2018 年版)（中华护理学会医院感染护理专业委员会）

类别	策略	证据级别
手卫生	置导尿管前应进行手卫生	Ⅰ A
	进行收集尿液标本或者排空引流袋等操作前应进行手卫生	Ⅰ A
	在收集尿液标本、排空引流袋、拔除导尿管等操作后应进行手卫生	Ⅰ A
	戴手套前及摘手套后进行手卫生	Ⅰ A
	当手部被体液或者引流液污染时，应洗手，而不能使用卫生手消毒	Ⅰ A
	置管时应使用无菌手套，每日进行导尿管相关护理时使用清洁手套。不同患者间应更换手套	Ⅰ A
留置导尿管的指征	严格掌握留置导尿管指征，每天评估留置导尿管的必要性，缩短留置导尿管的时间，减少导尿管相关性尿路感染的风险	Ⅰ A
	留置导尿管的指征：①部分外科手术的围手术期，如泌尿外科手术或泌尿生殖道相邻器官的手术；时间较长的手术；手术期间大量输液或利尿；术中需要监测尿量。②ICU 患者需要评估每小时的尿量。③急性尿潴留和尿道梗阻的处理。④辅助部分尿失禁患者压力性溃疡或皮肤移植的愈合。⑤改善终末期患者的舒适度	Ⅲ A
	结合患者情况及病情需要，考虑其他的膀胱处理方法，如尿套、间歇性导尿等	Ⅱ A

续表

类别		策略	证据级别
导尿管的更换和拔除		长期留置导尿管患者，不宜频繁更换导尿管，具体更换频率可根据产品说明书	ⅢC
		当患者疑似导尿管相关尿路感染（CAUTI）而需抗菌药物治疗前应先更换导尿管，并留取尿液进行微生物病原学检测	ⅡB
		不推荐在拔除导尿管前夹闭导尿管进行膀胱功能锻炼	ⅢB
置管时严格执行无菌技术		确保无菌插管所必需的器械都已齐备且可方便取用	ⅢA
		插入导尿管时应严格无菌操作，正确铺无菌巾，避免污染尿道口，保持最大的无菌屏障；使用棉球；使用单剂包装的无菌润滑剂；插管时佩戴无菌手套	ⅢA
		导尿管置入前建议应用含有效碘 1000～2000 mg/L 的碘伏棉球充分消毒尿道口及其他周围皮肤黏膜，棉球不能重复使用	ⅢA
导尿管的选择		根据患者的年龄、性别、尿道等情况选择合适型号、材质的导尿管，最大限度地降低尿道损伤和尿路感染	ⅢA
		建议对需要长期留置导尿管的患者尽量使用对尿道刺激小的全硅胶导尿管	ⅡB
		使用尽可能小的导尿管，并与引流袋相匹配，从而最大程度地减少尿道损伤	ⅢA
导尿管及引流装置的固定		导尿管插入后，向水囊注入 10～15 mL 无菌纯化水，轻拉导尿管以确认导尿管进行妥善的内固定，不会脱出	ⅢA
		应对留置导尿管进行妥善外固定，以防其移位、牵拉、打折、受压等	ⅢA
		患者体位改变时，须调整集尿袋位置，重新固定导尿管及引流装置	ⅢA
		导尿管常见固定部位为大腿内侧及下腹部，目前尚无证据显示某个位置较另一个位置在预防 CAUTI 方面具有优势	ⅢC
引流装置的管理		没有充分的证据证明在预防 CAUTI 方面某一引流装置优于另一类，防反流装置不能代替日常护理措施	ⅢC
		留置导尿管期间，应保持引流装置的密闭性，防止污染	ⅠB
		患者留置导尿管期间保持尿液引流通畅，避免导尿管及引流管扭曲，集尿袋始终低于膀胱水平，避免接触地面或放在地上	ⅢC
		不支持频繁更换集尿袋，具体更换频率可根据产品说明书	ⅢC
		一旦发生无菌状态被打破、接头（连接）处断开或尿液漏出，应使用无菌方法更换导尿管和引流装置	ⅢA
日常护理	日常观察	每班次对导尿管进行日常观察，内容包括导尿管的固定，导尿管及其引流装置的完整性、密闭性及通畅性，引流液，尿道口及其周围皮肤	ⅢB
	评估留置导尿管的必要性	每日评估留置导尿管的必要性，及时拔除不必要的导尿管	ⅠA
		可以采用电子化设施或者提醒单等形式，提醒医护人员导管的存在，评估是否需要拔管	ⅡA
	清空集尿袋	使用个人专用收集容器及时清空集尿袋内的尿液，避免集尿袋的出口触碰收集容器	ⅢA
		当集尿袋内尿液达到其容量的 3/4 时即要排放，转运患者前应排空集尿袋	ⅢB
	局部日常清洁	对留置导尿管患者，不需要常规使用消毒剂，只需每天洗澡或使用清水/生理盐水/肥皂水清洗尿道口周围区域和导尿管表面，保持局部的清洁卫生	ⅠA
		不推荐常规使用抗菌溶液、乳霜或软膏清洁消毒尿道口、会阴区和导尿管表面	ⅠA
		清洁时，遵循从会阴部向直肠方向擦洗（从前向后）之原则，应注意对导尿管的保护，不应当把导尿管浸入水中	ⅢA
	大便失禁后的局部处理	大便失禁患者，每次便后及时清洁并使用含有效碘 1000～2000 mg/L 的碘伏消毒会阴部、尿道口、肛周及外露导尿管表面	ⅡC

续表

类别		策略	证据级别
膀胱冲洗		留置尿管期间，不应常规进行膀胱冲洗	ⅠA
		因治疗原因需要进行膀胱冲洗时，应严格无菌操作，保持密闭状态	ⅢA
集束化措施		鼓励各医疗机构结合自身情况，开展预防CAUTI的集束干预策略研究	ⅡB
抗菌导尿管的应用		不推荐常规使用抗菌导尿管	ⅠB
		如果在严格遵循尿管留置指征及在留置和维护期间严格执行无菌技术等措施后CAUTI率仍没有降低，可以考虑使用抗菌剂或防腐剂浸渍的导管。但仅适用于短期导尿的患者	ⅠB
尿标本的采集、保存和送检		使用无菌技术留取尿液标本，留取少量标本进行微生物病原学检测时，应当消毒导尿管后，使用无菌注射器抽取标本送检；留取大量标本时可采用无菌方法，从引流袋中获取	ⅢA
		尿培养标本收集完成后应在2小时内送检，如不能立即送达实验室，应放置于2～8℃冰箱中	ⅡA
教育与培训	医务人员的教育与培训	定期对医护人员进行有关尿管置入、维护及拔除的技术和操作培训，并提供有关CAUTI和其他留置导尿管并发症以及留置导尿管替代方案的教育	ⅢA
		评估护理人员使用、护理和维持导尿管的能力，确保只有经过专业培训的护理人员才能进行留置导尿管和导尿管维护的操作，确保护理人员在工作中能有效识别CAUTI的危险因素，并在临床工作中实施预防和控制CAUTI的相关措施	ⅢA
	患者和照顾者的教育	强调患者和家属的参与，对其实施导尿管的维护和管理方面的教育是必要的	ⅢC
		对患者和家属实施导尿管的维护和管理方面的教育内容，包括如何管理导尿管及其引流装置（如防止牵拉导尿管、集尿袋位置、饮水等），如何将CAUTI风险降至最低（维持导尿管及其引流装置的完整性、密闭性），保持尿道口清洁，发现异常或遇到困难时向专业人员寻求帮助的途径等	ⅢC
质量管理		护理管理部门应制订预防与控制CAUTI干预计划、护理工作制度、操作规程	ⅢA
		CAUTI发生率作为护理质量敏感指标之一，护理管理部门及各级护理管理者宜加强与感控部门协作，对临床导尿管的使用率、CAUTI的发生率、CAUTI护理实践依从性进行监测、数据汇总与分析，发现实践中存在的不足，促进临床护理实践依从性的提升，以预防与降低CAUTI	ⅢA
		推荐以科室为单位建立多学科团队，共同参与CAUTI的防控工作	ⅢA

4. 2017年美国CDC/HICPAC血管内导管相关感染预防指南

类别	策略	证据级别
教育、培训和人员配备	对医务人员进行导管使用指征、插管和维护的正确操作规程，以及恰当的预防导管相关感染的感染控制措施等知识教育	ⅠA
	定期评估导管插管和维护人员对指南的知晓情况和依从性	ⅠA
	只有经过培训，且证实具备相应能力的人员才能进行外周和中央导管插管和维护	ⅠA
	确保ICU人员具有合适的护理水平。观察性研究提示，需要管理中心静脉的ICU，导管相关血流感染（CRBSI）与流动护士比例高或护患比例下降有关	ⅠB

续表

类别		策略	证据级别
导管和插管部位的选择	外周导管和中长导管	对于成年患者，插管部位选择上肢部位。下肢部位的插管尽可能更换到上肢部位	II
		对于儿童患者，插管部位既可以选择上肢，也可以选择下肢或头皮（新生儿或婴幼儿）	II
		根据插管的目的、使用持续时间、已知感染性或非感染性并发症（如静脉炎和渗透），以及导管操作人员的经验等选择导管	I B
		渗透可致组织坏死的液体和药物避免使用钢针给药	I A
		如果静脉治疗持续使用时间可能超过 6 天，使用中长导管或 PICC 替代短期外周导管	II
		每日通过敷料触诊插管部位，评估有无压痛，或者透过透明敷料查看有无红肿。如果患者没有临床感染体征，不应揭开纱布和不透明敷料。当患者可能有 CRBSI 的局部压痛或其他体征时，应揭开不透明敷料，肉眼检查插管部位	II
		如果患者出现静脉炎的体征（发热、压痛、红斑或痛性索状硬条）、感染、导管功能障碍时，拔除外周静脉导管	I B
	中心静脉导管	在推荐的可减少感染并发症的部位放置中心静脉装置，要权衡预防机械并发症发生风险（如气胸、误穿锁骨下动脉、锁骨下静脉撕裂、锁骨下静脉狭窄、胸腔积血、血栓症、空气栓塞，以及导管异位）的利弊	I A
		对于成年患者，中心静脉通路要避免选择股静脉	I A
		对于成年患者，为减少感染风险，非隧道式中心静脉置管推荐选择锁骨下静脉，而不是颈静脉或股静脉	I B
		为减少隧道式中心静脉导管发生感染的风险，最佳插管部位没有推荐	未解决的问题
		血液透析和晚期肾病患者要避免选择锁骨下静脉，以避免发生锁骨下静脉狭窄	I A
		慢性肾衰竭患者用于血液透析的永久性血管通路，要使用动静脉瘘或人工血管瘘代替中心静脉导管	I A
		放置中心静脉导管要使用超声引导（如果技术可行的话），以减少试穿次数和机械并发症，但超声引导只能由经过充分培训的专业技术人员进行操作	I B
		要使用患者输注所需端口或管腔数量最少的中心静脉导管	I B
		有关使用专用管腔输注肠外营养没有推荐	未解决的问题
		立即拔除不再需要的任何血管内导管	I A
		当无菌操作不能保证时（如急救插管），尽可能更换导管，如 48 小时内	I B
手卫生和无菌技术		触诊插管部位前后，置管、更换导管、端口操作、维护导管、更换敷料前后，均要做手卫生，洗手或卫生手消毒均可。插管部位消毒后，不应再触诊该部位，除非遵循无菌技术	I B
		血管内导管插管和维护时遵循无菌技术	I B
		留置外周血管内导管时，如果插管部位消毒后不再接触该部位，戴检查手套即可，不必戴无菌手套	I C
		留置动脉导管、中心静脉导管和中长导管应戴无菌手套	I A
		完成导丝交换时，接触新导管前，要更换无菌手套	II
		更换血管内导管的敷料时，戴检查手套或无菌手套	I C

续表

类别	策略	证据级别
最大无菌屏障预防	留置中心静脉导管、PICC以及导丝交换时，要使用最大无菌屏障预防，包括帽子、口罩、无菌手术衣、无菌手套和覆盖全身的大无菌巾	ⅠB
	进行肺动脉插管时，要使用无菌保护套	ⅠB
皮肤准备	留置外周静脉导管前，使用消毒剂（70%乙醇溶液、碘酊或葡萄糖酸氯己定乙醇溶液）清洁皮肤	ⅠB
	留置中心静脉导管和外周动脉导管前、更换敷料时，使用>0.5%氯己定乙醇溶液消毒剂清洁皮肤若使用氯己定有禁忌证，可选用碘酊、碘伏或70%乙醇溶液	ⅠA
	清洁皮肤所用的消毒剂：氯己定乙醇和碘伏乙醇哪一种更好没有比较	未解决的问题
	<2个月的婴儿使用氯己定消毒剂的安全性和有效性没有建议	未解决的问题
	置管前消毒剂应按照产品使用说明的要求干燥	ⅠB
插管部位敷料方案	使用无菌纱布或无菌透明、半透明敷料覆盖插管部位	ⅠA
	如果患者多汗或插管部位出血或渗液，使用无菌纱布，直至这些问题得到解决	Ⅱ
	更换插管部位已经潮湿、松动或明显污染的敷料	ⅠB
	除透析导管以外，局部不要使用抗菌软膏或乳膏，因为有促进真菌感染和抗菌剂耐受性的潜在风险	ⅠB
	导管或插管部位不要浸水。如果采取的预防措施，可以减少微生物进入导管的可能性，可以允许淋浴（如淋浴时导管和接头采用防水覆盖物进行保护）	ⅠB
	短期中心静脉导管插管部位的纱布敷料，每2天更换一次	Ⅱ
	短期中心静脉导管插管部位的透明敷料，至少每7天更换一次，除外脱管的风险超过敷料更换的益处的儿童患者	ⅠB
	隧道式或植入式中心静脉导管插管部位愈合前，覆盖插管部位的透明敷料最多每周更换一次（除非敷料出现污染或松动）	Ⅱ
	已经愈合的带涤纶套带隧道长期中心静脉导管的插管部位有无必要覆盖敷料尚无推荐意见	未解决的问题
	确保插管部位的护理与导管的材质具有相容性	ⅠB
	所有肺动脉导管均要使用无菌保护管	ⅠB
	年满18岁的患者：建议使用在FDA批准的标签上明确说明在临床上适用于减少导管相关性血流感染的氯己定敷料，保护短期、非隧道式中心静脉导管的插管部位（2017更新）	ⅠA
	不满18岁的患者：由于存在引起皮肤严重不良反应的风险，故不建议使用氯己定敷料保护早产新生儿短期、非隧道式中心静脉导管的插管部位（2017更新）	ⅠC
	因为缺乏氯己定敷料用于不满18岁小儿患者和非早产儿的有效性和安全性的已发表的高质量研究证据，所以目前尚不能给出氯己定敷料用于保护该年龄组患者短期、非隧道式中心静脉导管插管部位的建议（2017更新）	未解决的问题
	根据患者的临床表现，更换敷料时肉眼观察插管部位或定期通过完整的敷料触诊。如果插管部位有触痛、来源不明的发热，或其他提示局部或血流感染的表现，应揭开敷料进行检查	ⅠB
	鼓励患者向医务人员报告插管部位的任何变化或出现的任何不适	Ⅱ

续表

类别	策略	证据级别
患者清洁	每日使用 2% 氯己定沐浴液清洁皮肤，以减少 CRBSI	II
导管固定装置	使用免缝合固定装置，以减少血管内导管感染的风险	II
抗菌药物 / 消毒剂浸润导管	如果成功地推行降低中央导管相关血流感染 CLABSI 的综合策略（插管和维护人员教育、最大无菌屏障、留置中心静脉导管使用>0.5% 氯己定乙醇皮肤消毒剂），CLABSI 发病率仍然没有减少，则对导管留置时间>5 天的患者，使用氯己定 / 磺胺嘧啶银或三甲胺四环素 / 利福平浸润的中心静脉导管	I A
全身预防性使用抗菌药物	血管内导管置管前或置管中，不要为了预防导管细菌定殖或 CRBSI 而常规全身预防性使用抗菌药物	I B
抗菌 / 消毒药膏	透析导管插管后和每次透析结束时，插管部位使用碘伏消毒药膏或杆菌肽 / 短杆菌肽 / 多黏菌素 B 药膏，但所用药膏要与产品说明的透析导管材质没有不相容性	I B
抗菌药物封管预防，抗菌药物冲管和导管封管预防	对于严格遵循无菌技术但仍然有多次 CRBSI 病史的长期置管患者，使用预防性抗菌药物封管液	II
抗凝剂	一般不要常规使用抗凝剂来减少导管相关感染风险	II
外周和中长导管的更换	对于成年患者，外周导管不需要短于 72～96 小时常规更换来减少感染和静脉炎风险	I B
	对于成年患者，外周导管何时更换没有推荐意见，除非出现临床指征	未解决的问题
	对于儿童患者，仅在出现临床指征时更换外周导管	I B
	仅在出现明显的临床指征时更换中长导管	II
中心静脉导管的更换，包括 PICC 和透析导管	不要为了预防导管相关感染，常规更换中心静脉导管、PICC、透析导管或肺动脉导管	I B
	不要仅仅因为发热就拔除中心静脉导管或 PICC。要排除其他部位感染或者非感染性发热，根据拔管适应证做出临床判断	II
	对于非隧道式导管，不要常规通过导丝更换导管来预防感染	I B
	如果疑有感染，不要通过导丝更换非隧道式导管	I B
	如果没有发生感染，可以通过导丝更换出现故障的非隧道式导管	I B
	导丝交换完成时，接触新的导管前，更换无菌手套	II
脐导管	当脐动脉导管出现任何 CRBSI、下肢血管供血不足、血栓等体征时，拔除导管而不是更换导管	II
	当脐静脉导管出现任何 CRBSI、血栓等体征时，拔除导管而不是更换导管	II
	通过导管给予抗菌药物治疗尝试保留脐导管没有推荐	未解决的问题
	脐导管插管前，使用消毒剂清洁插管部位。避免使用碘酊，因为对新生儿的甲状腺有潜在影响，但可以使用其他含碘消毒剂，如碘伏	I B
	脐导管插管部位不要涂抹抗菌软膏或乳霜，因为有增加真菌感染和细菌耐药的风险	I A
	脐动脉导管冲管液，添加低剂量肝素（0.25～1.0 U/mL）	I B
	不再需要时或出现下肢血管供血不足的任何体征时，尽可能拔除脐导管。脐动脉留置时间最好不超过 5 天	II
	不再需要时，应尽可能拔除脐静脉导管，但如果感染管理得当，最多可使用 14 天	II
	当脐导管出现故障，且没有其他需要拔除导管的指征，同时脐动脉导管留置时间短于 5 天，或脐静脉导管留置时间短于 14 天，可以更换导管	II

续表

类别	策略	证据级别
成人或儿童患者外周动脉导管和血压监测装置	对于成年患者，插管部位选择前臂、上臂、足背部位，比选择股或腋窝部位更有利于减少感染风险	ⅠB
	对于儿童患者，插管部位不应选择上臂。前臂、足背，胫骨后部位，优于选择股或腋窝部位	Ⅱ
	进行外周动脉插管时，至少应戴帽子、口罩、无菌手套和无菌小孔巾	ⅠB
	进行腋窝或股动脉插管时，应使用最大无菌屏障预防	Ⅱ
	仅当有临床指征时更换动脉导管	Ⅱ
	尽早拔除不必要的动脉导管	Ⅱ
	尽可能使用一次性传感器，而非重复性使用的传感器	ⅠB
	不要为了预防导管相关感染而常规更换动脉导管	Ⅱ
	每96小时更换1次一次性或重复使用的传感器。更换传感器时，同时更换传感器系统的其他部件，包括输液管、冲洗阀、冲管液	ⅠB
	保持压力监测系统的所有部件无菌，包括校准装置和冲洗溶液	ⅠA
	尽量减少对压力监测系统及其端口的操作次数。使用密闭冲洗系统（即持续冲洗），而不是开放冲洗系统（即需要使用注射器和旋塞阀的系统），以保持压力监测系统的通畅	Ⅱ
	当压力监测系统通过分隔膜而不是旋塞阀连接时，使用前用合适的消毒剂用力擦洗分隔膜	ⅠA
	不要通过压力监测系统输注含葡萄糖的溶液或肠外营养液	ⅠA
	如果没有一次性传感器可用，可重复使用的传感器要按照产品说明灭菌	ⅠA
输液装置的更换	没有输注血液、血液制品或脂肪乳剂的患者，连续使用的输液装置，包括连接装置和附加装置，更换频率不必短于96小时，但至少7天更换一次	ⅠA
	有关间断使用的输液装置的更换频率没有推荐	未解决的问题
	有关连接输液港端口的注射针的更换频率没有推荐	未解决的问题
	输注血液、血液制剂或脂肪乳剂（包括氨基酸和葡萄糖3∶1的混合液或分别输液）的管道要从输注开始算起24小时内更换	ⅠB
	输注丙泊酚溶液的管道，每6小时或12小时，或更换输液瓶时，或根据产品使用说明，更换一次	ⅠA
	有关连接输液港端口，可以保留的注射针的留置时间没有推荐	未解决的问题
无针血管内导管系统	无针系统的更换频率至少要与输液系统相同，更换频率短于72小时没有好处	Ⅱ
	为了减少感染的发病率，无针连接器更换频率没有必要短于72小时或按照产品说明	Ⅱ
	确保导管系统的所有部件都匹配，以减少渗漏和破裂	Ⅱ
	采用合适的消毒剂（氯己定、碘伏、含碘制剂或70%乙醇溶液）用力擦洗无针端口，尽量减少污染风险，同时连接端口的装置必须无菌	ⅠA
	使用无针系统连接静脉输液导管	ⅠC
	使用无针系统时，分隔膜接头可能优于有些机械阀接头，因其后者可增加感染风险	Ⅱ
质量改进	开展基于医院或多方合作的工作改进倡议，通过多措并举的集束化干预策略，提高循证推荐措施的依从性	ⅠB

5.《临床静脉导管维护操作专家共识（2019 版）》（中华护理学会静脉输液治疗专业委员会）

类别		策略	证据级别
冲管与封管	护理评估	评估患者身体状况：患者一般人口学资料、疾病种类、严重程度、意识、出凝血功能、自我护理能力等	ⅡA
		评估患者导管情况：导管留置时间、维护间隔，穿刺局部是否存在静脉炎、堵管、导管相关性血栓等并发症或者并发症史	ⅠA
		评估患者的治疗方案：是否实施输液、输血治疗；输注药物的种类、性质、用药剂量、用药频率、输注方式等，输血的种类、量、频率等	ⅠA
		评估导管穿刺血管局部情况：评估穿刺局部皮肤完整性，上肢有无红、肿、热、痛等炎症表现，臂围有无变化，以判断是否存在感染、血栓、外渗 / 渗出等并发症	ⅠA
		评估导管功能：评估导管管腔内有无血液残留；评估导管是否存在脱出、移位、打折、折断等情况；经 PVC 输注药物前宜通过输入生理盐水确定导管在静脉内；宜回抽 PICC、CVC、输液港有无回血，确定导管是否通畅	ⅠA
	时机与目的	间断输液及每次输液（输血）前及治疗结束后，应回抽并冲洗导管，以评估导管功能，并将附着在管腔内的药液、血液冲入体内，降低堵管风险；采用正压封管方式进行封管，以减少血液反流入管腔，降低堵管、导管相关性血流感染等风险	ⅠA
		输液（输血）治疗过程中，输注黏稠、高渗、中药制剂、抗生素等对血管刺激较大的液体后，宜进行冲管；连续输注的药液不相容时，应在两种药物输注之间进行冲管，以免产生沉淀堵塞导管	ⅠA
	溶液与浓度	应使用不含防腐剂的生理盐水进行冲封管	ⅠA
		不应使用无菌注射用水冲洗导管	ⅤA
		冲管液宜使用一次性单剂量的生理盐水；特殊情况下使用袋装生理盐水时，应保证有效消毒，并使用一次性注射器抽取溶液，防止交叉感染，严格执行一人一用一弃	ⅠA
		输注药物与生理盐水不相容时，应先使用 5% 葡萄糖注射液冲洗，再使用生理盐水	ⅢA
		外周静脉导管：宜使用生理盐水封管。尤其是对于凝血功能异常、血液系统疾病及肝功能异常的患者	ⅠA
		中心静脉导管：PICC / CVC 可用 0～10 U/mL 的肝素溶液封管。根据输液港导管的结构选择封管液的种类，可用 100 U/mL 的肝素溶液封管	法规 A
	工具与操作	一般选择 10 mL 注射器或 10 mL 管径的预充式导管冲洗器，一次性预充式导管冲洗器可减少导管相关感染和回血率，但不应使用其稀释药物	ⅠA
		应采用脉冲式冲管，即"推 - 停 - 推"方法冲洗导管	ⅠA
		无损伤针针尖斜面宜与输液港港座出口方向相反，使其冲管效果最佳	ⅣB
		采取正压封管方法，防止导管内血液反流	ⅡA
	量与频次	导管冲管液量应以冲净导管及附加装置腔内药物为目的，原则上应为导管及附加装置内腔容积总和的 2 倍以上	ⅠA
		封管液量应为导管及附加装置管腔容积的 1.2 倍	ⅤB
		暂不使用的外周静脉导管，应间隔 24 小时冲封管 1 次	ⅡB
		治疗间歇期的 PICC，至少 1 周冲封管 1 次，治疗间歇期的输液港，一般 4 周冲封管 1 次	法规 A
		双腔及多腔导管宜单手同时冲封管	ⅢA

类别		策略	证据级别
冲管与封管	抗菌性封管液	当出现导管相关性血流感染时，可使用抗生素封管液，不宜常规预防使用	ⅣA
		联合使用抗生素可延长导管留置时间，减少封管液更换次数	ⅣB
		对长期使用中心静脉通路、多次中心静脉导管相关血流感染病史、化疗致中性粒细胞减少的革兰阳性菌感染等中心静脉导管相关血流感染高危患者及采取预防措施后中心静脉导管相关血流感染发生率仍较高的患者，可预防性使用抗生素封管	ⅠB
		封管期结束后应将中心血管通路装置内腔中的所有抗生素封管液抽出，不可将抗生素冲入血管内	ⅡA
敷料更换与导管固定	评估	评估患者病情、局部情况和过敏史	ⅣB
		评估患者自我管理导管的能力和向医护人员报告穿刺处异常的意愿	ⅤB
		每日评估敷料／固定装置的完整性、患者的皮肤情况、舒适度及皮肤损伤的潜在风险	ⅣA
	更换指征／时机	应根据敷料的种类确定敷料及固定装置更换的频率。纱布敷料至少每2天更换1次，透明敷料至少每5～7天更换1次。若穿刺部位发生渗液、渗血及敷料出现卷边、松动、潮湿、污染、完整性受损时应及时更换	ⅠA
		辅助外固定装置一人一用一更换	ⅣB
	皮肤消毒	选用浓度>0.5%的葡萄糖酸氯己定乙醇溶液（月龄<2个月应慎用）、有效碘浓度不低于0.5%的聚维酮碘溶液或2%的碘酊溶液和75%乙醇溶液，以穿刺点为中心擦拭消毒皮肤，并自然待干	ⅠA
		对于皮肤完整性受损的患者，先用无菌生理盐水清洗，再用0.5%的聚维酮碘溶液消毒，自然干燥	ⅡB
		皮肤消毒面积应大于敷料面积	法规A
	敷料选择	应使用无菌纱布或无菌透明敷料覆盖穿刺点，注明敷料的使用日期或更换日期	ⅠA
		患者出汗较多、穿刺点出血或渗液时可用纱布覆盖，待出汗、出血和（或）渗液问题解决后再使用其他类型敷料	ⅠA
		对黏胶过敏、皮肤病变及皮肤完整性受损的患者，可选用纱布敷料，必要时可选择水胶体等治疗性敷料	ⅡB
	固定方法	导管固定应不影响观察穿刺点和输液速度，且不会造成血液循环障碍、压力性损伤及神经压迫，并应遵循产品使用说明	ⅠA
		敷料或固定装置应与皮肤紧密贴合。透明敷料采用以穿刺点为中心无张力放置、塑形、抚压的方法固定	ⅠA
		外周静脉导管和输液港无损伤针使用透明敷料固定；中心静脉导管使用黏胶类敷料或缝线固定，透明敷料覆盖；PICC可使用具有黏胶剂的固定装置固定，透明敷料覆盖	ⅠA
		皮肤病变、过敏或禁忌使用医用黏胶剂的患者，可使用纱布敷料保护穿刺点，管状纱网固定导管	ⅡB
	穿刺部位保护	必要时可使用辅助固定装置（部位保护用具或物理固定装置）来增加导管固定的牢固度，但不建议常规使用	ⅡB
		应明确辅助固定装置的使用指征，定期评估并记录，使用时应不影响观察和输液速度，且不会造成血液循环障碍、压力性损伤及神经压迫，一旦情况允许，尽早移除	ⅡB
		向患者及家属解释物理固定装置的必要性、方法和注意事项，必要时签署知情同意书	ⅡB
		应对携带静脉导管的患者做好健康教育	ⅤB

续表

类别		策略	证据级别
输液接头	应用	应以螺口设计保证血管通路装置与输液接头紧密连接	ⅠA
		外周静脉导管末端宜使用无针接头	ⅡB
		宜选择结构简单、外观透明的无针接头连接导管	ⅡB
		导管相关性血流感染高危患者可使用新型抗菌涂层接头	ⅤB
		加压输注液体时（3～5 mL/h），应评估输液接头能承受的压力范围（参照产品说明书）	ⅤB
		应根据输液接头功能类型决定冲管、夹闭以及断开注射器的顺序（参照产品说明书）	ⅣA
		需要快速输液时，不宜使用无针接头，因其会降低输注速度（包括晶体溶液及红细胞悬浮液等）	ⅣB
		为降低感染风险，应减少三通接头的使用	ⅣB
		可用预连接无针接头的三通接头或用带无针输液接头的多通路连接管，代替三通接头	ⅣC
	消毒	合适的消毒剂包括：75% 乙醇溶液、浓度＞0.5% 的葡萄糖酸氯己定乙醇溶液、有效碘浓度不低于 0.5% 的聚维酮碘溶液	ⅠA
		每次连接前应用机械法用力擦拭消毒输液接头的横截面和外围	ⅠA
		无针接头应选用消毒棉片多方位用力擦拭 5～15 秒并待干，消毒和待干时间根据无针接头的设计和消毒剂的性质决定（可参照产品说明书）	ⅡA
		抗菌性的无针接头应同样采用机械法用力擦拭	ⅣB
		使用含有乙醇或异丙醇的消毒帽可以降低导管相关性血流感染的风险，消毒帽应一次性使用	ⅡB
	更换	外周静脉留置针附加的肝素帽或无针接头宜随静脉留置针一同更换，PICC、CVC、输液港附加的肝素帽或无针接头应至少 7 天更换 1 次	ⅤA
		更换无针输液接头的频率不应过于频繁，一般 5～7 天更换 1 次（具体产品应参照产品说明书）	ⅣB
		以下情况应立即更换输液接头：输液接头内有血液残留或有残留物，完整性受损或被取下，在血管通路装置血液培养取样之前，明确被污染时	ⅣA
		三通接头应与输液装置一起更换	ⅤB
静脉导管拔除	拔除的时机	临床治疗不需要使用静脉导管时，应及时拔除	ⅠA
		不宜仅以留置时间长短作为静脉导管拔除依据	ⅤB
		中心静脉导管出现不能处理的并发症时应拔除	ⅠA
		外周静脉导管出现并发症时应拔除	ⅠA
	拔除人员资质	外周静脉导管应由具有执业资质的医护人员拔除	ⅤC
		中心静脉导管（包括 PICC、CVC、输液港）应由接受专业培训的医护人员拔除	ⅠA
	中心静脉导管拔除时的体位	拔管时应将导管出口部位（如颈部、手臂）置于低于患者心脏水平处	ⅤB
		拔管时宜将患者置于头低仰卧位或仰卧位	ⅤB
		拔管时指导患者屏住呼吸，在拔除导管的最后部分时进行 Val-salva 操作（深吸气后屏气，再用力做呼气动作），或在患者呼气末屏气状态下拔除	ⅤB
	中心静脉导管拔除后的处置	应用无菌敷料密闭穿刺点至少 24 小时，24 小时后评估穿刺点愈合情况	ⅤB
		应评估拔除导管的完整性，必要时与置管记录的导管长度比较	ⅤB
		患者拔管后保持平卧 30 分钟	ⅤB

续表

类别		策略	证据级别
教育培训	健康教育	健康教育对象包括患者及家属或照护者	ⅠA
		为留置导管的患者提供持续的健康教育	ⅠA
		根据患者年龄、病情、治疗方案、导管类型、文化程度、经济水平等情况给予个性化的健康教育	ⅡA
		采用多种途径（如口头解释、示教和回复、书面说明、视频包括网络平台）传播和提供静脉导管的健康教育内容，方便患者及家属或照护者获取健康教育知识	ⅡA
		为留置导管患者提供导管维护的相关知识	ⅣA
		对患者及家属或照护者进行阶段性健康教育效果的评估	ⅢA
	维护人员的培训	导管维护人员应经过专业理论知识与技能培训	ⅢB
		导管维护人员应具备识别导管相关并发症的症状和体征的能力	ⅣB
感染预防与控制	管理要求	建立健全规章制度、工作规范和操作标准，明确职责	ⅤA
		操作人员须经过专业培训且考核合格，熟练掌握管路置入、维护和导管相关性血流感染的预防与控制	ⅣA
		有条件的医疗机构应建立静脉置管及管路维护的专业静脉治疗团队	ⅣB
		操作环境清洁、宽敞、明亮，落实物品表面、空气消毒规范	ⅤA
		最大程度建立操作环境的无菌区域	ⅣB
		医疗机构及相关部门应逐步开展导管相关性血流感染的目标性监测	ⅣB
		医护人员根据监测结果采取感染预防与质量改进措施	ⅡA
	手卫生	设施种类、数量、安放位置及手消毒剂应符合规范要求	法规A
		在管路置入、使用与维护操作前、后，须执行手卫生	ⅤA
		存在血液或其他体液等肉眼可见的污染时，应使用肥皂（皂液）和流动水洗手；无肉眼可见的污染时，宜使用速干手消毒剂代替洗手	ⅤA
		高度怀疑或已证实有暴露于潜在产芽孢的病原体，怀疑或证明接触炭疽杆菌时，首选肥皂和流动水洗手	ⅤA
		肥皂和速干手消毒剂不应同时使用	ⅠB
	预防与控制	执行无菌技术操作，需遵守最大限度无菌屏障原则	ⅤA
		妥善固定管路，避免因敷料及导管松动或移位而引发的导管相关性血流感染	ⅢB
		紧急状态下置管，若不能保证有效的无菌原则，导管应在48小时内尽快拔除	ⅣB
		定期进行管路维护，当敷料潮湿、松动、渗血、渗液或污染明显时，应立即更换	ⅤB
		保持管路连接端口清洁，在输血和输入血制品4小时或停止输液后，应及时更换输液管路，输注特殊药物时应根据产品说明书要求更换（如丙泊酚、脂肪乳等）	ⅤB
		护理感染高风险患者应采取预防措施，必要时可考虑使用抗菌封管液，需在医生指导下完成	ⅠA
		每日进行感染风险与预防措施效果评估	ⅣA
		对疑似导管相关性血流感染患者，在使用抗菌药物治疗前，从导管和外周静脉中抽取成对的血样进行培养，依据结果采取治疗措施及确定导管是否拔除	ⅣB
		无针输液接头内腔存在微生物污染风险，需执行预防感染操作	ⅣA
		患者及家属应接受并落实预防导管相关性血流感染的宣教与指导	ⅤA

6.《中央静脉导管相关血流感染防控最佳护理实践（2018 年版）》（中华护理学会医院感染护理专业委员会）

类别		策略	证据级别
手卫生		在评估穿刺部位前应进行手卫生	I A
		置管时，应在洗手或卫生手消毒后戴无菌手套	I A
		在更换敷料前后、采血前后以及在准备这些操作的用物前，应进行手卫生	I A
		在日常使用导管给予静脉药液前后、冲封管前后均应进行手卫生	I A
		拔管时应在洗手或卫生手消毒后戴清洁手套	I A
		脱手套后应进行手卫生	I A
最大无菌屏障		在进行中央导管置管时使用最大无菌屏障，操作人员及助手都需要戴无菌手套、穿无菌手术衣、戴口罩和帽子，给予患者全身覆盖无菌巾（同手术患者）	I A
		导丝引导下更换导管时，应使用最大无菌屏障	II A
穿刺部位的选择		为降低非隧道式 CVC 导管相关感染的风险，推荐在成年患者中使用锁骨下静脉，而非颈静脉或者股静脉避免有皮肤损伤或者感染部位	I B
		选择静脉直径足以支持 PICC 导管置管的静脉。对于成年人，建议选择导管 - 静脉比例 ≤45% 的静脉位置，如正中静脉、头静脉、贵要静脉和肱静脉，避免有损伤或创伤部位以及受损血管	III C
		超声引导静脉置管，可提高置管成功率从而降低因血管损伤造成的感染风险，应由经过此项技术专门培训的人员使用	I A
		应该和医疗专家、患者共同进行隧道式导管和植入式输液港穿刺部位的选择和血管评估	II A
皮肤消毒		穿刺及维护时应选择合格的皮肤消毒剂，宜选用 2% 葡萄糖酸氯己定溶液（月龄<2 个月的婴儿慎用）、有效碘浓度不低于 0.5% 的碘伏或 2% 碘酊溶液和 75% 乙醇	I A
		用消毒剂进行皮肤消毒，消毒范围大于敷料面积，消毒后需充分待干	I A
		PICC 置管时以穿刺点为中心消毒皮肤，直径≥20 cm	III C
		确保置管部位维护使用的消毒产品与导管材料兼容	I A
导管的选择		根据治疗需要、血管条件、患者年龄、基础疾病、输液治疗史及患者意愿等因素，选择材质及类型适宜患者的导管	II B
		使用能满足治疗需要的最少端口或管腔数量的 CVC、PICC 导管	I B
导管的固定		不能依赖敷料、弹性或非弹性绷带作为导管固定的方法	I A
		推荐使用无缝线固定装置，减少中心静脉导管感染的风险	II B
		避免使用胶布，缝合线固定中心静脉导管	II A
		对于中心血管通路装置，使用缝合钉作为替代缝合方法，可减少接触到污染锐器和缩短固定时间，但可能存在脱管的风险，仍需更多研究支持	III C
		每次更换敷料时评估导管固定装置的完整性，并根据制造商的使用说明更换导管固定装置	II B
导管的日常评估与维护管理	日常评估	每班次评估穿刺点周围有无皮肤发红、触痛、肿胀、渗血、渗液，导管是否通畅，同时结合患者的主诉，如有无疼痛、感觉异常、麻木、刺痛感等	I A
		每日评估中心血管通路装置的通畅性，表现为无阻力冲洗导管和产生血液回流	I A
		每班次评估并记录导管体外部分的长度，并与植入时的长度相比较，及时发现异常。导管体外部分长度的改变提示导管尖端可能发生位移，不应将导管的体外部分推进血管内，在充分评估导管尖端位置、液体输注情况和其他影响因素的情况下，可以在现有位置上对导管进行固定	III B
		充分评估导管留置的必要性	I A

类别		策略	证据级别
导管的日常评估与维护管理	敷料的选择、使用与更换	目前尚无研究表明某种类型敷料在预防中央静脉导管相关血流感染（CLABSI）方面优于其他类型	ⅡC
		使用无菌、透明的半透膜敷料或无菌纱布来覆盖导管出口处	ⅠA
		如果患者出汗多，或导管出口处出血、渗出，使用纱布敷料直到以上问题解决	ⅡC
		如果敷料潮湿、松散或污染，应重新进行皮肤消毒，导管维护后覆盖新的敷料	ⅢC
		短期使用的 CVC 若使用纱布敷料，需每 2 天更换 1 次。如果透明敷料下放置纱布敷料，应被视为纱布敷料，每 2 天更换 1 次	ⅡC
		短期使用的 CVC 若使用透明敷料，每 5~7 天更换 1 次	ⅡC
		每次更换敷料时观察或通过完整的敷料触诊导管出口处。如果发生穿刺点处皮肤红肿、无明显来源的发热，或其他局部或血流感染的征象，需将敷料移除以彻底检查导管出口处	ⅠB
	冲、封管管理	给药前后宜用生理盐水脉冲式冲管技术冲洗导管	ⅢC
		首选单剂量药液或预充式冲洗装置进行冲封管	ⅢA
		避免使用多剂量药瓶，如必须使用则一个药瓶只用于一个患者	ⅢA
		使用 10 U/mL 的肝素溶液或 0.9% 氯化钠溶液对中心静脉导管、PICC 和植入式输液港封管	ⅠA
		抗菌封管液适用的患者包括使用长期中心血管通路、多次 CLABSI 感染史、感染高风险患者以及采取基本措施后 CLABSI 感染率仍无法下降的患者	ⅠA
		使用正压技术冲、封管，以减少血液回流至血管通路腔	ⅢC
		使用脉冲式冲管技术，更有利于固体沉积物的清除	ⅢC
		根据无针输液接头类型，进行冲管、夹毕和断开的顺序，预防血液回流	ⅢC
	导管的更换与拔除	每日评估留置导管的必要性，尽早拔除不再使用的中心静脉导管	ⅠA
		血管通路装置是否拔除取决于是否有不能解决的并发症或是否需要继续输液治疗或护理，不能仅仅通过留置时间决定是否拔除导管	ⅢB
		不建议仅凭体温升高为依据来拔除正常使用的中心静脉血管通路装置	ⅡA
		中心静脉导管未出现异常情况时，不建议定期更换	ⅠA
	治疗间歇中心静脉导管的维护	PICC 导管在治疗间歇期间应至少每周维护 1 次	ⅢB
		PORT 在治疗间歇期间应至少每 4 周维护 1 次	ⅢB
药液的配置		静脉药物的配置和使用应在洁净的环境中完成	ⅢA
		肠外营养液应在超净台内进行配置	ⅢA
		药液配置过程严格遵守无菌操作	ⅢA
		肠外营养液宜现用现配，应在 24 小时内输注完毕。如需存放，应在 4 ℃冰箱内，并应复温后再输注	ⅢA
输液器、无针输液接头及附加装置的使用		没有足够证据说明可有效预防 CLABSI 和降低血栓性堵管发生的输液接头类型	ⅡB
		虽没有明确某种类型的无针输液接头在预防 CLABSI 和血栓性堵管有优势，但表面光滑的输液接头更容易消毒，透明结构的输液接头易于可视冲洗效果	ⅢC
		每次连接输液装置前，应对无针输液接头进行消毒，使用葡萄糖氯己定乙醇、70% 乙醇溶液或碘伏全方位擦拭接口 5~60 秒，具体时间和消毒剂的选择可根据厂商说明	ⅡB
		即使是对有抗菌性的无针输液接头进行消毒时，也要用机械法强力擦拭	ⅢC
		确保消毒物品在病床旁，方便工作人员遵从无针输液接头的消毒要求随时使用	ⅢC

类别		策略	证据级别
输液器、无针输液接头及附加装置的使用		更换无针输液接头的频率不应过于频繁，一般 5～7 天更换 1 次；发现无针接头中有残留血液或者其他残留物、接头或其他附加装置被取下或怀疑污染时应立即更换无针接头	ⅢC
		间断输液期间，当无针输液接头断开时，不能将接头暴露在外，以防输液接头污染。建议使用无菌保护装置（如无菌接头保护帽）保护无针接头端口	ⅢC
		建议护理管理者制订输液接头使用的操作规范，规范不同输液接头的冲、封管顺序，维护流程等内容	ⅢC
		所有附加装置都存在污染的可能性。如有可能，应限制附加装置的使用，以减少操作次数，从而减少感染概率	ⅢC
		输液器应每 24 小时更换 1 次，如怀疑被污染或完整性受到破坏时，应立即更换。用于输注全血、成分血或生物制剂的输血器宜 4 小时更换 1 次	ⅢC
		输注丙泊酚时，每 12 小时更换 1 次输液器及药液	ⅢC
		输液附加装置和输液装置一并更换，在不使用时应保持密闭状态，其中任何一部分的完整性受损时都应及时更换	ⅢC
		建议将三通用于密闭式输液系统中，并需要与无针输液接头连接使用。且严格遵守操作规范，减少频繁接触，与输液系统一同更换	ⅢC
葡萄糖氯己定擦浴		对于大于 2 月龄的 ICU 高感染风险的患者，或 CLABSI 发生率高的 ICU 病房建议每日使用 2% 葡萄糖氯己定进行擦浴。对于小于 2 月龄的新生儿，葡萄糖氯己定应慎重选择	ⅡA
		使用含有葡萄糖氯己定成分的毛巾或一次性葡萄糖氯己定湿巾对患者进行下颌以下部位的全身擦浴，擦拭过程中，不要同时再使用其他皂液及洗剂，带导管的患者，完成全身擦浴后，使用葡萄糖氯己定擦拭导管外露部分至少 20 cm（约 6 英寸），擦拭方向从患者端向远端	ⅢC
集束化措施		中心静脉导管穿刺集束化护理措施包括严格执行手卫生规范，置管时使用最大无菌屏障（无菌帽子、口罩、手套、手术衣、无菌单巾），评估选择最佳穿刺部位，使用 2% 葡萄糖氯己定乙醇溶液进行皮肤消毒。选择符合标准的皮肤消毒剂等	ⅠA
		鼓励各医疗机构结合自身情况，开展中心静脉导管维护的集束化护理措施	ⅢB
特殊措施	葡萄糖氯己定敷料的应用	大于 2 月龄的患者，建议在以下情况时采用葡萄糖氯己定乙醇抗菌敷料：①在采用基础预防策略后，CLABSI 发生率仍然不能降低。②患者有 CLABSI 的高危感染因素。③反复发生 CLABSI 感染患者	ⅠB
		氯己定抗菌敷料的更换频率遵循厂家的使用指南	ⅢC
	抗菌导管	对于预期导管留置时间将超过 7 天的成人患者，建议在以下情况时采用抗菌导管：①采用基础措施后，该病区的 CLABSI 发生率仍然高于预定目标时。②如果患者的静脉通路有限，有重复感染 CLABSI 病史。③患者一旦发生 CLABSI，出现严重后遗症的风险很高时［如患者近期植入血管内装置（心脏瓣膜修复术等）］	ⅠA
	抗菌导管帽	当采用基础措施后，病区或患者的 CLABSI 发生率仍然高于预定目标时，可以考虑使用抗菌导管帽	ⅠB
		使用过的抗菌导管帽一旦与无针接头断开连接，则应丢弃	ⅡB
特殊人群的感染防控	新生儿	慎重使用氯己定乙醇消毒新生儿皮肤，尤其是早产儿、低出生体重儿和出生 14 天之内的新生儿。如果胎龄小于 28 周的早产儿使用葡萄糖氯己定乙醇消毒，30 秒后需要用生理盐水去除	ⅡB
		穿刺及维护时应选择合格的皮肤消毒剂，宜选用 2% 葡萄糖氯己定乙醇溶液（月龄>2 个月的婴儿）、有效碘浓度不低于 0.5% 的碘伏或 2% 的碘酊和 75% 乙醇溶液	ⅠA
		应尽量选择小的、表面光滑平整、需要较少冲洗量、容量小、耐高压的无针输液接头	ⅡB
		每日评估中央导管使用指征及必要性，尽快拔除	ⅠA

类别		策略	证据级别
特殊人群的感染防控	新生儿	使用 CVC 给予肠外营养时，婴儿肠内营养量达到每天 120 mL/kg 可考虑拔除导管	ⅡB
		脐静脉导管推荐留置 5～7 天后拔除	ⅡB
		应权衡导管脱出的风险、皮肤损伤的可能与更换敷料的益处确定更换的频率，透明敷料宜每 7 天更换	ⅠB
		PICC 置管部位推荐首选贵要静脉，其次为肘正中静脉和腋静脉	ⅢC
		建立其他静脉通路困难的早产儿可选择脐静脉置管，使用前应采用 X 线检查、超声波心动描记术或超声波检查法确定导管尖端位置	ⅢC
	肿瘤及免疫缺陷患者	当肿瘤患者的预计静脉输液治疗＞6 天，尤其是应用化疗药物的患者，应使用经外周中心静脉导管（PICC）	ⅡB
		对预期需要进行间歇性输液治疗（如抗肿瘤治疗）的患者，可以考虑植入式输液港，对于预期需要长期间歇性或持续性输液治疗（抗肿瘤治疗、肠外营养）的患者，可以考虑隧道式导管	ⅢC
		成人应选择上肢作为插管的部位。对于留置在下肢的导管需尽快在上肢重新置管，儿童可选择上肢、下肢或头皮（新生儿或小婴儿）进行插管	ⅡB
		避免在做过腋窝淋巴结切除、淋巴水肿一侧的上肢静脉和放射治疗区域的静脉穿刺置管	ⅢC
		每日与肿瘤患者的医疗团队一起评估和讨论继续使用非隧道式中心血管通路装置的需求，在不再需要时拔除中心血管通路装置	ⅢC
		针对存在更高感染风险的肿瘤患者（中性粒细胞减少、移植手术、危重症患者），若采用综合措施仍不能降低 CLABSI 的发生率，则推荐对预计导管留置＞5 天的患者使用氯己定/磺胺嘧啶银或米诺环素/利福平包被的导管	ⅠB
	血液透析患者	血管通路应该首选自体动静脉内瘘（AVF），尽量减少不必要的 CVC 使用	ⅠC
		如有必要使用 CVC，置管部位首选右颈内静脉	ⅠC
		慢性肾脏病（CKD）患者避免放置 PICC	ⅠC
		肝素封管仍然是常规封管液选择，建议采用 1000 U/mL 的肝素溶液封管；少数高凝患者可以采用更高浓度的肝素溶液，甚至纯肝素	ⅠA
		肝素过敏或者有活动性出血、严重出血倾向的患者，可以选择 4%～46% 的枸橼酸钠溶液或 10% 生理盐水封管	ⅠB
		不推荐预防性使用抗菌药物封管。如已发生感染需要使用抗菌药物封管，根据病原学资料选择敏感抗生素，抗生素必须加抗凝剂封管，选择抗菌药物和肝素时需要注意配伍禁忌	ⅢA
		每次使用导管后更换敷料，进行导管维护	ⅢA
		对血液透析导管穿刺点使用抗菌软膏之前，请确认这些药物是否与插入的导管材料兼容（某些制造商已经明确软膏中的二醇成分不应该用于聚氨酯导管），使用频率参考说明书	ⅠA
		导管动静脉接头部位采用碘伏/安尔碘/葡萄糖氯己定乙醇或其他消毒剂消毒，需注意不同材质的导管对使用消毒剂的成分的要求需要参考说明书	ⅢA
血标本的采集		不推荐常规使用中心血管通路装置采集血标本。仅限于当外周静脉不存在穿刺点或需要对导管相关血流感染进行诊断时，可从中心血管通路装置采集标本	ⅡB
		当从中心血管通路装置采集标本时，应移除正在使用的无针接头，采集完成后需更换新的输液接头	ⅡB

类别		策略	证据级别
教育与培训	医务人员的教育与培训	实施静脉治疗护理技术操作的应为注册护士,并应定期进行静脉治疗所必需的专业知识及技能培训	ⅠA
		PICC 置管操作应由经过 PICC 专业知识与技能培训、考核合格且有 5 年及以上临床工作经验的操作者完成	ⅢC
		护理管理部门应对医护人员开展置管和维护的定期培训,并评估其对指南的知晓度和依从性	ⅠA
		护士需要明确插管指征、置管及维护操作的正确流程及防控感染的措施	ⅠA
	患者和照顾者的教育	对携带 PICC 出院患者、携带输液港出院患者进行健康宣教,包括日常维护、观察等方面内容	ⅢB
质量管理		建议护理管理部门制定 CLABSI 防控相关护理工作制度和操作流程,指导和规范临床护理实践。建立相关质量考核方法,以督导临床护理实践的落实。在中心静脉导管置入和维护过程中使用核查表,并设置专人依据核查表进行监督核查,对导管置入和维护过程进行质控记录	ⅡA
		CLABSI 发生率为护理质量敏感指标之一,建议各级护理管理者或护理质控人员持续性监测感染率和护理实践依从性,进行数据汇总分析,并及时向临床护士反馈,协助临床科室发现问题并持续改进,预防与降低 CLABSI	ⅠA

7. 医院感染源与控制评价规范（节选）（主要感染部位的医院感染预防与控制措施）

（中华人民共和国国家卫生健康委员会）（WS/T509—2018）

类别	防控措施
呼吸机相关性肺炎	医院应制定呼吸机相关性肺炎预防与控制相关管理制度和操作流程
	相关医护人员应熟练掌握无菌技术、气管插管、气管切开技术以及呼吸机相关性肺炎预防的相关知识和操作规程
	相关医护人员应评估患者发生呼吸机相关性肺炎的危险因素,实施预防与控制呼吸机相关性肺炎的综合措施,包括落实抬高床头、口腔护理、呼吸管路的更换、评估是否可以撤机等相关措施
	开展重症监护病房呼吸机相关性肺炎的目标性监测
	目标监测资料有定期(至少每季度)分析、总结、反馈及持续质量改进
	有感染预防与控制措施落实情况的检查、分析及反馈,预防与控制有效
血管导管相关血流感染	医院应制定血管导管相关血流感染预防与控制相关管理制度和操作流程,并落实
	相关医护人员应熟练掌握正确置管、维护和血管导管相关血流感染预防的相关知识和操作规程
	相关医护人员应评估患者发生血管导管相关血流感染的危险因素,实施预防和控制血管导管相关血流感染的综合措施,包括落实无菌操作、手卫生、皮肤护理、血管导管的更换、保留导管的必要性评估等相关措施
	开展重症监护病房血管导管相关血流感染的目标性监测
	目标监测资料有定期(至少每季度)分析、总结、反馈和持续质量改进
	有感染预防与控制措施落实情况的检查、分析与反馈,预防与控制有效
导尿管相关尿路感染	医院应制定导尿管相关尿路感染预防与控制制度和操作流程,并落实
	相关医护人员应熟练掌握无菌技术、导尿操作、留置导尿管的维护以及导尿管相关尿路感染预防的相关知识和操作规程
	相关医护人员应评估患者发生导尿管相关尿路感染的危险因素,实施预防与控制导尿管相关尿路感染的综合措施,包括落实无菌操作、手卫生、导尿管更换、留置尿管必要性评估等相关措施
	开展重症监护病房导尿管相关尿路感染的目标性监测
	目标监测资料有定期(至少每季度)分析、总结、反馈和持续质量改进
	有感染预防与控制措施落实情况的检查、分析及反馈,预防与控制有效

8. 重症监护病房医院感染预防与控制规范（节选）：（器械相关感染的预防与控制措施）

（中华人民共和国国家卫生和计划生育委员会）（WS/T509—2016）

类别	防控措施
中央导管相关血流感染的预防和控制措施	应严格掌握中央导管留置指征，每日评估留置导管的必要性，尽早拔除导管
	操作时应严格遵守无菌技术操作规程，采用最大无菌屏障
	宜使用有效含量≥2 g/L 氯己定乙醇（70% 体积分数）溶液局部擦拭 2～3 遍进行皮肤消毒，作用时间遵循产品的使用说明
	应根据患者病情尽可能使用腔数较少的导管
	置管部位不宜选择股静脉
	应保持穿刺点干燥，密切观察穿刺部位有无感染征象
	如无感染征象时，不宜常规更换导管；不宜定期对穿刺点涂抹微生物送检
	当怀疑中央导管相关性血流感染时，如无禁忌证，应立即拔管，导管尖端送微生物检测，同时送静脉血进行微生物检测
导尿管相关尿路感染的预防和控制措施	应严格掌握留置导尿管指征，每日评估留置导尿管的必要性，尽早拔除导尿管
	操作时应严格遵守无菌技术操作规程
	置管时间大于 3 天者，宜持续夹闭，定时开放
	应保持尿液引流系统的密闭性，不应常规进行膀胱冲洗
	应做好导尿管的日常维护，防止滑脱，保持尿道口及会阴部清洁
	应保持集尿袋低于膀胱水平，防止反流
	长期留置导尿管宜定期更换，普通导尿管 7～10 天更换，特殊类型导尿管按说明书更换
	更换导尿管时应将集尿袋同时更换
	采集尿标本做微生物检测时，应在导尿管侧面以无菌操作方法针刺抽取尿液，其他目的采集尿标本时应从集尿袋开口采集
呼吸机相关性肺炎的预防和控制措施	应每天评估呼吸机及气管插管的必要性，尽早脱机或拔管
	若无禁忌证应将患者头胸部抬高 30°～45°，并应协助患者翻身拍背及振动排痰
	应使用有消毒作用的口腔含漱液进行口腔护理，每 6～8 小时 1 次
	在进行与气道相关的操作时应严格遵守无菌技术操作规程
	宜选择经口气管插管
	宜保持气管切开部位的清洁、干燥
	宜使用气囊上方带侧腔的气管插管，及时清除声门下分泌物
	气囊放气或拔出气管插管前应确认气囊上方的分泌物已被清除
	呼吸机管路湿化液应使用无菌纯化水
	呼吸机内外管路应按照以下方法做好清洁消毒：①呼吸机外壳及面板应每天清洁消毒 1～2 次；②呼吸机外部管路及配件应一人一用一消毒或灭菌，长期使用者应每周更换；③呼吸机内部管路的消毒按照厂家说明书进行
	应每天评估镇静药使用的必要性，尽早停用

9.《预防成人经口气管插管非计划性拔管护理专家共识（2019 版）》（天津市护理质控中心）

类别	策略	证据级别
策略 1：综合判断气管插管非计划性拔管风险	关注高危人群，依据患者肌力、意识、疼痛、躁动、谵妄等病情综合判断气管插管非计划性拔管风险等级	ⅡA
	评估工具可选用肌力评定法、格拉斯哥昏迷评分、躁动 - 镇静评估表评分、ICU 意识模糊评估法 / 重症监护谵妄筛查量表、疼痛数字评分 / 重症监护疼痛观察工具	ⅡA
	每班评估气管插管非计划性拔管风险，结合疼痛、躁动和谵妄状况予以动态评估	ⅤB
	评估气管插管非计划性拔管风险，对中、高风险者建立分级风险提示	ⅤB
策略 2：遵医嘱实施镇痛，维持浅镇静	遵医嘱实施目标化镇痛、镇静，每 2～4 小时评估效果，医护协作及时调整镇痛镇静方案	ⅠC
	结合镇痛、镇静药物种类、剂量，观察用药效果，预防相关并发症	ⅡA
	每天进行谵妄评估，躁动 - 镇静评估表评分波动时，重新进行谵妄评估	ⅡA
策略 3：医护合作，预防延迟拔管	遵医嘱对深镇静患者实施唤醒，避免延迟拔管	ⅠA
	观察患者呼吸功能、气道自我保护能力恢复情况，配合主管医生进行气管插管留置必要性评估	ⅡA
策略 4：定时评估，及早解除约束	依据患者意识状态、配合程度，选择合适的约束部位及约束工具	ⅣA
	对气管插管非计划性拔管高风险患者遵医嘱实施约束，约束前与患者及家属有效沟通，做到知情同意	ⅣA
	对于需要身体约束的患者，合理使用约束替代方法，尽量缩减约束	ⅣA
	约束过程中应使患者肢体处于功能位、保持适当活动度（采用腕部约束时需保证手部与气管插管距离至少 20 cm）	ⅡA
	每 8 小时重新评估约束需求，有特殊情况随时评估，每 2 小时评估约束部位皮肤，必要时更换约束部位	ⅡA
策略 5：关注固定效果，防止气管插管移位	依据患者配合程度、皮肤情况、插管留置时间选择适宜固定材料及方法，如胶带固定、系带固定、气管插管固定器。对咬合不佳或无明显咬管行为患者可不放置牙垫，宜采用口角固定	ⅣB
	每 8 小时检查插管深度，如导管移动＞1 cm，通知医生确认导管位置后重新固定并做好记录	ⅡA
	更换导管固定应双人进行，避免导管移位或脱出	ⅣA
	对松脱、污染、干结变硬系带及时调整更换，每次口腔清洁时应更换固定胶带、检查系带松紧度，系带松紧度以能插入 1～2 指为宜	ⅣA
	气管插管气囊压力应维持在 25～30 cmH$_2$O，可采用自动充气泵维持气囊压力或利用气囊压力表每 6～8 小时监测 1 次	ⅤB
策略 6：提升患者舒适度	依据患者沟通接受程度，向患者讲解气管插管的配合要点，达到患者配合最大化	ⅠA
	及时了解并满足患者需求，解除不良刺激	ⅤB
	利用音乐、阅读、家属支持等缓解患者焦虑、烦躁	ⅣB
	护士与医生、康复治疗师等协作进行患者早期被动及主动运动，改善呼吸机功能	ⅠA

10.《中国成人 ICU 镇痛和镇静治疗指南（2018 版）》（中华医学会重症医学分会）

类别	策略	证据级别
概述	推荐镇痛、镇静作为 ICU 治疗的重要组成部分	最佳实践声明
	需尽可能祛除 ICU 中导致疼痛、焦虑和躁动的诱因	最佳实践声明
	推荐在 ICU 通过改善患者环境、降低噪声、集中进行护理及医疗干预、减少夜间声光刺激等策略，促进睡眠，保护患者睡眠周期	强推荐，中级证据质量
	建议在可能导致疼痛的操作前，预先使用止痛药或非药物干预，以减轻疼痛	弱推荐，中级证据质量
	推荐实施镇痛镇静治疗前后应该常规评估患者的器官功能状态和器官储备能力	最佳实践声明
疼痛的评估、治疗与监测	推荐 ICU 患者应常规进行疼痛评估	强推荐，中级证据质量
	建议对于能自主表达的患者应用数字评分表（NRS）评分，对于不能表达但具有躯体运动功能、行为可以观察的患者应用重症监护疼痛观察量表（CPOT）或行为疼痛量表（BPS）	弱推荐，中级证据质量
	推荐在镇静治疗的同时或之前需给予镇痛治疗	强推荐，中级证据质量
	ICU 患者非神经性疼痛，建议首选阿片类药物作为镇痛药物	弱推荐，低级证据质量
	建议联合应用非阿片类镇痛药物以减少阿片类药物的用量及相关不良反应	弱推荐，高级证据质量
	推荐在实施镇痛后，要对镇痛效果进行密切评估，并根据评估结果进一步调整治疗方案	最佳实践声明
焦虑和躁动的评估、治疗及监测	建议 ICU 患者根据器官功能状态个体化选择镇静深度，实施目标指导的镇静策略	弱推荐，中级证据质量
	应根据镇静状态的评估结果随时调整镇静深度，对于深度镇静患者宜实施 DSI（每日唤醒）	弱推荐，中级证据质量
	苯二氮䓬类和丙泊酚仍然应作为目前镇静治疗的基本药物	最佳实践声明
	所有神经 - 肌肉阻滞药物必须在充分镇痛镇静治疗的基础上加以使用	最佳实践声明
	对于重度 ARDS 早期患者，在充分镇痛镇静治疗的基础上可以考虑使用神经 - 肌肉阻滞剂	弱推荐，中级证据质量
	推荐实施镇静后要对镇静深度进行密切监测，Richmond 躁动 - 镇静评分（RASS）和镇静 - 躁动评分（SAS）是常用可靠的镇静评估工具	强推荐，中级证据质量
	对于联合使用神经 - 肌肉阻滞剂患者的镇静程度评估，建议使用客观脑功能监测	弱推荐，低级证据质量
谵妄及其防治	谵妄是 ICU 患者预后不佳的危险因素，推荐密切关注并早期发现 ICU 患者的谵妄	强推荐，中级证据质量
	建议对于 RASS≥-2 分、且具有谵妄相关危险因素的 ICU 患者应常规进行谵妄评估。建议使用 ICU 患者意识模糊评估法（CAM-ICU）或重症监护谵妄筛查量表（ICDSC）作为 ICU 患者的谵妄评估工具	弱推荐，低级证据质量
	推荐通过改善睡眠及早期活动等措施减少 ICU 患者谵妄的发生	强推荐，中级证据质量
	右美托咪定可以减少 ICU 谵妄的发生	弱推荐，中级证据质量
	不建议应用氟哌啶醇、他汀类药物、多奈哌齐和抗精神病药物来预防及治疗谵妄	弱推荐，中级证据质量

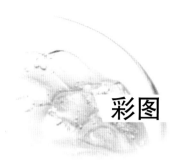

彩图

各类管道固定图片

1. 喉罩

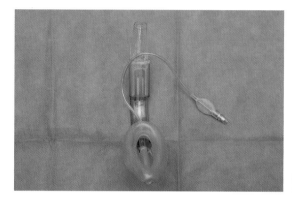

彩图 2-1　　　　　　　　　　　　彩图 2-2

2. 经口气管插管

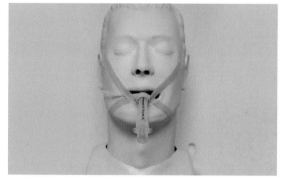

彩图 2-3　　　　　　　　　　　　彩图 2-4

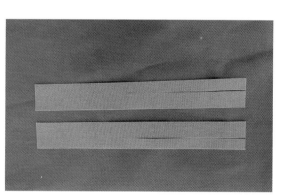

彩图 2-5　　　　　　　　　　　　彩图 2-6

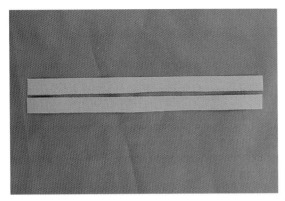

彩图 2-7

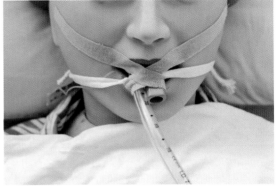

彩图 2-8

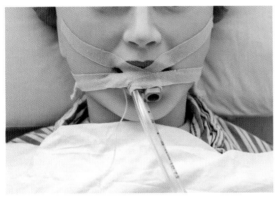

彩图 2-9

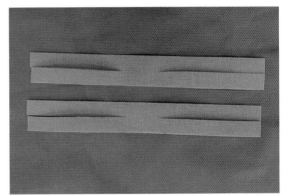

彩图 2-10

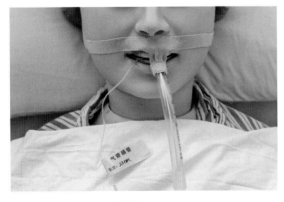

彩图 2-11

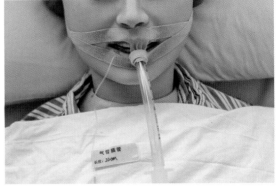

彩图 2-12

3. 经鼻气管插管

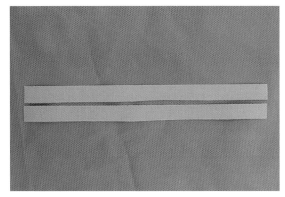

彩图 2-13

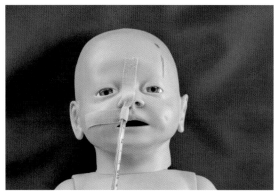

彩图 2-14

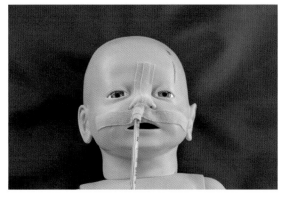

彩图 2-15

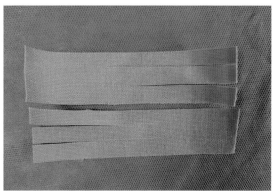

彩图 2-16

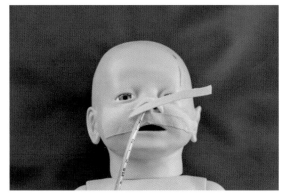

彩图 2-17

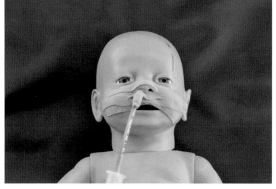

彩图 2-18

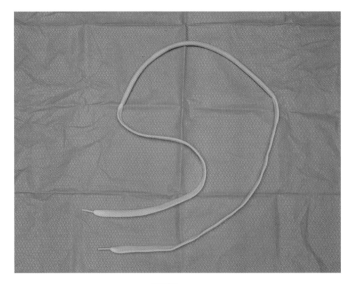

彩图 2-19

4. 气管切开导管

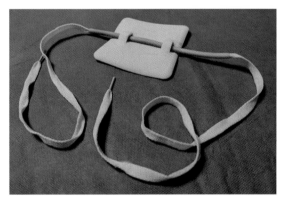

彩图 2-20

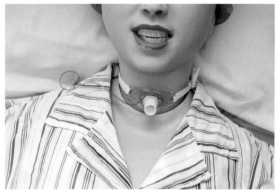

彩图 2-21

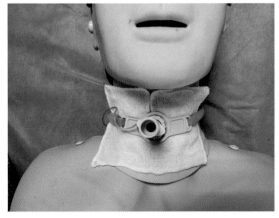

彩图 2-22

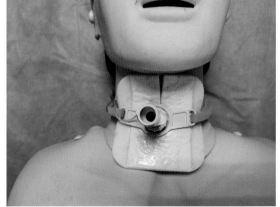

彩图 2-23

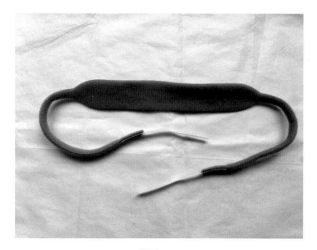

彩图 2-24

5. 中心静脉导管

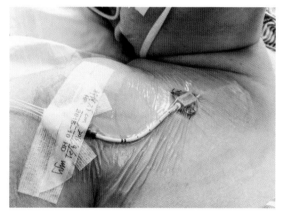 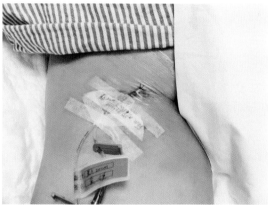

彩图 2-25　　　　　　　　　　　彩图 2-26

6. 有创动脉导管

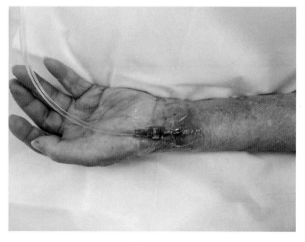

彩图 2-27

7. 主动脉球囊反搏导管

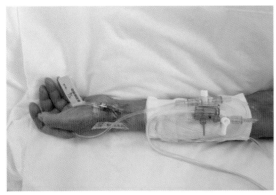

彩图 2-28

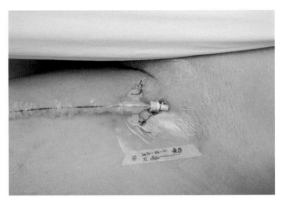

彩图 2-29

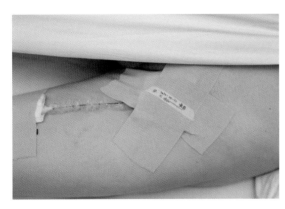

彩图 2-30

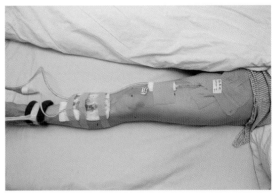

彩图 2-31

8. 体外膜肺氧合导管

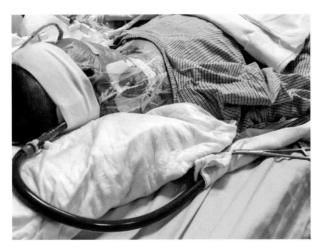

彩图 2-32

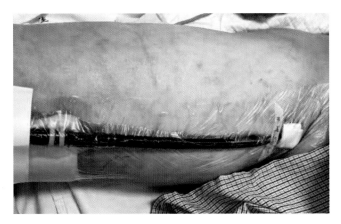

彩图 2-33

9. 血液透析导管

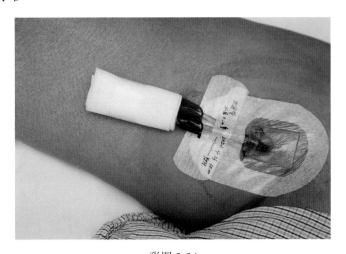

彩图 2-34

10. NAVA 导管

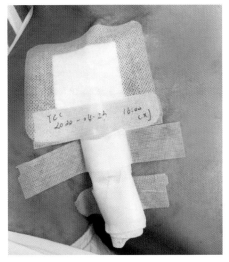

彩图 2-35

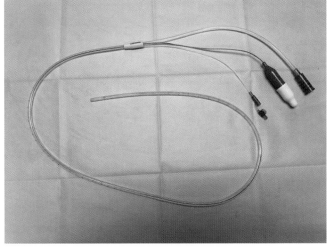

彩图 2-36

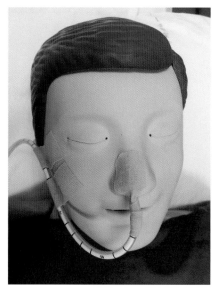

彩图 2-37

11. 鼻胃管

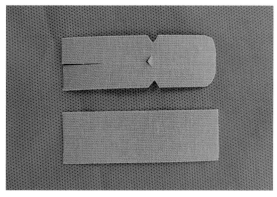

彩图 2-38

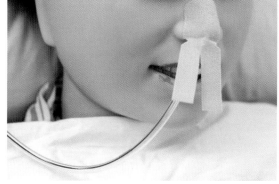

彩图 2-39

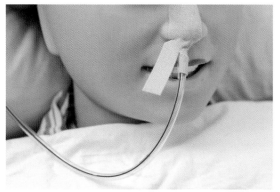

彩图 2-40

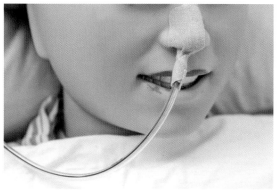

彩图 2-41

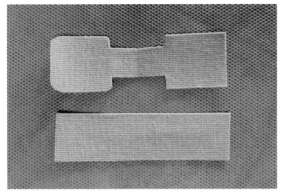

彩图 2-42

彩图 2-43

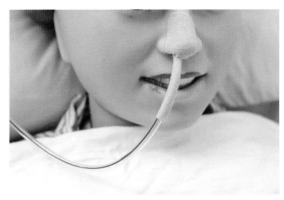

彩图 2-44

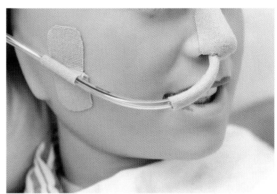

彩图 2-45

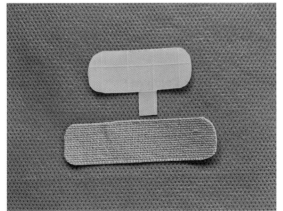

彩图 2-46

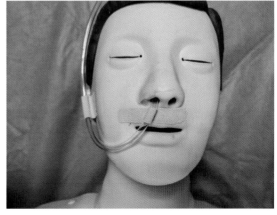

彩图 2-47

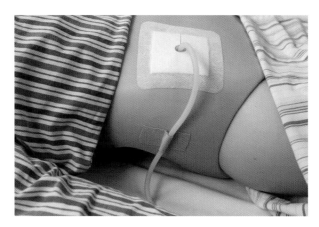

彩图 2-48

12. 腹腔引流管

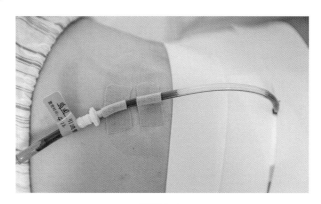

彩图 2-49

13. 胸腔闭式引流管

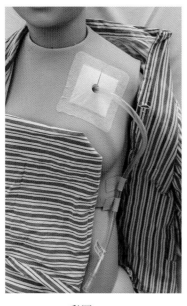 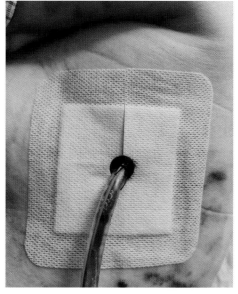

彩图 2-50 彩图 2-51

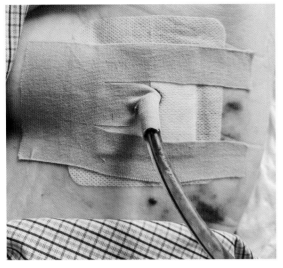

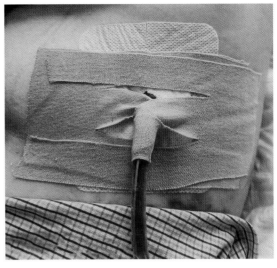

彩图 2-52　　　　　　　　　　　　　　　彩图 2-53

14. 胸腔中心静脉导管引流管 / 猪尾巴导管
15. 数字式胸腔闭式引流系统

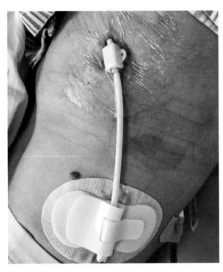

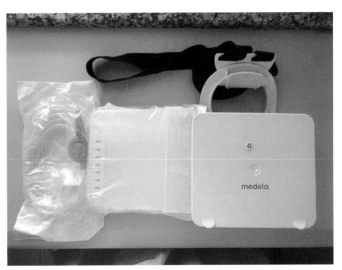

彩图 2-54　　　　　　　　　　　　　　　彩图 2-55

16. 蛛网膜下隙引流管 / 腰大池引流管

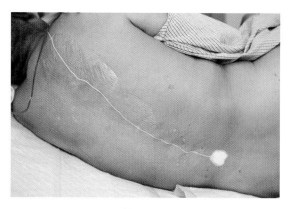

彩图 2-56

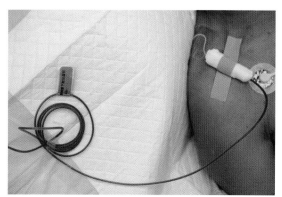

彩图 2-57

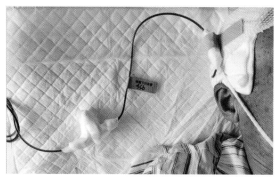

彩图 2-59

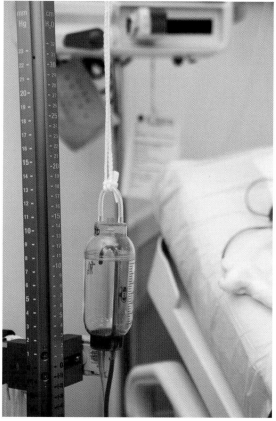

彩图 2-58

17. 硬膜下引流管

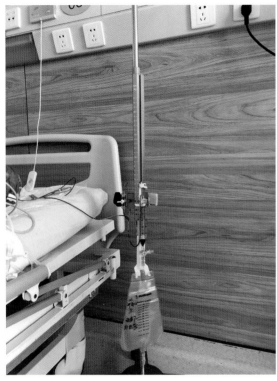

彩图 2-60

18. 导尿管

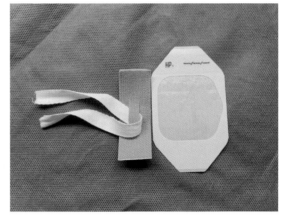

彩图 2-61

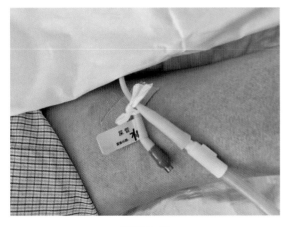

彩图 2-62

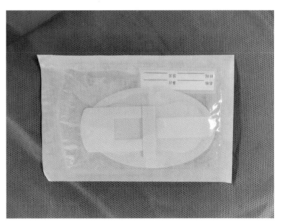

彩图 2-63

19. 深静脉溶栓导管及鞘管

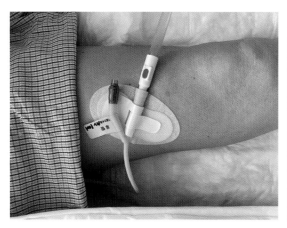

彩图 2-64

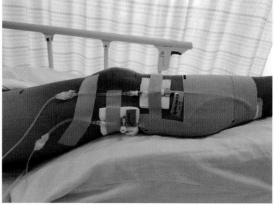

彩图 2-65

20. 三腔二囊管

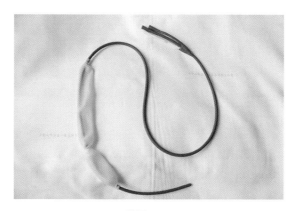

彩图 2-66

21. 浅静脉留置针

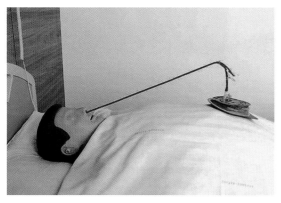

彩图 2-67

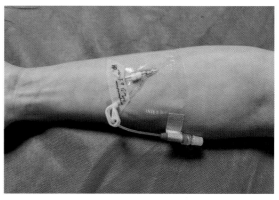

彩图 2-68

22. PICC

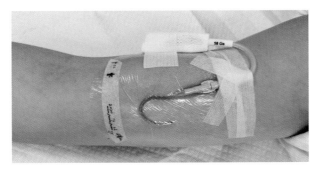

彩图 2-69

23. PORT

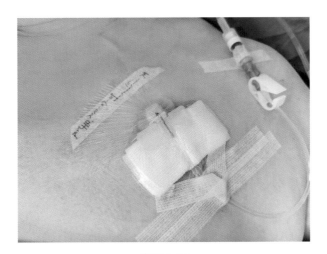

彩图 2-70

24. 儿童及新生儿经鼻高流量鼻塞导管

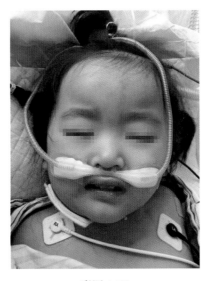

彩图 2-71

25. 新生儿CPAP鼻导管

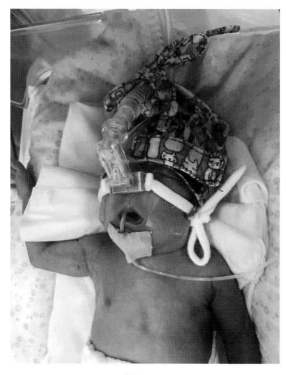

彩图 2-72

26. 腹膜透析管

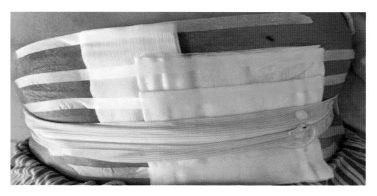

彩图 2-73